"十四五"职业教育国家规划教材

全国高等职业教育食品类专业
国家卫生健康委员会"十三五"规划教材

供食品类专业用

食品营养与健康

主 编 何 雄

副主编 黄 纯 郭 芸

编 委 （按姓氏汉语拼音排序）

郭 芸 （山西药科职业学院）　　　　聂小凤 （福建卫生职业技术学院）

郭艳峰 （中山火炬职业技术学院）　　施家威 （浙江药科职业大学）

何 雄 （浙江药科职业大学）　　　　孙翠玲 （莱芜职业技术学院）

洪巧瑜 （北京卫生职业学院）　　　　王海东 （徐州生物工程职业技术学院）

黄 纯 （中国药科大学）　　　　　　徐伟红 （浙江省药品监督管理局）

黄 炜 （山西建筑职业技术学院）　　许代福 （重庆三峡医药高等专科学校）

江 凯 （浙江药科职业大学）　　　　杨万龄 （上海健康医学院）

李源源 （昌吉职业技术学院）　　　　赵荣敏 （石家庄职业技术学院）

人民卫生出版社

图书在版编目（CIP）数据

食品营养与健康／何雄主编.—北京：人民卫生
出版社，2018

ISBN 978-7-117-26826-4

Ⅰ.①食…　Ⅱ.①何…　Ⅲ.①食品营养-关系-健康
-高等职业教育-教材　Ⅳ.①R151.4

中国版本图书馆 CIP 数据核字(2018)第 266799 号

| 人卫智网 | www.ipmph.com | 医学教育、学术、考试、健康，购书智慧智能综合服务平台 |
| 人卫官网 | www.pmph.com | 人卫官方资讯发布平台 |

食品营养与健康

主　　编：何　雄

出版发行：人民卫生出版社（中继线 010-59780011）

地　　址：北京市朝阳区潘家园南里 19 号

邮　　编：100021

E - mail：pmph @ pmph.com

购书热线：010-59787592　010-59787584　010-65264830

印　　刷：北京铭成印刷有限公司

经　　销：新华书店

开　　本：850×1168　1/16　印张：19

字　　数：447 千字

版　　次：2019 年 1 月第 1 版　2024 年 12 月第 1 版第 9 次印刷

标准书号：ISBN 978-7-117-26826-4

定　　价：59.00 元

打击盗版举报电话：010-59787491　E-mail：WQ @ pmph.com
（凡属印装质量问题请与本社市场营销中心联系退换）

全国高等职业教育食品类专业国家卫生健康委员会 "十三五" 规划教材出版说明

《国务院关于加快发展现代职业教育的决定》《高等职业教育创新发展行动计划（2015－2018年）》《教育部关于深化职业教育教学改革全面提高人才培养质量的若干意见》等一系列重要指导性文件相继出台，明确了职业教育的战略地位、发展方向。食品行业是"为耕者谋利、为食者造福"的传统民生产业，在实施制造强国战略和推进健康中国建设中具有重要地位。近几年，食品消费和安全保障需求呈刚性增长态势，消费结构升级，消费者对食品的营养与健康要求增高。为实施好食品安全战略，加强食品安全治理，国家印发了《"十三五"国家食品安全规划》《食品安全标准与监测评估"十三五"规划》《关于促进食品工业健康发展的指导意见》等一系列政策法规，食品行业发展模式将从量的扩张向质的提升转变。

为全面贯彻国家教育方针，跟上行业发展的步伐，将现代职教发展理念融入教材建设全过程，人民卫生出版社组建了全国食品药品职业教育教材建设指导委员会。在该指导委员会的直接指导下，经过广泛调研论证，启动了首版全国高等职业教育食品类专业国家卫生健康委员会"十三五"规划教材的编写出版工作。本套规划教材是"十三五"时期人卫社重点教材建设项目，教材编写将秉承"五个对接"的职教理念，结合国内食品类专业教育教学发展趋势，紧跟行业发展的方向与需求，重点突出如下特点：

1. 适应发展需求，体现高职特色　本套教材定位于高等职业教育食品类专业，教材的顶层设计既考虑行业创新驱动发展对技术技能人才的需要，又充分考虑职业人才的全面发展和技术技能人才的成长规律；既集合了几十年我国职业教育快速发展的实际，又充分体现了现代高等职业教育的发展理念，突出高等职业教育特色。

2. 完善课程标准，兼顾接续培养　根据各专业对应从业岗位的任职标准优化课程标准，避免重要知识点的遗漏和不必要的交叉重复，以保证教学内容的设计与职业标准精准对接，学校的人才培养与企业的岗位需求精准对接。同时，顺应接续培养的需要，适当考虑建立各课程的衔接体系，以保证高等职业教育对口招收中职学生的需要和高职学生对口升学至应用型本科专业学习的衔接。

3. 推进产学结合，实现一体化教学　本套教材的内容编排以技能培养为目标，以技术应用为主线，使学生在逐步了解岗位工作实践、掌握工作技能的过程中获取相应的知识。为此，在编写队伍组建上，特别邀请了一大批具有丰富实践经验的行业专家参加编写工作，与从全国高职院校中遴选出的优秀师资共同合作，确保教材内容贴近一线工作岗位实际，促使一体化教学成为现实。

4. 注重素养教育，打造工匠精神　在全国"劳动光荣、技能宝贵"的氛围逐渐形成，"工匠精神"在各行各业广为倡导的形势下，食品行业的从业人员更要有崇高的道德和职业素养。教材更加强调要充分体现对学生职业素养的培养,在适当的环节,特别是案例中要体现出食品从业人员的行为准则和道德规范,以及精益求精的工作态度。

5. 培养创新意识,提高创业能力 为有效地开展大学生创新创业教育,促进学生全面发展和全面成才,本套教材特别注意将创新创业教育融入专业课程中,帮助学生培养创新思维,提高创新能力、实践能力和解决复杂问题的能力,引导学生独立思考、客观判断,以积极的、锲而不舍的精神寻求解决问题的方案。

6. 对接岗位实际,确保课证融通 按照课程标准与职业标准融通、课程评价方式与职业技能鉴定方式融通、学历教育管理与职业资格管理融通的现代职业教育发展趋势,本套教材中的专业课程,充分考虑学生考取相关职业资格证书的需要,其内容和实训项目的选取尽量涵盖相关的考试内容,使其成为一本即是学历教育的教科书、又是职业岗位证书的培训教材,实现"双证书"培养。

7. 营造真实场景,活化教学模式 本套教材在继承保持人卫版职业教育教材栏目式编写模式的基础上,进行了进一步系统优化。例如,增加了"导学情景",借助真实工作情景开启知识内容的学习;"复习导图"以思维导图的模式,为学生梳理本章的知识脉络,帮助学生构建知识框架。进而提高教材的可读性,体现教材的职业教育属性,做到学以致用。

8. 全面"纸数"融合,促进多媒体共享 为了适应新的教学模式的需要,本套教材同步建设以纸质教材内容为核心的多样化的数字教学资源,从广度、深度上拓展纸质教材内容。通过在纸质教材中增加二维码的方式"无缝隙"的链接视频、动画、图片、PPT、音频、文档等富媒体资源,丰富纸质教材的表现形式,补充拓展性的知识内容,为多元化的人才培养提供更多的信息知识支撑。

本套教材的编写过程中,全体编者以高度负责、严谨认真的态度为教材的编写工作付出了诸多心血,各参编院校为编写工作的顺利开展给予了大力支持,从而使本套教材得以高质量的如期出版,在此对有关单位和各位专家表示诚挚的感谢!教材出版后,各位教师、学生在使用过程中,如发现问题请反馈给我们(renweiyaoxue@163.com),以便及时更正和修订完善。

人民卫生出版社

2018 年 3 月

全国高等职业教育食品类专业国家卫生健康委员会
"十三五"规划教材
教材目录

序号	教材名称	姓名
1	食品应用化学	孙艳华
2	食品仪器分析技术	梁 多　段春燕
3	食品微生物检验技术	段巧玲　李淑荣
4	食品添加剂应用技术	张 甦
5	食品感官检验技术	王海波
6	食品加工技术	黄国平
7	食品检验技术	胡雪琴
8	食品毒理学	麻微微
9	食品质量管理	谷 燕
10	食品安全	李鹏高　陈林军
11	食品营养与健康	何 雄
12	保健品生产与管理	吕 平

全国食品药品职业教育教材建设指导委员会
成员名单

前　言

近年来,党中央、国务院高度重视国民营养工作,党的二十大报告中提出"把保障人民健康放在优先发展的战略位置,完善人民健康促进政策。"特别是习近平总书记强调"没有全民健康,就没有全面小康",强调把人民健康放在优先发展战略地位,努力全方位全周期保障人民健康。健康中国,营养要先行,食品营养、食品安全受到了前所未有的关注和重视。

食品营养与健康是食品类专业学生核心职业能力培养的重要支撑课程。课程围绕食品行业职业岗位所需要的食品营养、食品卫生的基本知识和技能,紧密结合食品、餐饮和人民群众的实际,以解决食品安全、合理配膳和保障人群健康为目的,培养学生营养饮食均衡搭配、食物评价、食谱编制、营养诊断、营养咨询与教育、饮食卫生管理等职业能力,构建了人体的营养需要、食物营养与合理利用、各类人群的营养及合理膳食、饮食卫生与健康四个章节的教学内容。

教材在编写过程中注重教学内容的生活化,通过案例引入教学,使教学内容更贴近生活;注重理论知识的技能化,针对岗位要求精心设计了技能训练项目和综合实践,强化实践技能训练;同时注重教材内容的先进性,引入《中国居民膳食营养素参考摄入量(2013版)》《中国居民膳食指南(2022)》《国民营养计划(2017—2030)》等最新内容与科学成果。

为方便学生的学习,教材在编排过程中设置了"导学情景""案例分析""知识链接""课堂活动""边学边练""点滴积累"等栏目,并方便学生自检学习效果,教材在每一节后都附有目标检测,在每一章后都附有同步练习。本教材适用于高等职业教育食品类专业食品加工技术、食品营养与检测、食品质量与安全、食品贮运与营销、食品药品监督管理、食品生物技术、农产品质量检测、食品营养与卫生、保健品开发与管理等专业,也可作为从事食品营养与生产经营企业的技术人员、管理人员及对食品营养、食品安全感兴趣的学习者的参考用书。

由于编者水平有限,收集和组织材料有限,书中难免存在缺点和不妥之处,敬请同行专家和广大读者批评指正。

编者
2022 年 11 月

8

目 录

绪　论

FR-微视PPT

导学情景　∨

情景描述

请闭上眼睛，想象一下自己的身体：它就像一台精密的仪器，在你的全身脉络里充斥着各种各样的营养素，它们随着血液流转，就像润滑油一样，让这个机体永远保持年轻的活力。这台"仪器"正常运转所需要的营养素，高达40多种，分为六大类：蛋白质、脂类、碳水化合物、维生素、矿物质和水。每天的膳食就是这些营养素的直接来源，每一天的均衡营养、平衡膳食才能保证身体的正常运转。

学前导语

面对形形色色、琳琅满目的食物，你该如何选择与搭配？如何科学烹调，才能最大限度地保持食物中的营养素？如何合理储存、加工才能保障食品安全？在本课程中，我们会利用生活中的实际案例，阐述人体必需的各类营养素的生理功能、适宜摄入量、食物来源及其与常见慢性病的关系；在充分认识各类食物营养价值的基础上，学会合理选择与搭配，科学烹饪与加工；针对不同人群的生理特点和营养需求，给出合理的膳食建议；探讨有毒有害物质污染食品的途径，提出日常生活中预防食品污染和食物中毒的有效措施。

让我们一起进入食品营养与健康课程的学习吧！

一、食品营养学概述

民以食为天，食物是人类赖以生存的物质基础。人们通过饮食获得所需要的各种营养素和能量，维护自身健康。

营养是指机体通过摄取、消化、吸收、利用食物中的营养素和其他对身体有益的成分以满足机体生理需要的生物学过程。营养必须通过食物中所含的营养素及其他活性物质发挥作用。所以说，营养不能脱离食物及膳食。

营养素是维持机体正常生长发育、新陈代谢所必需的物质。人体所需的营养素有蛋白质、脂类、碳水化合物、维生素、矿物质和水共六大类。蛋白质、脂类、碳水化合物因为需要量多，在膳食中所占的比重大，称为宏量营养素；维生素和矿物质因需要量少，在膳食中所占的比重小，称为微量营养素。其中，蛋白质、脂类、碳水化合物这三大类营养素在体内代谢过程中能够产生能量，又称产能营养素。

食品营养学就是研究膳食、营养素及其他食物成分对人体健康影响的科学。通俗地说，就是研究"吃"的科学,研究"吃什么"和"如何吃"的问题。"吃什么",即是如何选择食物。不同的食物所含营养素的种类与含量各不相同。除母乳对0~6月龄婴儿外,任何一种天然食物都不能提供人体所需的全部营养素。因此,了解各类食物的营养价值,根据不同人群的营养需要,科学、合理地选择食物,对于维持机体的生理功能、生长发育、促进健康及预防疾病至关重要。"如何吃",一要研究膳食的合理搭配,通过巧妙的膳食搭配,增进其营养价值;二是通过科学的烹调、加工,消除食物中的抗营养因子和有害微生物、提高食物的消化率、改变食物的感官性状和促进食欲;同时在烹调加工过程中研究如何减少营养素的损失,最大程度地保留食物中的营养素和保持食物良好的感官性状。

在本课程中,我们以解决食品安全、合理配餐和保障人群健康为目的,从人体的营养需要、食物营养与合理利用、各类人群的营养与合理膳食、饮食卫生与健康四大方面来构建教学内容。通过理论学习、技能项目训练和综合实践,掌握现代食品营养、食品卫生的基本知识和技能,具备食品营养均衡搭配、食物选择与合理利用、营养评价、营养配餐、营养咨询和教育等操作技能和管理水平,树立起食品安全、合理膳食、均衡营养的健康意识以及健康生活方式、良好行为规范。

二、食品营养学的发展

饮食与人类健康的关系是人类历史长河中永恒的话题。人类在漫长的生活实践中,对饮食、营养、健康的认识由感性上升到理性,产生了营养学。随着社会经济和科学技术的发展,营养学得以不断发展。

(一) 古代营养学发展的历史

1. 中国古代的营养学　在五千多年的文明历史中,我国的饮食文化源远流长。我国三千多年前就有了食医。据记载,周代的医生分四科:食医、疾医、疡医、兽医。食医为四医之首,负责掌合王之六食、六膳、百馐、百酱、八珍之齐,应该是历史上最早的营养师了。两千多年前,《黄帝内经·素问》中即提出了"五谷为养、五果为助、五畜为益、五菜为充,气味合而服之,以补精益气。"这就是说,人们必须要以谷、肉、果、菜等食物的互相配合以补充营养,增强体质。该书又提及:"谷肉果菜,食养尽之,勿使过之,伤其正也。"即是说,谷、肉、果、菜等虽是养生之物,但若过食偏食,非但不能补益,反而有伤正气,对健康不利。上述论点可以看作是世界上最早的膳食指南。唐代名医孙思邈主张"治未病",提出"食疗"概念和"药食同源"的观点:"用之充饥则谓之食,以其疗病则谓之药"。明代李时珍的《本草纲目》是记述饮食、药品最全面的大作,是一部易于家庭制食、治病的日用养生读本。此外,历史上还有《食经》《食疗本草》《千金食治》等书籍,都反映了我国古代在营养学方面的成就。

人类在长达几千年探索饮食与健康关系的历史进程中,积累了丰富的实践经验,形成了祖国传统医学中关于营养保健的独特理论体系。

2. 西方古代的营养学　国外关于营养学方面的记载始见于公元前400多年前的著作中。在《圣经》中就曾描述有人将肝汁挤到眼睛中治疗某种眼病。古希腊的名医希波克拉底认识到健康只有通过合理的饮食和卫生才能得到保障,并提出"食物即药"。这个观点和我国古代"药食同源"如出一辙。当时,他还尝试用海藻来治疗甲状腺肿,用动物肝脏来治疗夜盲症,用铸剑时淬火留下的含铁的水治疗贫血。从公元前 400 年到 18 世纪中叶被称为是营养学发展的自然主义时期。

（二）现代营养学的形成与发展

1. 现代营养学奠基于 18 世纪中叶　欧洲的文艺复兴、产业革命促进了化学、物理学、生物化学、生理学等基础学科的发展,为营养学的发展打下了理论和实验研究的基础。1783 年,法国化学家 Lavoisier 首先阐明了"生命过程是呼吸过程"的观点,提出了"呼吸是氧化燃烧发热"的理论,为食物的能量代谢研究奠定了基础。随后一大批化学工作者陆续发现了蛋白质、脂肪、碳水化合物、矿物质等,并证明它们是人体必需的营养素。

2. 19 世纪到 20 世纪中叶是发现和研究各种营养素的鼎盛时期　1810 年 Wollastor 发现并命名第一个氨基酸—亮氨酸;1839 年 Mulder 首次提出"蛋白质"(protein)的概念;1842 年 Liebig 提出机体营养过程是对蛋白质、脂肪、碳水化合物的氧化过程,建立了碳、氢、氮定量测定方法,由此明确了食物组成及物质代谢的概念;1850 年 Chatin 从甲状腺中分离出碘,还进一步明确钙与人体骨质发育的关系;至 1850 年,至少有钙、磷、钠、钾、氯、铁等元素被证实为高等动物所必需;1912年 Funk 将抗脚气病、抗坏血酸、抗癞皮病、抗佝偻病的四种物质统称为"生命胺"(vitamine),1920 年命名为维生素(vitamin),随着时间的推移,越来越多的维生素被人们发现和认识。整个 19 世纪到 20 世纪中叶,是发现和研究各种营养素的鼎盛时期,并积累了大量的营养素研究实验资料。

3. 20 世纪末期掀起了植物化学物的研究热点　到了 20 世纪末,除传统营养素外,食物中多种非营养物质作用逐渐被认识。人们发现食物中还有许多非营养素活性成分在改善人体生理功能、预防慢性疾病方面有明显的有益作用:如茶多酚、大豆异黄酮等有抗氧化和免疫调节作用。

4. 21 世纪营养学研究进入分子时代　到了 21 世纪,随着分子生物学技术和理论的发展,从分子水平利用营养素来预防和治疗疾病,成为 21 世纪营养学的又一研究热点。分子营养学从更加微观的角度研究营养素与基因之间的相互作用(包括营养素与营养素之间、营养素与基因之间、基因与基因之间的相互作用)及其对机体健康影响的规律和机制,将为预防营养相关疾病、促进健康做出重大贡献。

营养学研究在微观领域深入发展的同时,宏观营养研究也取得很大进展。各国政府对营养学研究深为重视。1992 年,159 个国家政府领导人参加的世界营养大会上发布了《世界营养宣言》与《营养行动计划》,号召各国政府保障食品供应、控制营养缺乏病、加强宣传教育、制定国家营养改善行动计划。为使营养知识更易为人们接受,世界各国都制定了膳食指南,提出了对饮食的要求。为了进一步量化,有的国家提出了平衡膳食宝塔。在各国政府改善国民健康的决策中,营养科学的宏观研究起着非常重要的作用。

为适应居民营养健康的需要,提高居民健康意识,帮助居民合理选择食物,减少或预防慢性病的发生,我国在 1989 年首次发布了《中国居民膳食指南》,并继 1997 年、2007 年、2016 年分别进行修订后,于 2020 年根据我国膳食结构变化又启动了第四次修订,历经两年多时间,修订完成《中国居民膳食指南（2022）》。新的《中国居民膳食指南》以大众营养健康需求为根本，以营养科学原理、食物和健康关系的最新科学证据为根据，在"平衡膳食模式"为核心指导思想下，从维护健康的角度，为我国居民提供食物营养和身体活动的指导，在指导、教育我国居民采用平衡膳食、改善营养状况及增强健康素质方面具有十分重要的意义。

三、中国居民膳食营养与健康状况

居民营养可以反映一个国家或地区的经济与社会发展、卫生保健、人口健康状况等。随着我国经济社会发展，居民的经济收入逐步提高，我国居民的营养有了较明显的改善和提高，人民健康水平和身体素质也持续提高。目前，我国人均预期寿命已达 78.2 岁，婴儿死亡率、孕产妇死亡率分别下降到 5.0‰ 和 16.1/10 万，总体上优于中高收入国家平均水平。《"健康中国 2030"规划纲要》指出，到 2030 年，我国主要健康指标进入高收入国家行列，人均预期寿命达到 79 岁，婴儿死亡率、5 岁以下儿童死亡率、孕产妇死亡率分别下降至 5.0‰、6.0‰ 和 12/10 万。但是由于各地区经济发展不平衡，营养与健康知识缺乏等原因，仍存在着营养不足与营养过剩并存的情况，尤其是随着我国人口老龄化、城镇化和工业化进程的不断加快，我国慢性病状况也发生了较大变化，有呈快速增加的趋势。《中国居民营养与慢性病状况报告（2020 年）》数据显示中国居民膳食与营养健康现况及问题：

（一）我国居民营养状况和体格明显改善

1. 消费结构变化，膳食质量普遍提高　我国食物种类丰富，市场供应充足，居民膳食能量和蛋白质摄入充足，膳食质量显著提高。大多数人群膳食结构仍保持植物性为主，谷类食物仍是能量的主要食物来源，蔬菜供应品种更加丰富，季节性差异明显缩小，居民蔬菜摄入量仍稳定在人均每日 270g 左右。居民动物性食物摄入量增加，优质蛋白摄入量增加，全国城乡居民来源于动物性食物蛋白质的比例从 1992 年的 18.9% 增加到 2015 年 35.2%。特别是农村居民的膳食结构得到较大的改善，碳水化合物的供能比从 1992 年的 70.1% 下降到 2015 年的 55.3%，动物性食物提供的蛋白质从 1992 年的 12.4% 提高到 2015 年的 31.4%，城乡差距逐渐缩小。

2. 不同年龄段居民身高增加显著　身高是反映长期膳食营养质量的指标，也是整体国民体质提升的重要表现。我国居民的平均身高持续增长，2020 年我国 18~44 岁的男性和女性平均身高分别为 169.7cm 和 158cm，与 2015 年相比分别增加 1.2cm 和 0.8cm；6~17 岁的男孩和女孩各年龄组身高平均分别增加了 1.6cm 和 1cm。

3. 居民营养不足状况得到根本改善　2020 年我国 6 岁以下儿童生长迟缓率降至了 7% 以下，低体重率降至 5% 以下，均已实现国家规划目标。无论是儿童还是成年人，营养不足发生率明显降低，特别是能量供应不足已经得到根本改善。儿童青少年、孕妇贫血率、维生素 A 缺乏率均有显著下降，营养状况得到明显改善。以贫血为例，2020 年我国 18 岁及以上居民贫血率为 8.7%，6~17 岁儿童青少年贫血率为 6.1%，孕妇贫血率为 13.6%，与 2015 年发布的结果相比均有显著下降。

4. 超重肥胖问题凸显　随着社会经济的快速发展和居民生活方式的巨大改变，中国居民超重及肥胖患病率快速增长,已成为严重的公共卫生问题。肥胖常伴有多种代谢异常,是高血压、糖尿病、心脑血管等疾病的重要危险因素。2020年我国6岁以下和6~17岁儿童青少年超重肥胖率分别达到10.4%和19.0%,18岁及以上居民超重率和肥胖率分别为34.3%和16.4%,成年居民超重或肥胖已经超过一半(50.7%)。

知识链接

营养不良判定

1. 成人营养不良的判定标准是身体质量指数（body mass index, BMI）<18.5kg/m²。

身体质量指数（BMI）= 体重（kg）/［身高（m）］²

就成人而言,BMI<18.5kg/m²为消瘦,营养不良；18.5kg/m²≤BMI≤23.9kg/m²为正常；24.0kg/m²≤BMI<28.0kg/m²为超重,BMI≥28.0kg/m²为肥胖。

2. 儿童青少年营养不良主要指生长迟缓和消瘦　生长迟缓即身高不足,消瘦即体重指数不足,主要是能量不足、蛋白质缺乏引起的。合理营养是儿童生长发育和健康成长的基础。这一时期良好的营养,可以保障和促进儿童体格和脑发育,反之,营养不良给儿童带来的危害是不可逆转的,不仅造成体格、智力发育迟缓,而且大大增加罹患疾病的风险。成年后患心血管疾病、糖尿病、高血压等慢性病的几率上升,学习和工作能力下降。

3. 贫血是反映营养状况的重要指标　贫血可导致机体抵抗力下降,增加患病风险。孕期贫血会增加低体重新生儿出生几率,影响婴儿智力发育,重度贫血可增加孕妇围产期死亡风险。儿童贫血可导致认知能力下降,智商降低。

（二）我国居民慢性病情况

1. 重点慢性病患病情况　《中国居民营养与慢性病状况报告（2020年）》显示,18岁及以上成人高血压患病率为27.5%,糖尿病患病率为11.9%,高胆固醇血症患病率为8.2%,患病率呈上升趋势。同时因慢性病死亡的比例也会持续增加,2019年我国因慢性病导致的死亡占总死亡88.5%,其中心脑血管病、癌症、慢性呼吸系统疾病死亡比例为80.7%,防控工作仍面临巨大的挑战。

2. 慢性病危险因素情况　吸烟、过量饮酒、身体活动不足和高盐、高脂等不健康饮食是慢性病发生、发展的主要行为因素。慢性病的危险因素不仅仅包括上述行为危险因素,以癌症为例,我国癌症发病率的增长,一半是由人口老龄化造成的,其他主要是慢性感染、不健康的生活方式、环境污染和职业暴露等各种因素综合所致,上述诸多因素相互作用、相互影响,发病机理十分复杂。大量的实践表明:慢性病是可防可控可治的。通过改变个人不健康的生活方式,养成合理饮食、适量运动、戒烟限酒等良好习惯,可以使大部分心脏病、脑卒中、2型糖尿病、高血压得到有效预防,部分癌症也可以得到预防。近年来,我国居民健康意识逐步增强,部分慢性病行为危险因素流行水平呈现下降趋势,定期测量体重、血压、血糖、血脂等健康指标的人群比例显著增加;重大慢性病过早死亡率逐年下降,因慢性病导致的劳动力损失明显减少,2019年我国居民因心脑血管疾病、癌症、慢性呼吸系统疾病和糖尿病四类重大慢性病导致的过早死亡率为 16.5%,与 2015 年的 18.5% 相比下降了 2 个百分点,降幅达 10.8%,提前实现 2020 年国家规划目标。

食物安全与营养改善是最大的民生问题。我国人口众多,也是食物生产与食物消费大国,保障我国 13 多亿人口的食物供给与营养改善始终是不可忽视的头等大事。随着社会经济的快速发展,营养、消费与生产的关系发生了战略性转变,由"生产决定消费、消费决定营养",向"营养决定消费、消费决定生产"转变。同时,随着中国居民生活水平和健康意识不断提高,人们的观念也正在发生改变:从吃得饱以满足基本生理需要,向均衡的营养摄入以利于身体健康的方式改变;从有病治病到无病预防、提高健康质量转变。满足人们的营养需求成为食物生产的重要目标。国务院颁布的《中国食物与营养发展纲要(2014—2020 年)》,对引导我国食物结构调整和优化,促进生产、消费、营养协调发展,倡导健康、文明的饮食文化,形成合理膳食模式,提供了重要指导。另外,新《食品安全法》的实施、《中国居民膳食营养素参考摄入量 DRIs(2013 版)》的发布、《"健康中国 2030"规划纲要》的出台、食品安全国家标准的制定与修订,在法律法规上为行业健康发展提供了指导和保障。

2017 年 6 月 30 日,国务院办公厅印发《国民营养计划(2017—2030 年)》(以下简称《计划》),立足我国人群营养健康现状和需求,明确了今后一段时期内国民营养工作的指导思想、基本原则、实施策略和重大行动。《计划》提出要以人民健康为中心,以普及营养健康知识、优化营养健康服务、完善营养健康制度、建设营养健康环境、发展营养健康产业为重点,关注国民生命全周期、健康全过程的营养健康,将营养融入所有健康政策,提高国民营养健康水平。

四、中国居民膳食营养素参考摄入量

人体需要的各种营养素都需要从每天的膳食中获得,因此必须科学地安排每日膳食。为了保证人体合理摄入营养素,避免可能产生的营养不足或营养过多的危害,营养学家提出了每日平均膳食营养素摄入量的参考值(dietary reference intakes,DRIs)。

DRIs 是一组数据,随着营养学研究的深入发展,其主要内容也逐渐增加。初期包括四个指标:平均需要量(estimated average requirement,EAR)、推荐摄入量(recommended nutrient intake,RNI)、适宜摄入量(adequate intake,AI)和可耐受最高摄入水平(tolerable upper intake level,UL)。2013 年中国营养学会颁布了《中国居民膳食营养素参考摄入量(2013 版)》,在原有四个指标的基础上增加了与慢性非传染性疾病有关的三个指标:宏量营养素可接受范围(acceptable macronutrient distribution ranges,AMDR)、预防非传染性慢性病的建议摄入量(proposed intakes for preventing non-communicable chronic diseases,PI-NCD,简称建议摄入量,PI)和特定建议值(specific proposed levels,SPL)。

(一) 平均需要量

平均需要量(EAR)是指某一特定性别、年龄及生理状况群体中个体对某营养素需要量的平均值。按照 EAR 水平摄入某一营养素,能满足某一特定性别、年龄及生理状况群体中 50% 个体需要量,不能满足另外 50% 个体对该营养素的需要。EAR 针对群体,可用于评估群体中摄入不足的发生率;针对个体,可检查其摄入不足的可能性。如果个体的摄入量远低于 EAR,此个体的摄入量很可能不足;如果个体的摄入量远高于 EAR,则此个体的摄入量有可能是充足的。EAR 一般用作制定 RNI 的基础。

(二) 推荐摄入量

推荐摄入量(RNI)是指可以满足某一特定性别、年龄及生理状况群体中绝大多数个体(97%~98%)需要量的某种营养素摄入水平。长期以 RNI 水平摄入某一种营养素,可以满足机体对该营养素的需要。RNI 的主要用途是作为个体每日摄入该营养素的目标值。

RNI 是以 EAR 为基础制定的,RNI=EAR+2SD。

(三) 适宜摄入量

适宜摄入量(AI)是通过观察或实验获得的健康群体某种营养素的摄入量。当某种营养素的个体需要量研究资料不足而不能计算 EAR,从而无法推算 RNI 时,可以通过设定 AI 来代替 RNI。例如纯母乳喂养的足月产健康婴儿,从出生到 4~6 个月,他们的营养素全部来自母乳,故母乳中的营养素数量就是婴儿所需的各种营养素的 AI 值。

AI 的主要用途是作为个体营养素摄入量的目标。

AI 和 RNI 的相似之处是两者都可以作为目标群体中个体营养素摄入量的目标,可以满足该群体中几乎所有个体的需要。但值得注意的是,AI 的准确性不如 RNI。

(四) 可耐受最高摄入量

可耐受最高摄入量(UL)是指平均每日摄入营养素的最高限量。"可耐受"是指这一摄入水平在生物学上是可以耐受的。对一般群体来说,摄入量达到 UL 水平对几乎所有个体不致产生毒副作用,但也并不表示达到此摄入水平对健康是有益的。因此,UL 并不是一个建议的摄入水平。在制定个体和群体膳食中,应使营养素摄入量低于 UL 值,以避免营养素摄入过量。

▶▶ **课堂活动**

请以某一种营养素为例,结合其 DRIs,谈谈营养素的摄入水平与随机个体发生该营养素缺乏或过多的概率的关系。

如图 0-1 所示,当机体在一定时间内不摄入某种营养素,就会发生该营养素的缺乏。随着摄入量的增加,摄入不足的概率相应降低,发生缺乏的危险性逐渐减少。当一个随机个体摄入量达到 EAR 水平时,缺乏该营养素的概率为 0.5,即有 50% 的机会发生该营养素缺乏;摄入量增加,达到 RNI 水平时,随机个体发生该营养素缺乏的机会在 3% 以下;继续增加直到某一点,开始出现摄入过多的表现,这一点可能就是该营养素的 UL。因此,RNI 与 UL 之间是一个"安全摄入范围",日常摄入量如果保持在这一范围内,发生缺乏和过量的危险性都很小。摄入量超过安全摄入范围,继续增加,则发生危害作用的概率随之增加,理论上可以达到某一水平,机体出现危害反应的概率等于 1.0,即一定会发生中毒。

因此,为了避免摄入不足和摄入过量的风险,应当把营养素的摄入量控制在安全摄入范围之内。

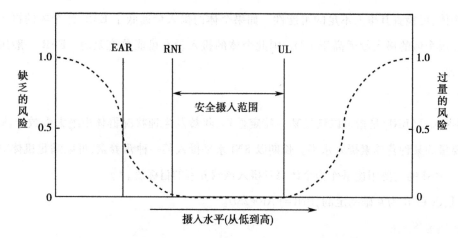

图 0-1　营养素摄入水平与随机个体摄入不足或过多的风险

（五）宏量营养素可接受范围

宏量营养素可接受范围（AMDR）是指脂肪、蛋白质和碳水化合物三种宏量营养素的摄入量范围及三者之间的适宜比例。蛋白质、脂肪、碳水化合物三大产能营养素是人体的必需宏量营养素，但如果摄入过量又可能导致机体能量储存过多，增加某些慢性病的发生。所以制定 DRIs 时需要为它们设定一个合理的、安全的摄入范围，既能预防营养素缺乏，又能减少摄入过量导致慢性病发生风险。常用占能量摄入量的百分比（%E）表示，建议成人膳食脂肪、蛋白质、碳水化合物的 AMDR 分别为20%E~30%E、10%E~15%E、50%E~65%E。

（六）预防非传染性慢性病的建议摄入量

预防非传染性慢性病的建议摄入量（PI-NCD）是以非传染性慢性病的一级预防为目标，提出的必需营养素的每日摄入量。许多研究结果表明，某些营养素摄入量过少或过多可能导致非传染性慢性病发生的风险增加。当非传染性慢性病易感人群某些营养素的摄入量达到或接近 PI 时，可以降低他们的非传染性慢性疾病发生风险。此次提出 PI 值的有维生素 C、钾、钠。

值得注意的是，有些营养素的 PI 是一个摄入量的高限水平，如钠的每日摄入量应低于 PI，以利于预防高血压病；而对于另一些营养素，其 PI 是一个低限水平，例如钾、维生素 C，每日摄入量应适当高于 AI 或 RNI，达到 PI 的摄入量则有利于预防慢性病。

（七）特定建议值

除了传统营养素以外，还有一些食物成分，尤其是一些植物化学物质（如大豆异黄酮、叶黄素、番茄红素、花色苷等），具有改善人体生理功能、预防慢性疾病的生物学作用。《中国居民膳食营养素参考摄入量（2013 版）》提出了特定建议值（SPL），专用于营养素以外的其他食物成分，一个人每日膳食中这些食物成分的摄入量达到这个建议水平时，有利于维护人体健康。

点滴积累

1. 人体所需的营养素分为蛋白质、脂类、碳水化合物、矿物质、维生素和水共六大类。其中蛋白质、脂类、碳水化合物为宏量营养素；矿物质和维生素为微量营养素。

2. 膳食营养素参考摄入量（DRIs）是一组每日平均膳食营养素摄入量的参考值，包括平均需要量（EAR）、推荐摄入量（RNI）、适宜摄入量（AI）、可耐受最高摄入量（UL）、宏量营养素可接受范围（AMDR）、预防非传染性慢性病的建议摄入量（PI-NCD）、特定建议值（SPL）等内容。

目标检测

单项选择题

1. 根据《中国居民营养与慢性病状况报告（2020 年）》的数据，全国 18 岁及以上成人高血压和糖尿病的患病率分别是（　　）

　　A. 27.5%，11.9%　　　B. 17.2%，9.9%　　　C. 11.9%，6%　　　D. 25.2%，11.9%

2. 关于目前中国居民膳食营养状况描述错误的是（　　）

　　A. 不同年龄段居民身高增加显著

　　B. 居民营养不足状况得到根本改善

　　C. 居民膳食能量和蛋白质摄入不足

　　D. 超重肥胖问题凸显

3. DRIs 是指（　　）

　　A. 中国居民膳食营养素参考摄入量　　　B. 中国居民膳食营养素适宜摄入量

　　C. 中国居民膳食营养素平均需要量　　　D. 中国居民膳食营养素推荐摄入量

4. （　　）可作为个体膳食营养素摄入的目标值

　　A. RNI/AI　　　　B. EAR　　　　C. UL　　　　D. DRIs

5. 在《中国居民膳食营养素参考摄入量（2013 版）》中，新增了三种营养素的 PI 值，这三种营养素是（　　）

　　①蛋白质 ②钾 ③钙 ④钠 ⑤维生素 C

　　A. ①②③　　　　B. ②③④　　　　C. ③④⑤　　　　D. ②④⑤

第一章

人体的营养需要

第一节　食物的消化与吸收

导学情景

情景描述

　　小明吃苹果时不小心将种子咽下去了。这粒种子在小明的消化管内经历了一天的"历险记"：它先遇到了像轧钢似的上下坚硬的"怪物"，差点被压得粉身碎骨；然后咯噔一下掉进了"万丈深渊"；刚躲过一劫又遇到"酸雨"；后来又钻进了一条又长又窄的"迷宫"；走出"迷宫"又钻进"死胡同"，幸亏及时改变方向；后来又与很臭的东西混在一起；最后在小明上厕所时离开了小明。

学前导语

　　我们每天都会吃很多东西，它们会给人体提供必要的能量和营养，也都会在体内经过消化、吸收、代谢与排泄，从而排出体外。人体中的消化系统执行消化功能，人们很形象地把它比作一家"食品加工厂"，"厂"里的一条主要食品加工流水线实际上是一条迂回曲折的管道，长约 8~10 米，这个长度也达到了人体身高的六倍左右。这条流水线上会有哪些"车间"？从上到下又有哪些"工段"？每个"工段"又是如何开展工作的呢？

　　人体所摄取的食物是非常复杂的混合物，其中的蛋白质、脂肪、碳水化合物等这些物质不能被人体直接吸收，必须先在消化管内进行分解，只有将结构复杂的大分子变成结构简单的小分子物质后，才能被人体吸收利用。

　　食物在物理或化学因素作用下，由大分子逐渐分解为小分子的过程称为消化；而消化后的小分子被胃肠道吸收到体内为机体利用的过程则称为吸收。消化和吸收是两个紧密联系的过程。

一、消化系统组成及功能

　　食物在人体内的消化与吸收是通过消化系统来完成的。消化系统由消化管和消化腺两部分组成。

　　1. 消化管　消化管是一条从口腔到肛门的肌性管道，它既是食物通过的管道，又是食物消化、吸收的场所。根据位置、形态和功能的不同，消化管可分为口腔、咽、食管、胃、小肠（十二指肠、空肠和回肠)、大肠(盲肠、结肠和直肠)和肛门,全长8~10米(图1-1-1)。其中口腔到十二指肠为上消化管,空肠以下为下消化管。消化管可以通过蠕动、节律性分节运动、摆动和紧张性收缩等运动方式来混合食物、推进食物。

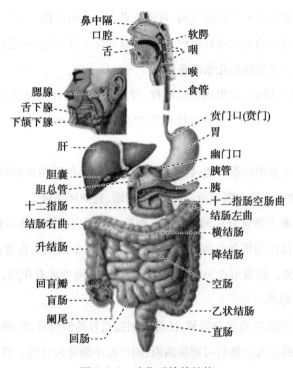

图 1-1-1　消化系统的结构

　　2. 消化腺　消化腺是分泌消化液的器官,包括大消化腺(3对大唾液腺、胰腺和肝脏)和小消化腺(如小唾液腺、胃腺、肠腺等)。小消化腺存在于消化管的管壁内,其分泌液直接进入消化道内;而大消化腺是实质性器官,包括由腺细胞组成的分泌部和导管,分泌的消化液经导管排入消化管,对食物进行化学消化作用。人每天由各种消化腺分泌的消化液总量达6~8L。

二、食物的消化

　　食物的消化有两种形式:一种是靠消化液及其酶的作用,把食物中的大分子物质分解成可以被吸收的小分子物质,叫化学性消化;另一种是靠消化道运动如口腔的咀嚼和消化管的蠕动,把大块食物磨碎,叫物理性消化(机械性消化)。两者之间是相互联系相互促进的。

　　食物的消化过程可分为三个阶段:口腔内消化、胃内消化和小肠内消化。在这三个阶段中分别由不同的消化腺分泌的消化液消化。消化液中含有许多成分,其中消化酶是重要的成分。

　　1. 口腔内消化　口腔的主要消化功能就是通过咀嚼把进入口腔内的大块食物初步磨细切碎并与唾液混合形成食团,以利于食物的吞咽。人的口腔内有3对大唾液腺(腮腺、舌下腺、颌下腺),还有无数散在的小唾液腺,唾液就是由这些唾液腺分泌的混合液。

　　唾液中水分约占99.5%,有机物主要为黏蛋白,还有唾液淀粉酶、溶菌酶等,无机物主要有钠、钾、钙、硫、氯等。成年人每天可分泌唾液1~1.5L。食物在口腔的消化中,唾液发挥了重要的作用:

①唾液可湿润与溶解食物,引起味觉;②唾液中的黏蛋白可使食物润滑,形成食团,便于吞咽;③唾液中的淀粉酶可对淀粉进行简单的分解,能将淀粉变成麦芽糖。如在吃米饭或馒头时,久嚼不咽就会感觉有甜味,这就是淀粉在口腔内被分解成麦芽糖了。但是由于食物在口腔中停留时间短,所以淀粉不能完全被消化。④唾液中还含有溶菌酶,可杀灭进入口腔内的微生物。

食物在口腔内主要进行的是物理性消化,伴随少量的化学性消化,且能反射性地引起胃、肠、肝、胰、胆囊等器官的活动,为之后的消化做准备。

2. 胃内消化　食物入胃后,在胃内暂时贮存,胃液对食团进行化学性消化,同时胃壁肌肉对食团进行机械性消化,形成食糜。另外,胃也能调节食糜进入十二指肠的速度,从而调节消化吸收的快慢。

胃液是胃腺各种细胞分泌的混合物,纯净的胃液是一种无色透明的酸性液体,成年人每天可分泌 $1.5\sim2.5L$。胃液中含有三种主要成分,即胃蛋白酶原、盐酸和黏液。

(1)胃蛋白酶原:胃腺主细胞分泌的是胃蛋白酶原。胃蛋白酶原是无活性的,但在胃酸(即胃液中的盐酸)的作用下,无活性的胃蛋白酶原转变成有活性的胃蛋白酶。胃蛋白酶能够使食物中的蛋白质分解为多肽和氨基酸。但胃蛋白酶必须在酸性较强的环境中才有作用,其最适宜的 pH 为 2.0,随着 pH 的升高,其活性降低。

(2)盐酸:盐酸不仅能激活胃蛋白酶原,还为其创造适宜的酸性环境,同时还可抑制和杀死随食物进入胃内的细菌。胃酸进入小肠后可刺激胰液、胆汁和小肠液的分泌。胃酸造成的酸性环境有助于小肠对铁和钙的吸收。

(3)胃黏液:胃黏液有润滑作用,可减少食物对胃黏膜的损伤,也能减少胃酸、胃蛋白酶对胃黏膜的侵蚀,对胃有保护作用。

胃液中还含有"内因子",是由壁细胞分泌的一种糖蛋白,与维生素 B_{12} 吸收有关。内因子与维生素 B_{12} 结合,形成一种复合物,可保护维生素 B_{12} 不被小肠内水解酶破坏。复合物移行至回肠,与回肠黏膜的特殊受体结合,从而促进回肠上皮细胞吸收维生素 B_{12}。

食糜由胃进入小肠的过程称为胃的排空。一般食物入胃后 5 分钟就开始有部分排入十二指肠,但完全排空需要 $4\sim6$ 小时。胃排空的时间与食物的量和性质有关,一般流质食物比固体食物排空快。各类食物中碳水化合物排空较快,蛋白质较慢,脂肪更慢,因此,吃油腻的食物后不易饥饿。混合性食物,排空时间约为 $4\sim5$ 小时。

3. 小肠内消化　小肠是食物消化吸收的主要场所。胃内的食糜进入小肠后,因带酸性,刺激胰腺分泌胰液,肝脏分泌胆汁,小肠黏膜分泌小肠液。食糜进入小肠后,在胰液、胆汁、小肠液和小肠运动的作用下,基本完成食物的消化吸收过程。

(1)胰液:胰液是由胰腺分泌的一种碱性消化液,成年人每天分泌 $1\sim2L$。胰液由碳酸氢盐和各种消化酶组成。其中碳酸氢盐可以中和进入十二指肠的胃酸,使肠黏膜免受胃酸的侵蚀,并为小肠内多种消化酶提供最适宜的 pH 环境(pH $7\sim8$)。胰液中的消化酶主要有胰淀粉酶、胰脂肪酶、胰蛋白酶原和糜蛋白酶原等。胰淀粉酶能将食物中的淀粉分解为麦芽糖,并在麦芽糖酶的作用下进一步分解为葡萄糖。胰脂肪酶能将脂肪分解成甘油和脂肪酸。胰蛋白酶原和糜蛋白酶原均不具有活性,但胰蛋白酶原被肠液中的肠肽酶激活成为有活性的胰蛋白酶,而糜蛋白酶原则由胰蛋白酶激活成为糜蛋白酶。被激活后的胰蛋白酶和糜蛋白酶都能分解蛋白质,二者共同作用时,可将蛋白质分解为更小分子的多肽和氨基酸。由此可见,胰液是消化液中最强的一种。因此,当胰腺功能受损时(如慢性胰腺炎),食物的消化将明显受到影响,这时在患者的粪便中就可出现未消化的肉类、纤维和脂肪微粒。

(2)胆汁:胆汁是由肝脏分泌的一种金黄色或深绿色、味苦的碱性液体。它平时贮存在胆囊中,当食物进入小肠后,引起胆囊收缩,胆汁就排入十二指肠中,成年人每天分泌胆汁约1.0~1.5L。胆汁中不含消化酶,其成分除水外,还有胆色素、胆盐、胆固醇、卵磷脂等。其中最重要的成分是胆盐,胆盐的主要作用是:①使脂肪乳化变成极细小的脂肪微粒。这样,一方面加大了胰脂肪酶和脂肪的接触面,有利于脂肪酶对脂肪的分解,另一方面被乳化的脂肪微粒有一部分可以直接被肠黏膜所吸收;②增加胰脂肪酶的活性,从而加速对脂肪的分解。

(3)小肠液:小肠液是由小肠黏膜分泌的一种弱碱性液体,成年人每天分泌1~3L。小肠液含有多种与消化有关的酶,能进一步对食物进行消化分解。其中主要的消化酶有淀粉酶、麦芽糖酶、蔗糖酶、乳糖酶、脂肪酶、肠肽酶等。这些酶和胰液中的消化酶及胆盐相互配合,把食物中的多糖和双糖分解成单糖,把脂肪分解成甘油和脂肪酸,把肽分解成氨基酸。这样食物在小肠内就彻底地完成了化学分解,消化成完全可以被肠壁吸收的物质。

三、食物的吸收

人体消化道的不同部位,对消化后的各种营养物质有不同程度的吸收功能。口腔和食管基本上不吸收营养物质,胃只能吸收少量的水分和酒精,大肠只能吸收少量的水分、无机盐类和某些维生素。消化后的绝大部分营养物质,主要是由小肠吸收,所以小肠是消化食物、吸收营养物质的主要场所。

1. 碳水化合物的吸收　糖类必须经过消化水解为单糖后,才被吸收。葡萄糖和半乳糖的吸收是一种主动转运过程,通过一种专一性的载体系统,并消耗能量,且可逆浓度梯度进行。果糖的吸收不是主动转运,而是通过简单的扩散被动运输。各种单糖进入肠壁后,由小血管输送到门静脉,然后送入肝脏。进入肝脏后的单糖一方面可以转化为糖原贮存在肝脏,另一方面半乳糖和果糖也转化为葡萄糖,通过血液输送到全身各细胞中去。

2. 蛋白质的吸收　蛋白质在小肠内消化分解为氨基酸、小分子肽(二肽、三肽)后才可被小肠吸收,也通过载体进行。吸收后经过小肠绒毛内的毛细血管进入血液循环。

3. 脂类的吸收　脂类的吸收主要在十二指肠的下部和空肠上部。脂肪消化后形成甘油、游离脂肪酸、单酰甘油酯以及少量二酰甘油酯和未消化的三酰甘油酯。短链和中链脂肪酸循门静脉入肝。长链脂肪酸组成的三酰甘油酯经水解后,其长链脂肪酸在肠壁被再次酯化为三酰甘油酯,经淋巴系统进入血液循环。脂溶性维生素也随脂肪一起被吸收。

食物中游离的胆固醇可直接被小肠黏膜上皮细胞吸收,而酯化的胆固醇需经胆固醇酯酶和胰酶水解为游离胆固醇才能被吸收。胆固醇和脂肪分解产物通过形成微胶粒在小肠上部被吸收,被吸收的胆固醇大部分在小肠黏膜上又重新酯化,最后转化成乳糜微粒,经淋巴系统进入血液循环。

4. 水和无机盐的吸收　水和无机盐的吸收主要在小肠,大肠也可以吸收食物残渣中的水分和无机盐。各种无机盐只有在溶解状态下才能被吸收,吸收后的水和无机盐经绒毛内的毛细血管进入血液循环。

5. 维生素的吸收　各类维生素主要在小肠吸收,大肠也有少量的吸收。脂溶性维生素需要伴随着脂肪的消化产物一起被乳化,由肠黏膜吸收,渗入乳糜微粒,由淋巴系统运输;水溶性维生素大多可以通过主动吸收、被动扩散等方式直接吸收,但维生素 B_{12}需要和胃黏膜壁细胞分泌的内因子结合,在回肠被吸收。

点滴积累　V

1. 消化系统由消化管和消化腺两部分组成。
2. 小肠是消化食物、吸收营养物质的主要场所。

目标检测

单项选择题

1. 食物消化和营养物质被吸收的主要部位是(　　)

　　A. 胃　　　　　　　　B. 小肠　　　　　　　C. 大肠　　　　　　　D. 各种消化腺

2. 能分泌胆汁的消化腺是(　　)

　　A. 唾液腺　　　　　　B. 肠腺　　　　　　　C. 肝脏　　　　　　　D. 胰腺

3. 在机体胃肠道中,脂肪酶的分泌主要来自(　　)

　　A. 胰腺、胆囊　　　　　　　　　　　　　B. 胆囊、小肠

　　C. 胰腺、小肠　　　　　　　　　　　　　D. 胰腺、大肠

4. 吃进的马铃薯在人体内消化的场所和最终消化产物分别为(　　)

　　A. 空腔、麦芽糖　　　　　　　　　　　　B. 口腔和小肠、麦芽糖

　　C. 口腔和小肠、葡萄糖　　　　　　　　　D. 小肠、葡萄糖

5. 人的消化系统的主要功能是(　　)

　　A. 运输体内物质　　　　　　　　　　　　B. 进行气体交换

　　C. 使身体运动　　　　　　　　　　　　　D. 对食物进行消化吸收

第二节　人体对蛋白质的需要

导学情景　V

情景描述

现代都市人的饮食节奏往往是: 早上匆匆起床,抓起一片面包或者一袋饼干就跑; 中午一碗面条或炒饭草草解决; 晚上又害怕长胖,不敢多吃肉类,主食也要精打细算……这样的一天

下来，膳食中的蛋白质远远不够。蛋白质缺乏已经慢慢演变成都市中的"隐性饥饿症"。

学前导语

蛋白质到底是什么呢？它在人体中发挥怎么样的作用呢？缺乏蛋白质人体为什么会出现乏力、免疫力低下等这些症状呢？我们又该如何来补充蛋白质呢？我们带着这些问题，一起来学习蛋白质这种营养素。

蛋白质是一类化学结构复杂的有机化合物，是人体必需的能量营养素之一。它是一切生命的物质基础，没有蛋白质就没有生命。如果将人体比喻成一栋大厦，蛋白质就是建筑材料。人体的所有组织器官都含有蛋白质：婴幼儿靠它形成肌肉、血液、骨骼、神经、毛发等；成年人需要它来更新组织，修补损伤或老化的机体。

同时，蛋白质也是各种动植物及其他生命的物质基础。在自然界中凡是有生命的物质都含有蛋白质，只是质量和数量不相同而已。

一、蛋白质的元素组成

从各种动、植物组织中提取出的蛋白质，经元素分析，其组成为：碳（50%~55%）、氢（6.7%~7.3%）、氧（19%~24%）、氮（13%~19%）及硫（0~0.4%）；有些蛋白质还含有磷、铁、碘、锰及锌等元素。

蛋白质是人体中氮的唯一来源。大多数蛋白质的含氮量相当接近，平均为16%，故以氮折算蛋白质时，其折算系数为6.25。只要测定样品中的含氮量，就可以算出其中蛋白质的大致含量：

样品中蛋白质的百分含量（g%）＝每克样品中含氮量（g）×6.25×100%

但不同的蛋白质含氮量有差别，折算系数也有所不同（见表1-2-1）。

表1-2-1 氮折算成蛋白质的折算系数

食物	折算系数	食物	折算系数
全小麦	5.83	芝麻、葵花籽	5.30
麦胚芽	6.31	杏仁	5.18
大米	5.95	花生	5.46
燕麦	5.83	大豆	5.71
大麦及黑麦	5.83	鸡蛋（全）	6.25
玉米	6.25	肉类和鱼类	6.25
小米	6.31	乳及乳制品	6.38

二、氨基酸

从分子结构看，蛋白质是由氨基酸分子按一定顺序线性连接而成。蛋白质很多不同的理化性质和生理功能往往是由氨基酸的不同连接顺序所导致的。

氨基酸是组成蛋白质的基本单位。自然界存在着很多种氨基酸，但构成人体蛋白质的氨基酸只有 20 种。

（一）氨基酸的分类

构成人体蛋白质的氨基酸,有些可以在体内合成,有些不能合成,必须从食物中获取。在营养学上,根据氨基酸的必需性分为必需氨基酸、非必需氨基酸和半必需氨基酸(条件必需氨基酸)。

1. 必需氨基酸　是一类人体不能合成或合成速度不能满足机体需要,必须从食物中直接获得的氨基酸。共有九种:异亮氨酸、亮氨酸、赖氨酸、蛋氨酸、苯丙氨酸、苏氨酸、色氨酸、缬氨酸、组氨酸。其中组氨酸是婴儿的必需氨基酸。成人体内可以自身合成,因此对于成人而言,不是必需的;但由于婴儿的肝脏功能不全,不能合成,只能从食物中获取。

2. 非必需氨基酸　机体可以自身合成或由其他氨基酸转化而得到的氨基酸称为非必需氨基酸。包括谷氨酸、丙氨酸、甘氨酸、天门冬氨酸、胱氨酸、脯氨酸、丝氨酸等。非必需氨基酸并非机体不需要,只是体内可以合成,不一定非得从食物中直接摄取。

3. 半必需氨基酸(条件必需氨基酸)　这类氨基酸能在体内合成,但其合成原料是必需氨基酸,如半胱氨酸和酪氨酸。半胱氨酸可以由蛋氨酸转化而来,而酪氨酸可由苯丙氨酸转化而来。如果膳食中缺乏酪氨酸和半胱氨酸,机体就会动用苯丙氨酸和蛋氨酸来合成,因此就会对这 2 种必需氨基酸的需要量增加,长期缺乏,可能引起问题。反之,当膳食中半胱氨酸和酪氨酸充足时,就可减少蛋氨酸和苯丙氨酸的消耗。在计算食物必需氨基酸组成时,常将蛋氨酸和半胱氨酸,酪氨酸和苯丙氨酸合并计算。

（二）氨基酸模式和限制性氨基酸

氨基酸模式是指蛋白质中各种必需氨基酸的构成比例。其计算方法是:将该种蛋白质中的含量最少的色氨酸的含量定为1,分别计算其他必需氨基酸与色氨酸的相应比值。这一系列比值就是该种蛋白质的氨基酸模式。

表1-2-2列出了人体的氨基酸需要量模式和几种常见食物的氨基酸模式。如果食物蛋白质氨基酸模式与人体蛋白质氨基酸模式越接近时,那么,必需氨基酸被人体利用的程度就越高,则食物蛋白质的营养价值也就相对越高。其中鸡蛋蛋白质与人体蛋白质氨基酸模式最接近,在实验中常以它作为参考蛋白。除此,鱼、肉、奶、大豆的氨基酸模式与人体蛋白质氨基酸模式较接近,这些都属于优质蛋白质,需要注意保证每天的摄入量。而在植物性蛋白质中,赖氨酸、蛋氨酸、苏氨酸和色氨酸含量相对较低,所以营养价值也相对较低。

表 1-2-2　人体和几种常见食物的氨基酸模式

必需氨基酸	人体	全鸡蛋	牛奶	猪瘦肉	牛肉	大豆	面粉	大米
异亮氨酸	4.0	2.5	3.0	3.4	3.2	3.0	2.3	2.5
亮氨酸	7.0	4.0	6.4	6.3	5.6	5.1	4.4	5.1
赖氨酸	5.5	3.1	5.4	5.7	5.8	4.4	1.5	2.3
蛋氨酸+半胱氨酸	3.5	2.3	2.4	2.5	2.8	1.7	2.7	2.4
苯丙氨酸+酪氨酸	6.0	3.6	6.1	6.0	4.9	6.4	5.1	5.8
苏氨酸	4.0	2.1	2.7	3.5	3.0	2.7	1.8	2.3
缬氨酸	5.0	2.5	3.5	3.9	3.2	3.5	2.7	3.4
色氨酸	1.0	1.0	1.0	1.0	1.0	1.0	1.0	1.0

当食物蛋白质中某一种或几种必需氨基酸含量不足或缺乏时,会限制其他必需氨基酸的利用,从而造成蛋白质营养价值下降,这些必需氨基酸就称为限制性氨基酸。根据其缺乏程度分别称为第一、第二、第三限制性氨基酸。如粮谷类(面粉、大米)的第一限制性氨基酸是赖氨酸,大豆蛋白质的第一限制性氨基酸是蛋氨酸。

知识链接

蛋白质的分类

不同食物蛋白质因氨基酸组成不同而具有不同的理化特性,蛋白质的营养价值取决于氨基酸的种类和数量。 如果食物蛋白质所含氨基酸种类齐全,数量充足且比例适当,可以维持成人健康和儿童发育,营养学上称为完全蛋白,如乳类中的酪蛋白、乳白蛋白,蛋类中的卵白蛋白、卵磷蛋白,肉类中的白蛋白、肌蛋白,大豆中的大豆蛋白,小麦中的麦谷蛋白,玉米中的谷蛋白等;如果所含氨基酸种类齐全、但有的数量不全或比例不当,可以维持生命,但不能促进生长发育,则称为半完全蛋白,如小麦中的麦胶蛋白;如果所含氨基酸种类不全,既不能维持生命又不能促进生长发育,则称为不完全蛋白,如胶原蛋白。

(三)蛋白质的互补作用

为了提高植物性蛋白质的营养价值,往往将两种或两种以上的食物混合食用,而达到以多补少的目的,提高膳食蛋白质的营养价值。不同食物间相互补充其必需氨基酸不足的作用,称为蛋白质互补作用。

▶ **课堂活动**

我们不难发现,大米中的赖氨酸含量低,但蛋氨酸含量却很丰富;反之,大豆中的蛋氨酸含量低,而赖氨酸含量却丰富。 那么,是不是可以考虑将这两种蛋白质混合食用? 这样,大米中的蛋氨酸可以弥补大豆中的不足,而大豆中的赖氨酸可以弥补大米中的不足,起到取长补短的作用。"米饭加豆,等于吃肉"就是这个道理。

日常饮食中八宝粥、红豆米饭等的搭配都是非常好的。 你还能提出更多的利用蛋白质互补的巧妙搭配吗?

为了发挥食物蛋白质的互补作用,在膳食搭配中,应遵循三个原则:①种属越远越好:即荤素搭配,膳食中荤素搭配均衡比偏荤偏素要好;②种类越多越好:就是每餐的食物要尽可能丰富和多样;③时间越近越好,同时食用最好。因为单个氨基酸在血液中的停留时间约为 4 小时,然后到达组织器官,再合成蛋白质,而合成蛋白质的氨基酸必须同时到达才能发挥互补作用。所以同时食用最好。

三、蛋白质的消化、吸收和代谢

(一)蛋白质的消化吸收

食物中的蛋白质只有水解成氨基酸及小肽后才能被吸收。而蛋白质的水解就需要蛋白酶的作用。由于口腔的唾液中不含水解蛋白质的酶,所以蛋白质的消化从胃开始。胃液中含有胃蛋白质酶原,在胃酸的作用下被激活为胃蛋白酶,对蛋白质进行初步分解。食物在胃内停留时间较短,蛋白质在胃内消化很不完全。

蛋白质消化吸收的主要场所在小肠。在胰蛋白酶、糜蛋白酶作用下,蛋白质被分解为游离氨基酸和 2~3 个氨基酸的小肽(称为二肽、三肽),二肽、三肽继续在小肠黏膜细胞分泌的肽酶作用下,分解为单个的游离氨基酸,在小肠吸收。被吸收的氨基酸通过肠黏膜细胞进入肝门静脉,运送到肝脏和其他组织或器官被利用。

过去认为只有游离氨基酸才能被吸收,现在发现 2~3 个氨基酸的小肽也可以被吸收。

消化道内蛋白质平均吸收率约92%。未被消化的蛋白质大部分随粪便排出体外,少量被肠黏膜吸收,随血液运往肝脏进行生理解毒后随尿排出,还有一些通过皮肤及其他途径排出体外。

（二）氮平衡

机体每天由于皮肤、毛发和黏膜的脱落,妇女生理期的失血及肠道菌体死亡排出等损失约 20g以上的蛋白质,这种氮排出是机体不可避免的氮消耗,称为必要的氮损失。

为维持成年人的正常生命活动,每天必须从膳食中补充蛋白质,才能维持机体内蛋白质总量的动态平衡。

氮平衡是指氮的摄入量和排出量的关系。通常采用测定氮的方法,推算蛋白质含量。氮平衡常用于蛋白质代谢、机体蛋白质营养状况评价和蛋白质需要量研究。氮的摄入量和排出量的关系,常用式 1-1 来表示。

$$B=I-(U+F+S) \qquad\qquad 式\ 1\text{-}1$$

式中　B——氮平衡;

　　　I——摄入氮;

　　　U、F、S——排出氮(U——尿氮;F——粪氮;S——皮肤氮)

当 B=0,即摄入氮和排出氮相等,称为零氮平衡。健康成年人应维持在零氮平衡并富裕5%。

当 B>0,即摄入氮大于排出氮,为正氮平衡。婴幼儿、青少年、孕妇和哺乳期妇女均应保证适当的正氮平衡。

当 B<0,即摄入氮小于排出氮,为负氮平衡。人在饥饿、疾病及老年时一般处于这种状况,应注意尽可能减轻或改变负氮平衡。

四、蛋白质的生理功能

（一）人体组织的构成成分

人体任何一个组织器官都含有蛋白质,蛋白质占人体总重量的 16%~19%。人体的生长发育、组织的更新、修复都离不开蛋白质。所以,每人每天必须摄入一定量的蛋白质来作为构成和修复组织的材料。

而且,人体中的蛋白质始终处于合成和分解的动态平衡中。成人体内每天约有3%的蛋白质被更新。当然,不同年龄的人代谢率不同,婴幼儿和儿童蛋白质代谢速度最快。

（二）构成体内各种重要的生理活性物质

蛋白质作为酶参与机体代谢：生命无时无刻不在进行新陈代谢，这种新陈代谢是通过无数种化学反应来实现的，而这些反应的进行都是通过各种酶来催化，而酶本身就是蛋白质。作为激素参与整体功能活动的调节，如甲状腺激素能促进蛋白质的合成和骨的钙化，胰岛素能调节糖代谢的速度等。作为运载工具参与机体内物质的运输，如血红蛋白参与氧的运输，脂蛋白参与脂肪运输等。作为抗体或细胞因子参与免疫调节。另外，作为肌纤维蛋白参与肌肉收缩，或作为胶原蛋白构成机体支架等。

可见蛋白质与生命的关系是非常密切的。

（三）供给能量

蛋白质是人体三大能量营养素之一。1g 食物蛋白质在体内约产生 16.7kJ（4.0kcal）的能量。通常人体总能量的 10%~15% 由蛋白质提供。但供给能量不是蛋白质的主要功能。

五、蛋白质-能量营养不良

机体缺乏蛋白质首先体现在角蛋白上，引起头发枯黄，易断裂，指甲易裂、易断；胶原蛋白缺乏，肌肉松弛，皮肤缺乏弹性；血红蛋白降低，出现贫血；免疫力低下，易感冒，易疲劳。严重的可导致水肿，对于生长发育期的儿童来说，可能引起消瘦和体形矮小。

其实，这些还是蛋白质缺乏早期的一些症状，如果蛋白质严重缺乏，还会引起更重要的问题，称为蛋白质-能量营养不良（protein-energy malnutrition，PEM）。

（一）蛋白质-能量营养不良的发生原因

PEM 是由于能量和蛋白质摄入不足引起的营养缺乏病。当社会的、自然的、生理的、病理的原因使能量和蛋白质摄入不足时，都可能发生蛋白质-能量营养不良。常见的原因有：

1. 食物摄入不足　食物缺乏，长期低蛋白、低能量膳食引起蛋白质摄入的绝对缺乏。

2. 特殊的生理阶段对蛋白质的需要量增多　如处于妊娠期的妇女、生长发育阶段的孩子对蛋白质的需要量增加，但在膳食中没有得到应有的补充，造成相对缺乏。

3. 肿瘤、肺结核等引起消耗增加。

4. 胃肠道疾病等引起营养素的消化吸收不良。

（二）蛋白质-能量营养不良的临床表现

可分为水肿型、干瘦型以及混合型。

1. 水肿型　主要是由于蛋白质摄入严重不足引起。多见于 4 个月到 5 岁的小儿，病儿生长迟缓、虚弱无力，体重在其标准体重的 60%~80%。典型的症状就是水肿，主要是下肢、上肢、腹部、脸部水肿，并伴有腹泻、突发性感染，病儿表情冷漠或情绪烦躁。

2. 干瘦型　主要是能量摄入严重不足所引起。以瘦为典型的病症，体重低于其标准体重的 60%。患儿消瘦无力，皮下脂肪消失。体温低于正常，心率缓慢，心音低钝，呼吸浅表，贫血、腹泻、腹壁薄甚至可见肠蠕动或摸到大便包块。患者注意力不集中，记忆力减退，对外界反应淡漠。成人患干瘦型营养不良主要是长期饥饿或病理原因引起，如癌症晚期病人。

3. 混合型　蛋白质和能量同时缺乏。临床表现为上述两型之混合。

> **知识链接**
>
> 蛋白质过量同样对人体不利
>
> 　　蛋白质摄入过多，尤其是动物性蛋白质摄入过多，对人体同样有害：①摄入过多的动物蛋白，常伴有较多的动物脂肪和胆固醇的摄入；②摄入过多的蛋白质会加重肾脏的负担；③摄入过多的动物蛋白质，尤其是含硫蛋白质，可加速骨钙的流失，造成骨质疏松。
>
> 　　所以，应根据机体的需要摄入适量的蛋白质。

六、蛋白质的参考摄入量与食物来源

（一）蛋白质的参考摄入量

　　《中国居民膳食营养素参考摄入量（2013 版）》建议，成人蛋白质的推荐摄入量（RNI）男性为65g/d，女性为55g/d。以每千克体重供给的蛋白质数量计算，推荐我国成人蛋白质的 RNI 为 1g/（kg·d），EAR 为 0.9g/（kg·d）。如果按照提供能量的占比来表示的话，对于成人，能量的 10%～15% 由蛋白质来提供是比较适宜的。各年龄段人群蛋白质的 RNI 或 AI 见表 1-2-3。

表 1-2-3　中国居民膳食蛋白质参考摄入量（g/d）

人群	男性		女性	
	EAR	RNI	EAR	RNI
0 岁~	–	9（AI）	–	9（AI）
0.5 岁~	15	20	15	20
1 岁~	20	25	20	25
2 岁~	25	30	25	30
3 岁~	25	30	25	30
4 岁~	25	30	25	30
5 岁~	25	30	25	30
6 岁~	25	35	25	35
7 岁~	30	40	30	40
8 岁~	30	40	30	40
9 岁~	40	45	40	45
10 岁~	40	50	40	50
11 岁~	50	60	45	55
14 岁~	60	75	50	60
18 岁~	60	65	50	55
孕妇（中）	–	–	+10	+15
孕妇（晚）	–	–	+25	+30
哺乳期妇女	–	–	+20	+25

（二）食物来源

蛋白质的食物来源可分为植物性和动物性两大类。

植物性蛋白质中,粮谷类中含量为 7.5%～15%。粮谷类是中国居民的主食,摄入量大,是膳食蛋白质的主要来源。豆类含丰富的蛋白质,特别是大豆,含量可达 35%～40%,大豆蛋白的氨基酸组成比较合理,在体内的利用率高,是植物蛋白质中的优质来源。而蔬菜水果中蛋白质较少,平均为 1%～2%。

动物性食物中,蛋类含蛋白质 11%～14%,氨基酸组成比较平衡,常作为参考蛋白质。乳类(如牛奶)一般含蛋白质 3%～3.5%,鱼类中蛋白质含量为 15%～25%,肉类中平均含量为 15%～20%,都是人体优质蛋白质的重要来源。一般而言,动物蛋白质的营养价值优于植物蛋白质。

为改善膳食蛋白质的质量,在膳食中应保证有一定数量的优质蛋白质,一般要求动物蛋白质和大豆蛋白质应占膳食蛋白质总量的 30%～50%。常见食物蛋白质含量见表 1-2-4。

表 1-2-4　常见食物中蛋白质的含量(g/100g 可食部)

食物	蛋白质含量	食物	蛋白质含量
粳米(标一)	7.7	鸡蛋	13.3
小麦粉(富强粉,特一粉)	10.3	牛奶	3.0
小米	9.0	酸奶	2.5
荞麦	9.3	猪肉(肥瘦)	13.2
燕麦片	15.0	牛肉(肥瘦)	19.9
玉米(鲜)	4.0	羊肉(肥瘦)	19.0
黄豆	35.0	猪肉(瘦)	20.3
绿豆	21.6	鸡	19.3
豆腐	8.1	鸭	15.5
香菇	2.2	鹅	17.9
豆角	2.5	草鱼	16.6
大白菜	1.7	河虾	16.4
梨	0.4	河蟹	17.5
苹果	0.2	牡蛎	5.3

▶▶ **课堂活动**

请你如实记录自己的一日进餐情况,并动手计算一天的蛋白质摄入量,并作出评价。 详见本章技能训练项目 1-1 蛋白质的摄入情况评价。

七、人体蛋白质营养状况评价

（一）膳食蛋白质摄入量

膳食蛋白质摄入量是评价机体蛋白质营养状况的基础和基本背景材料,与机体蛋白质营养状况评价指标结合起来,有助于正确判断机体蛋白质营养状况。

（二）体格测量

体格测量是鉴定机体蛋白质营养状况的重要依据,测定体格的指标可包括体重、身高、上臂围、上臂肌围、体质指数(BMI)等。

（三）生化检验

生化检验常用血液蛋白质和尿液相关指标。血液蛋白质有白蛋白、运铁蛋白、血浆前白蛋白、血浆纤维结合蛋白、血浆视黄醇结合蛋白。尿液常用指标有尿肌酐、尿三甲基组氨酸、尿羟脯氨酸等。

▶ **边学边练**

张某领着6岁的儿子到营养咨询室来寻求帮助,述说其儿子最近情绪不好,体重下降,有时腹泻,担心是否有营养不良? 并期望得到建议。

作为营养工作者的你该如何开展工作呢? 你又会给出什么样的建议? 详见本章技能训练项目1-2蛋白质-能量营养不良判断及建议。

八、食物蛋白质营养学评价

（一）食物蛋白质的含量

食物蛋白质含量是评价食物蛋白质营养价值的一个重要方面。由于蛋白质含氮量比较恒定,所以一般来讲,食物蛋白质含量的测定可通过凯氏定氮法测定氮含量,然后根据蛋白质的来源和性质乘以相应的折算系数。对于大多数动物性食物,折算系数为6.25,故食物中的总氮乘以6.25,即得蛋白质含量。

（二）蛋白质的消化率

蛋白质的消化率是评价食物蛋白质营养价值的生物学方法之一,是指蛋白质在消化道内被吸收的蛋白质占摄入蛋白质的百分数,是反映食物蛋白质在消化道内被分解和吸收的一项指标。一般采用动物或人体实验测定,根据是否考虑内源性代谢氮因素,可分为表观消化率和真消化率两种方法。

1. 蛋白质表观消化率　即不计内源性代谢氮的蛋白质消化率。通常以动物或人体为实验对象,在实验期内,测定实验对象摄入的食物氮(摄入氮)和从粪便中排出的氮(粪氮),然后按式1-2计算:

$$蛋白质表观消化率(\%)=\frac{摄入氮-粪氮}{摄入氮}\times 100\% \qquad 式1\text{-}2$$

2. 蛋白质真消化率　考虑内源粪代谢氮时的消化率。粪便中排出的氮实际上有两个来源:一是来自未被消化吸收的食物蛋白质;二是来自脱落的肠黏膜细胞以及肠道细菌等所含的氮。通常以动物或人体实验为对象,首先设置无氮膳食期。即在实验期内给予无氮膳食,并收集无氮膳食期内的粪便,测定氮含量,即为粪代谢氮;然后再设置被测食物蛋白质实验期,实验期内再分别测定摄入氮和粪氮;从被测食物蛋白质实验期的粪氮中减去无氮膳食期的粪代谢氮,才是摄入食物蛋白质中真正未被消化吸收的部分。蛋白质真消化率计算方法见式1-3:

$$蛋白质真消化率(\%)=\frac{摄入氮-(粪氮-粪代谢氮)}{摄入氮}\times 100\% \qquad 式1\text{-}3$$

由于粪代谢氮测定十分烦琐,且真消化率比表观消化率小,更安全,故在实际工作中常不考虑粪代谢氮。

食物蛋白质消化率受到蛋白质性质、膳食纤维、多酚类物质和酶反应等影响。

（三）蛋白质利用率

蛋白质利用率是食物蛋白质营养评价常用的生物学方法,指食物蛋白质被消化吸收后在体内被利用的程度。

常用的评价蛋白质利用率的方法有以下几种：

1. 蛋白质的功效比值　蛋白质的功效比值（protein efficiency ratio, PER）是以体重增加为基础的方法,是指实验期内,动物平均每摄入 1g 蛋白质时所增加的体重克数。一般选择初断乳的雄性大鼠,用含 10% 被测蛋白质饲喂养 28 天,逐日记录进食量,每周称量体重,然后按式 1-4 计算蛋白质的功效比值。

$$PER = \frac{实验期内动物体重增加量（g）}{实验期内蛋白质摄入量（g）}$$　　　　式1-4

几种常见食物蛋白质的 PER：全鸡蛋 3.92、牛奶 3.09、鱼 4.55、牛肉 2.30、大豆 2.32、精制面粉 0.60、大米 2.16。

2. 生物价　生物价（biological value, BV）是反映食物蛋白质消化吸收后,被机体利用程度的一项指标。生物价越高,说明蛋白质被机体利用率越高,即蛋白质的营养价值越高。通常采用动物或人体实验。计算方法如式 1-5 所示。

$$BV = \frac{储留氮}{吸收氮} \times 100$$　　　　式1-5

式中：储留氮 = 吸收氮 -（尿氮 - 尿内源氮）

吸收氮 = 摄入氮 -（粪氮 - 粪代谢氮）

生物价是评价食物蛋白质营养价值较常用的方法。常见食物蛋白质生物价中,鸡蛋为 94,牛奶 85,鱼 83,牛肉 76,大米 74,小麦 67。

3. 净利用率　蛋白质净利用率（net protein utilization, NPU）是反映食物中蛋白质被利用的程度,即机体利用的蛋白质占食物中蛋白质的百分比。它是将蛋白质生物价与消化率结合起来评定蛋白质营养价值的方法。由于 NPU 考虑了被测蛋白质消化和利用两个方面,所以更全面地反映了被测食物蛋白质的实际利用程度。其计算方法见式 1-6：

$$蛋白质净利用率\% = 生物价 \times 消化率 = \frac{储留氮}{食物氮} \times 100\%$$　　　　式1-6

4. 氨基酸评分　氨基酸评分（amino acid score, AAS）亦称蛋白质化学分,是目前广为应用的一种食物蛋白质营养价值评价方法,不仅适用于单一食物蛋白质的评价,还可用于混合食物蛋白质的评价。该法的基本步骤是将被测食物蛋白质的必需氨基酸组成与推荐的理想蛋白质或参考蛋白质氨基酸模式进行比较,并按式 1-7 计算氨基酸评分。

$$AAS = \frac{被测食物蛋白质每克氮或蛋白质氨基酸含量（mg）}{参考蛋白质每克氮或蛋白质氨基酸含量（mg）} \times 100$$　　　　式1-7

首先将被测食物蛋白质中必需氨基酸与参考蛋白质中的必需氨基酸进行比较,比值最低者为第一限制氨基酸。由于限制氨基酸的存在,使食物蛋白质的利用受到限制,被测食物蛋白质的第一限制氨基酸与参考蛋白质中同种必需氨基酸的比值即为该种蛋白质的氨基酸评分。

例如,1g 某谷类蛋白质中赖氨酸、苏氨酸和色氨酸的含量分别为 23mg、25mg 和 13mg,而 1g 参考蛋白质中这三种氨基酸含量分别为 58mg、34mg 和 11mg,按式 1-7 则可计算出赖氨酸的比值最低,为 0.4,故赖氨酸为第一限制氨基酸,该谷类的氨基酸评分为 40。

氨基酸评分的方法比较简单,但没有考虑食物蛋白质的消化率,故用经消化率校正后的氨基酸评分(PDCAAS)更能真实地反映食物蛋白质的营养价值。其计算方法见式 1-8:

$$PDCAAS = 氨基酸评分 \times 真消化率 \qquad 式 1-8$$

技能训练项目 1-1　蛋白质的摄入情况评价

一、项目目标

1. 根据食物成分表会计算营养素的摄入量。

2. 学会评价蛋白质的摄入状况以及优质蛋白质的来源。

二、项目实施

(一) 工作准备

请准备一份食物摄入情况表。

下面是李萌同学一天的食物摄入情况表(技能表 1-1-1)。请你也如实记录自己的一日食物摄入量。

技能表 1-1-1　李萌同学 2016 年 12 月 26 日进餐情况

姓名:李萌　　　性别:女　　　身高:160cm　　　体重:55kg　　　劳动强度:轻体力活动

餐次　　食物	食物名称	原料名称	原料量
早餐	水煮鸡蛋 1 个	鸡蛋	50g
	肉包 1 个	标准粉	50g
		猪肉	20g
	牛奶 1 袋	牛奶	250ml
	苹果 1 个	苹果	150g
中餐	米饭 1 碗	标准米	100g
	鱼香肉丝 1 份	猪瘦肉	20g
		冬笋	20g
		胡萝卜	20g
		黑木耳	10g
	白萝卜炖排骨 1 份	排骨	75g
		白萝卜	200g
晚餐	米饭 1 碗	标准米	100g
	红焖鸡翅	鸡翅中	100g
	上汤娃娃菜	娃娃菜	150g
		虾仁	25g
其他	酸奶 1 瓶	酸奶	200g

（二）工作程序

程序1 计算蛋白质摄入量

根据《食物成分表》中各种食物的蛋白质含量，计算你一天的蛋白质摄入量，并填写技能表1-1-2。

程序2 确定每日蛋白质参考摄入量

根据年龄、性别、体力活动水平确定每日蛋白质的参考摄入量。

程序3 评价

1. 蛋白质摄入总量是否满足？

2. 优质蛋白质占总蛋白质的比例是否合适？

程序4 膳食调整建议

分组讨论，并提出改进意见。

技能表1-1-2 蛋白质摄入量及来源评价表

食物来源	蛋白质实际摄入量（g）
谷类	
豆类	
动物类	
其他	
合计	
参考摄入量	
占参考摄入量%	
优质蛋白质占比%	

技能训练项目1-2 蛋白质-能量营养不良判断及建议

一、项目目标

掌握蛋白质-能量营养不良的症状及体征。

二、项目描述

张某领着6岁的儿子到营养咨询室诉说其儿子最近情绪不好，体重下降，有时腹泻，担心是否有营养不良？并期望得到建议。

三、项目实施

（一）工作准备

1. 在进行判断之前，需要掌握蛋白质-能量营养不良的主要症状与体征的知识。

2. 准备和调整用到的相关测量器械，如身高计、体重计等。

（二）工作程序

程序1 询问和膳食调查

询问最近饮食是否规律，食欲如何；做一个简单的膳食调查，大概了解最近常摄取的食物种类和食物摄入量等。

程序 2　了解个人健康状况基本资料

有无患病,如寄生虫、慢性腹泻、消化道疾病、外科损伤、消耗性疾病等。

程序 3　进行相关体格检查

观察男童的体型,查看是否消瘦、发育不良。进一步测量包括身高、体重、皮褶厚度、头围、胸围、上臂围等指标。

观察男童的外貌、表情、活动情况、精神状态等,看是否存在精神萎靡、反应冷淡。主要检查皮肤弹性,看是否有水肿或皮肤干燥;检查全身皮下脂肪层是否变薄或消失,肌肉组织是否松弛或消失。

程序 4　建议进行一些实验室指标的检查

通过初步判断,可以建议进行必要的实验室检查,检查指标包括血红蛋白浓度、血清总蛋白、血清血蛋白、血清运铁蛋白、血清甲状腺素结合前白蛋白、血浆视黄醇结合蛋白、血清氨基酸比值、尿肌酐、尿肌酐/身长指数、尿羟脯氨酸指数、氮平衡和一些免疫功能指标。但是这些指标都不是特异性的,应该结合其他结果进行判断。

程序 5　询问获得相关信息

了解相关病因(原因/危险因素):饮食不规律,运动量过大,对食物和营养相关知识的错误观念和态度,能量、蛋白质摄入不足,获取食物受限等。询问时应注意获取导致蛋白质-能量营养不良原因的信息。

程序 6　分析考虑要点

蛋白质-能量营养不良的判断和考虑要点(技能表 1-2-1):

技能表 1-2-1　蛋白质-能量营养不良的可能诊断指标

营养评价	可能的诊断指标（必须包括一个或更多）	
个人史	(1)先天性营养不良 (2)吸收不良 (3)疾病或残疾 (4)服用影响食欲的药物,如多动症使用的药	
食物/营养史	报告或观察: (1)长期食物摄入不足 (2)喂养不当 (3)饥饿 (4)拒食	
人体测量	(1)皮褶厚度减少 (2)儿童可根据生长发育曲线图(成人 BMI<18.5)	
临床表现	消瘦型: (1)明显消瘦,肌肉重量减少,肌肉萎缩 (2)皮肤干燥,毛发稀少	水肿型: (1)凹陷性水肿,肝脏肿大 (2)皮肤干燥,毛发稀少 (3)精神萎靡,反应冷淡
生化数据,临床检验	血红蛋白浓度、血清白蛋白、血清运铁蛋白、血清甲状腺结合前白蛋白等指标下降	

程序 7　膳食调整建议

根据判断结果和实验室检查情况,给出合适的建议。

点滴积累 ＼

1. 优质蛋白质来源　动物性蛋白质(蛋、奶、肉、鱼)及大豆蛋白质。

2. 蛋白质的推荐摄入量(RNI)　成年男性 65g/d;女性 55g/d。

3. 充分发挥食物蛋白质互补作用的原则　食物的生物学种属越远越好;搭配的种类越多越好;食用时间越近越好,同时食用最好。

目标检测

一、单项选择题

1. 蛋白质的含氮量平均约为(　　　)

   A. 6%　　　　　　B. 16%　　　　　　C. 6.25%　　　　　　D. 8%

2. 大米的第一限制性氨基酸是(　　　)

   A. 蛋氨酸　　　　B. 赖氨酸　　　　C. 组氨酸　　　　D. 苯丙氨酸

3. 关于"水肿型营养不良",下列描述正确的是(　　　)

   A. 能量基本满足,但蛋白质严重缺乏　　　B. 能量与蛋白质都严重缺乏

   C. 蛋白质满足,但能量缺乏　　　　　　　D. 能量过多引起水肿

4. 半胱氨酸和酪氨酸在体内可分别由(　　　)转化

   A. 亮氨酸和蛋氨酸　　　　　　　　B. 苏氨酸和缬氨酸

   C. 蛋氨酸和苯丙氨酸　　　　　　　D. 蛋氨酸和赖氨酸

5. 下列食物蛋白质和人体蛋白质氨基酸模式最相近的是(　　　)

   A. 牛奶　　　　　　B. 大豆　　　　　　C. 牛肉　　　　　　D. 全鸡蛋

6. 关于非必需氨基酸,下列哪种说法错误(　　　)

   A. 人体不必需的氨基酸　　　　　　B. 合成人体蛋白质所必需

   C. 人体内可以合成　　　　　　　　D. 不依赖于食物供给

7. 计算蛋白质氨基酸模式时,以其含量为 1 的氨基酸是(　　　)

   A. 赖氨酸　　　　B. 蛋氨酸　　　　C. 组氨酸　　　　D. 色氨酸

8. (　　　)不是蛋白质具有的重要生理功能

   A. 合成人体组织　　　　　　　　　B. 构成酶和激素

   C. 参与调节体内各种生理功能　　　D. 机体最主要的供能物质

9. 在植物性食物的基础上再添加少量动物性食物,蛋白质的生物价(　　　)

   A. 不变　　　　　　B. 无法预计　　　　C. 会降低　　　　D. 会提高

10. 蛋白质的消化从(　　　)开始

   A. 口腔　　　　　　B. 胃　　　　　　C. 小肠　　　　　　D. 肝脏

二、多项选择题

1. 对某食物原料进行蛋白质营养评价,常采用的参数有(　　　)

   A. 蛋白质互补作用　　　　B. 食物蛋白质的含量　　　　C. 蛋白质的消化率

   D. 蛋白质的利用率　　　　E. 氨基酸评分

2. 大豆所含蛋白质的氨基酸中(　　　)

   A. 赖氨酸较低　　　　　　B. 赖氨酸较高　　　　　　C. 蛋氨酸较高

   D. 蛋氨酸较低　　　　　　E. 赖氨酸和蛋氨酸都较低

3. 蛋白质-能量营养不良的原因有(　　　)

   A. 食物缺乏　　　　　　　B. 长期缺乏蛋白质　　　　C. 低能量膳食

   D. 肿瘤　　　　　　　　　E. 胃肠道疾病

4. 水肿型营养不良的临床表现有(　　　)

   A. 贫血　　　　　　　　　　　　　　B. 情绪低落

   C. 常见腹部、腿部,也可能全身水肿　　D. 心率缓慢,心音低钝,呼吸浅表

   E. 头发细软、稀少、变色、变脆、易脱落

5. 处于正氮平衡状态的人群为(　　　)

   A. 疾病患者　　　　　　　B. 儿童　　　　　　　　　C. 健康成人

   D. 孕妇　　　　　　　　　E. 老年人

第三节　人体对脂类的需要

导学情景 ∨

情景描述

脂类其实包括脂肪和类脂,但很多人却只想到脂肪。脂肪又是什么呢? 有人说,脂肪是从菜场买回来的肥肉,是堆积在腰间的"呼啦圈",是沉积在血管壁上的斑斑点点。很多人听到脂肪就头疼,唯恐避之不及;很多爱美人士,为了不摄入脂肪,每餐只吃蔬菜、水果,甚至还要"过过水",大家说,这样的做法可取吗?

学前导语

脂类是人体的重要组成物质,它以多种形式存在于人体的各种组织细胞中。脂类在食物中是一种重要的营养物质,它在膳食中的重要性及可能发生的营养问题愈来愈引起人们的重视。

一、概述

脂类是脂肪和类脂的总称,是一大类具有生物学功能的物质。脂肪又称甘油三酯,约占脂类的95%。它是人体能量的主要来源,也是人体最重要的体成分和能量的储存形式。人若长期摄能过

少、活动过少可使储存脂增加,人发胖;相反,饥饿或摄入能量小于消耗,则使储存脂减少,人消瘦。也就是说,人体脂肪含量常受营养状况和体力活动等因素影响而有较大变动,因此称为"动脂"。而类脂主要包括磷脂、固醇,约占脂类的5%。类脂在体内的含量比较恒定,即使长期饥饿也不会被动用,故称为"定脂"。

二、脂肪

脂肪通常按其在室温下所呈现的状态不同而分别称为油(室温下呈液态)和脂肪(室温下呈固态),并可将二者统称为油脂。甘油三酯是由一分子的甘油和三分子的脂肪酸脱水缩合而成。脂肪酸是构成甘油三酯的基本单位。

（一）脂肪酸的分类

我们经常根据脂肪酸链的不同性质,对脂肪酸进行分类:

1. 根据其碳链长短分类 可分为短链脂肪酸（$C_4 \sim C_6$）、中链脂肪酸（$C_8 \sim C_{12}$）和长链脂肪酸（$>C_{14}$）。高等动植物脂肪中的脂肪酸碳链长度多在 $C_{14} \sim C_{22}$ 之间,且多为偶数。随着脂肪酸碳链的加长,熔点增高。熔点高的脂肪酸不易被消化、吸收。

2. 根据碳链上有无双键以及双键的数目分类 可分为饱和脂肪酸、单不饱和脂肪酸和多不饱和脂肪酸。饱和脂肪酸的碳链中不含双键,多存在于动物脂肪中。碳链中有且只有一个不饱和双键的脂肪酸,称为单不饱和脂肪酸,如油酸。碳链中含两个及以上双键的脂肪酸称为多不饱和脂肪酸,在植物种子和鱼油中含量较多。

3. 根据不饱和脂肪酸第一个双键的位置分类 脂肪酸分子上的碳原子用阿拉伯数字编号定位通常有两种系统:Δ 编号系统和 n（或 ω）编号系统。Δ 编号系统是从羧基端碳原子算起,用阿拉伯数字对脂肪酸分子上的碳原子定位。而 n（或 ω）编号系统则是从离羧基端最远的碳原子起定位。

示例	$CH_3 \cdot CH_2 \cdot CH_2 \cdot CH_2 \cdot CH_2 \cdot CH_2 \cdot CH_2 \cdot CH_2 \cdot CH_2 \cdot COOH$									
Δ 编号系统	10	9	8	7	6	5	4	3	2	1
n（或 ω）编号系统	1	2	3	4	5	6	7	8	9	10

不饱和脂肪酸按第一个双键出现的位置可分为 n-3、n-6、n-7、n-9 系,或 ω-3、ω-6、ω-7、ω-9 系。从离羧基端最远的甲基端碳原子数起,第一个不饱和双键在第三和第四碳原子之间,为 n-3 或 ω-3 系列:如 α-亚麻酸、二十碳五烯酸（EPA）、二十二碳六烯酸（DHA）。从离羧基端最远的甲基端碳原子数起,第一个不饱和双键在第六和第七碳原子之间,为 n-6 或 ω-6 系列:如亚油酸、花生四烯酸（ARA）。

目前认为,饱和脂肪酸摄入过多与心血管疾病的发病有关,所以应控制或降低饱和脂肪酸的摄入。而多不饱和脂肪酸,尤其是 n-3 和 n-6 系列的多不饱和脂肪酸对人体具有重要的生物学意义,被称为是营养学上最具价值的脂肪酸。

4. 根据脂肪酸空间结构分类 分为顺式脂肪酸和反式脂肪酸。联结到双键两端碳原子上的两个氢原子位于链的同一侧,称为顺式脂肪酸;联结到双键两端碳原子上的两个氢原子在链的不同侧,称为反式脂肪酸(图1-3-1)。

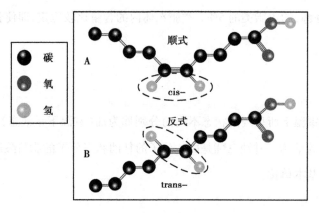

图 1-3-1　顺式脂肪酸和反式脂肪酸

天然食物中的油脂,其脂肪酸结构多为顺式,只有反刍动物的脂肪(如牛脂)及其乳制品中存在少量反式脂肪酸。食物中的反式脂肪酸主要产生于油脂氢化。在油脂的氢化过程中,并不是所有的不饱和双键都被氢化,脂肪酸的一部分双键被氢化饱和,另一部分双键由顺式发生异构,转变为反式构型,这就使得氢化油中含有了反式脂肪酸。不同程度氢化的产品,反式脂肪酸含量也不一样,如人造奶油含有 17%~18% 的反式脂肪酸,起酥油含 10% 左右。

知识链接

为什么要进行油脂氢化?

因为天然植物油中的不饱和脂肪酸上的双键不稳定、容易氧化,常使食品酸败且不耐高温油炸,限制了其在食品工业上的应用。 通过氢化反应后,油脂从不饱和键变成饱和键,性能发生大大的变化:①熔点升高,由液态变为固态,性质更加稳定,产品货架期延长;②易成型,用氢化植物油加工的食品外观更好看;③起酥性好,加工的烘焙食品口感松软;④与动物奶油相比,价格低廉,降低了产品的成本。 所以在食品加工中应用广泛。

越来越多的研究证明,反式脂肪酸对人体是有危害的。反式脂肪酸摄入量增多可升高低密度脂蛋白,降低高密度脂蛋白,增加患动脉粥样硬化和冠心病的危险性,还可能会导致患糖尿病以及抑制婴儿生长发育。因此,我国建议成人每天摄入反式脂肪酸不应超过 2.2g。

▶▶ **课堂讨论**

很多人表示在食品配料表中并没发现氢化植物油。 其实不然,氢化植物油还有很多名字:如植脂末、人造奶油、麦淇淋、奶精、起酥油等,它们的身份就是氢化植物油,都含有反式脂肪酸。

请同学们探讨,我们日常所食用的哪些食品反式脂肪酸含量比较丰富呢? 这些食物有没有经常光顾你的餐盘呢?

案例分析

案例:

图 1-3-2 为某产品的配料表,表中标示着含有植脂末(氢化植物油),营养标签却标示为反式脂肪酸为 0。这是企业的疏忽吗? 还是真的不含反式脂肪酸?

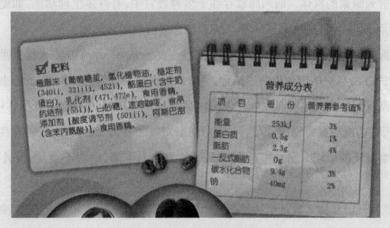

图 1-3-2　某产品配料表

分析:

2013 年 1 月 1 日起实施的《预包装食品营养标签通则》(GB28050—2011)规定: 如食品配料含有或生产过程中使用了氢化油,必须在食品标签的营养成分表中标示反式脂肪酸含量。如果 100g 食品中的反式脂肪酸含量低于 0.3g 就可以标示为"0"。因此,标签上标注含量为"0"不等于不含反式脂肪酸。

(二) 必需脂肪酸

必需脂肪酸是指机体生命活动必不可少,但机体自身又不能合成,必须由食物提供的脂肪酸。目前确认人体的必需脂肪酸只有 2 种,分别为:亚油酸和 α-亚麻酸。事实上,n-3 和 n-6 系列中许多脂肪酸如 ARA、EPA、DHA 等都是人体不可缺少的脂肪酸,但人体可以利用亚油酸和 α-亚麻酸来合成这些脂肪酸,转化途径如图 1-3-3 所示。

亚油酸 n-6 系	α-亚麻酸 n-3 系
↓	↓
γ-亚麻酸(18:3 n-6)	十八碳四烯酸(18:4 n-3)
↓	↓
二十碳三烯酸(20:3 n-6)	二十碳四烯酸(20:4 n-3)
↓	↓
花生四烯酸(ARA,20:4 n-6)	二十碳五烯酸(EPA,20:5 n-3)
↓	↓
二十二碳四烯酸(22:4 n-6)	二十二碳五烯酸(DPA,22:5 n-3)
↓	↓
二十四碳四烯酸(24:4 n-6)	二十四碳五烯酸(24:5 n-3)
↓	↓
二十四碳五烯酸(24:5 n-6)	二十四碳六烯酸(24:6 n-3)
↓	↓
二十二碳五烯酸(22:5 n-6)	二十二碳六烯酸(DHA,22:6 n-3)

图 1-3-3　必需脂肪酸及其衍生物的转化途径

必需脂肪酸在机体内发挥着重要的生理功能：

1. 是构成线粒体和磷脂的重要成分　必需脂肪酸参与磷脂的合成，并以磷脂的形式存在于线粒体和细胞膜中。必需脂肪酸缺乏时，磷脂合成受阻，会诱发脂肪肝，造成肝细胞脂肪浸润。此外亚油酸对维持细胞膜的功能和氧化磷酸化的正常偶联也有一定作用。

2. 是合成前列腺素的前体　前列腺素存在于多种器官中，有许多生理功能，如促进局部血管扩张、调节血液凝固、影响神经刺激的传导等。ARA 是合成前列腺素前体。

3. 参与胆固醇代谢　体内的胆固醇必须与亚油酸结合成酯，方可被转运和代谢。但如果缺乏必需脂肪酸，胆固醇将与一些饱和脂肪酸结合，易造成胆固醇在血管内沉积，引发心血管疾病。

4. 维持正常视觉功能　α-亚麻酸可在体内转变为 DHA。DHA 在视网膜光受体中含量丰富，是维持视紫红质正常功能的必需物质，因此，必需脂肪酸对增强视力、维护视力正常有良好作用。

5. 参与动物精子的形成　膳食中长期缺乏可使生殖力下降，出现不孕症，授乳过程也可发生障碍。

必需脂肪酸最好的食物来源是植物油类，特别是棉籽油、大豆油、玉米油、芝麻油等。而菜油和茶油比其他植物油少。一般认为必需脂肪酸的适宜摄入量应占每日总能量的 2%；婴儿对其需求较成人迫切，对必需脂肪酸的缺乏也较敏感。

（三）脂肪的生理功能

1. 供给能量　脂肪是人体主要的供能物质之一，每克脂肪供能可高达 37.56kJ（9.0kcal），是食物中能量密度最高的营养素。合理膳食中能量的 20%～30% 由脂肪供给。

2. 促进脂溶性维生素的吸收　脂肪是脂溶性维生素的溶媒，食物脂肪有助于脂溶性维生素的吸收。另外，有的食物脂肪中含有脂溶性维生素，如鱼肝油中含有维生素 A 和维生素 D，麦胚油富含维生素 E。

3. 维持体温、保护内脏　人体的皮下脂肪可隔热、保温，减少体温的散失；脂肪可以起支持和固定内脏的作用，还可以缓冲机械撞击，保护体内各种脏器不受损伤。

4. 增加饱腹感和改善食品感官性状　脂类在胃中停留时间较长，一次进食含 50g 脂肪的高脂膳食，需经 4～6 小时才能从胃中排空，因而使人有高度饱腹感。此外，脂肪还可改善食品的感官性状，这也是油炸食品因其特有的美味、脂香而深受人们喜爱的原因。

（四）脂肪的消化吸收

食物进入口腔后脂肪的消化就已开始，唾液腺分泌的脂肪酶可水解部分食物脂肪，但这种消化能力很弱。脂肪在胃中几乎不消化，其主要消化场所是小肠。胆汁首先将脂肪乳化，在胰脂肪酶作用下，甘油三酯水解；甘油、短链和中链脂肪酸吸收直接入血；甘油单酯和长链脂肪酸在小肠细胞中重新合成甘油三酯，并和磷脂、胆固醇和蛋白质形成乳糜微粒，由淋巴系统进入血循环；最终被肝脏吸收。

（五）脂肪的食物来源

脂肪主要来源于动物的脂肪组织、肉类及植物种子。一般的谷物、蔬果类食物中含量很少。常见食物的脂肪含量见表 1-3-1。

表 1-3-1　常见食物中脂肪含量(g/100g 可食部)

食物	含量	食物	含量	食物	含量
黄油	98.0	香肠	40.7	豆腐	3.7
奶油	97.0	牛肉干	40.4	腐竹	21.7
酥油	94.4	芝麻酱	52.7	黄豆	16.0
猪肉(肥)	88.6	葵花子仁	53.4	巧克力	40.1
猪肉(肥瘦)	37.0	杏仁	44.8	春卷	33.7
羊肉(肥瘦)	14.1	松子仁	70.6	马铃薯片(油炸)	48.4
牛肉(肥瘦)	13.4	鸡蛋	11.1	麻花	31.5
鸡	9.4	鸡蛋黄粉	55.1	海鳗	5.0
鸭	19.7	鸡蛋粉(全蛋粉)	36.2	牡蛎	2.1
鹅	19.9	牛乳	3.2	对虾	0.8

畜类脂肪往往以饱和脂肪酸为主；禽类的脂肪含有较多的不饱和脂肪酸,而且还含有必需脂肪酸——亚油酸；鱼类中的脂肪以多不饱和脂肪酸为主。

油几乎是纯能量食物,脂肪含量大于 99%,因此建议每人每天烹调用油控制在 25g 以下。

坚果的脂肪含量也非常丰富,含有丰富的多不饱和脂肪酸。因此,中国居民膳食宝塔中建议大家要有一定量坚果的摄入,但要注意摄入量,一般成人每周摄入 50g 是适宜的。

另外,也要警惕隐性脂肪的摄入。奶油蛋糕、巧克力、冰淇淋、烘焙食品、油炸食品等,都含有较多脂肪,要控制摄入量。

▶▶ **课堂活动**

请根据自己的一日食谱,动手计算脂肪的摄入情况,并作出评价。

（六）膳食参考摄入量

1. 膳食脂肪的适宜摄入量　对于成人而言,高脂肪膳食会导致能量摄入增加,继而增加肥胖及冠心病的风险,因此中国营养学会建议,膳食脂肪提供的能量占膳食总能量的 20%～30% 为宜,即 AMDR 为 20%E～30%E。

对于婴幼儿来讲,这是一生中生长发育最快的时期。充足的能量、特别是高能量密度脂肪的供给,为婴儿生长发育所必需,也是适应婴儿胃肠道功能的最佳选择。年龄越小,对脂肪的需求越大。0～6 月龄,AI 为 48%E；7～12 月龄,AI 为 40%E；1～3 岁,AI 为 35%E。

对于 4～17 岁的人群来讲,过多脂肪的摄入会增加儿童期超重、肥胖风险,因此,建议膳食脂肪的供能比与成人相同,即 20%E～30%E。

2. 膳食脂肪酸的适宜摄入量　组成脂肪的脂肪酸不同,功能也大不一样。因此,在满足总的脂肪参考摄入量的基础上,对不同脂肪酸的摄入量还应提出更高的要求(表 1-3-2)。

（1）饱和脂肪酸(SFA)：大量的研究结果表明,控制膳食中的脂肪及饱和脂肪酸的摄入,可以改善高血脂。因此,建议在限制总脂肪摄入量外,也应控制饱和脂肪酸的摄入量。成人饱和脂肪酸的供能比应<10%,青少年饱和脂肪酸的供能比应<8%。

(2)单不饱和脂肪酸(MUFA):在地中海地区,尽管居民膳食脂肪供能达到总能量的40%,但其血胆固醇水平远低于欧美国家。研究者将此归因于橄榄油,特别是归因于橄榄油中富含的单不饱和脂肪酸。但另有研究显示,单不饱和脂肪酸的过多摄入可能会增加患冠状动脉疾病的危险。由于缺乏研究数据,我国现暂不设定单不饱和脂肪酸的摄入量范围。

(3)n-6多不饱和脂肪酸(n-6PUFA):包括亚油酸、γ-亚麻酸和ARA等。考虑到亚油酸作为必需脂肪酸的重要作用,以及过量亚油酸摄入可能存在过氧化以及对免疫产生影响的风险,推荐我国成人AI为4%E,AMDR为2.5%E~9%E。

(4)n-3多不饱和脂肪酸(n-3PUFA):包括α-亚麻酸、EPA、DHA等,推荐我国成人AI为0.60%E。这里尤其要强调EPA和DHA的摄入量。DHA对脑发育和视功能起着关键作用,在婴儿配方奶粉中都会添加DHA。虽然在人体内必需脂肪酸可以转化为EPA、DHA,但转化的效率有限。我国居民居住地多远离海岸,膳食EPA和DHA来源较少。因此,对于那些处于脑发育关键时期人群,中国营养学会设定了其AI值。如婴幼儿,DHA的AI值为100mg/d;孕妇和哺乳期妇女EPA+DHA的AI为250mg/d,其中200mg为DHA。

(5)反式脂肪酸(TFA):反式脂肪酸会增加冠心病的风险,中国营养学会建议2岁以上儿童及成人膳食中来源于食品工业加工产生的反式脂肪酸的UL为<1%E。

表 1-3-2　中国居民膳食脂肪和脂肪酸参考摄入量

人群	总脂肪		饱和脂肪酸	n-6 系多不饱和脂肪酸		n-3 系多不饱和脂肪酸			
	AMDR (%E)	U-AMDR (%E)	AI (%E)	AMDR (%E)	AI (%E)	AMDR (%E)	EPA+DHA	
								AI (mg)	AMDR (g/d)
0 岁~	48(AI)	—	7.3 (ARA150mg)	—	0.87	—	100(DHA)	—
0.5 岁~	40(AI)	—	6.0	—	0.66	—	100(DHA)	—
1 岁~	35(AI)	—	4.0	—	0.60	—	100(DHA)	—
4 岁~	20~30	<8	4.0	—	0.60	—	—	—
7 岁~	20~30	<8	4.0	—	0.60	—	—	—
18 岁~	20~30	<10	4.0	2.5~9.0	0.60	0.5~2.0	—	0.25~2.0
≥60 岁	20~30	<10	4.0	2.5~9.0	0.60	0.5~2.0	—	0.25~2.0
孕妇和哺乳期妇女	20~30	<10	4.0	2.5~9.0	0.60	0.5~2.0	250 (DHA200)	—

注:%E 为占能量的百分比

三、类脂

类脂主要包括磷脂和固醇类。

（ ）磷脂

磷脂是所有细胞的组成成分,由甘油(或神经醇)、脂肪酸、磷酸和含氮有机物等组成。磷脂主要有2种形式:磷酸甘油酯和神经鞘脂。磷酸甘油酯较为常见,其实就是甘油三酯中的1分子或2分子的脂肪酸链被含有磷酸的化学基团所取代,如卵磷脂、脑磷脂等。神经鞘脂在大脑及神经组织中较为常见,与神经的功能密切相关。

磷脂在机体内发挥着重要的生理功能。磷脂与蛋白质结合形成的脂蛋白是细胞膜和亚细胞膜的重要成分,对维持膜的通透性有重要作用;脑磷脂参与神经冲动的传导,促进大脑神经系统的发育;鞘磷脂是神经鞘的重要成分,可保持神经鞘的绝缘性。

磷脂在蛋黄、肝脏、大豆、麦胚、蘑菇、花生、核桃等含量丰富。

（二）固醇类

固醇类分为动物固醇与植物固醇,胆固醇就是重要的动物固醇;后者有谷固醇、豆固醇和麦角固醇等。本节重点介绍胆固醇。

1. 胆固醇的生理功能 胆固醇广泛存在于动物体内,尤以脑及神经组织中最为丰富。人体中胆固醇的总量大约占体重的0.2%。在人的生命活动中,胆固醇在人体内发挥着重要作用。

(1)细胞膜的组成成分:胆固醇作为细胞膜的重要组成成分,对维持生物膜的正常结构和功能有重要作用。

(2)合成固醇类激素的主要原料:性激素、肾上腺皮质激素、维生素 D_3 等都必须以胆固醇为原料。

(3)合成胆汁酸的原料:脂肪的消化需要胆汁的乳化作用,而胆固醇是胆汁的合成原料,如果胆固醇摄入过少势必影响胆汁酸的合成,从而影响油脂的消化与吸收。油脂消化吸收不好的症状包括皮肤干燥、头屑多、很容易被太阳灼伤。油脂消化不良,也会影响脂溶性维生素的吸收,导致一系列维生素缺乏症。

2. 胆固醇的来源 胆固醇的来源有两种。一种是外源性的,来自各种食物;另一种是内源性的,由体内自行合成。

胆固醇只存在于动物性食物中。动物脑、肝、肾等内脏及蛋黄、肉类是其良好的食物来源。一般来讲,肥肉比瘦肉高、内脏又比肥肉高、脑中含量最高。每100g猪脑中胆固醇可达2571mg,每100g鸡蛋黄可提供胆固醇585mg。常见食物的胆固醇含量见表1-3-3。

表1-3-3 常见食物中胆固醇的含量(mg/100g 可食部)

食物	含量	食物	含量	食物	含量
火腿肠	57	猪脑	2571	鸡蛋	585
腊肠	88	猪肉(肥瘦)	80	鸡蛋黄	2850
香肠	59	猪肝	288	鸭蛋(咸)	1576
方腿	45	鸡	106	鲳鱼	77
火腿	98	鸭	112	鲳鱼籽	1070
牛肉(瘦)	58	牛乳	9	鳝鱼	126

续表

食物	含量	食物	含量	食物	含量
牛肉（肥）	133	牛乳粉（全脂）	71	带鱼	76
羊肝	349	牛乳粉（脱脂）	28	墨鱼	226
羊脑	2004	酸奶	15	基围虾	181
羊肉（瘦）	60	豆奶粉	90	河蟹	267
羊肉（肥）	148	鹌鹑蛋	515	蟹黄（鲜）	466

胆固醇还可由人体组织自行合成,主要场所是肝脏和小肠,每天合成量约为 1~1.2g。

值得注意的是,经膳食摄入的胆固醇仅占体内合成胆固醇的 1/7~1/3。膳食胆固醇的吸收及其对血脂的影响因遗传、代谢状态存在较大的个体差异。胆固醇的合成可能受人体的反馈作用调节。在正常情况下,当摄入的胆固醇高时,机体内源性胆固醇合成就下降;反之,吸收少时合成就加强。

3. 胆固醇的参考摄入范围　目前我国仍缺乏胆固醇增加慢性病危险的阈值摄入量,无法确定膳食胆固醇的摄入量上限。因此《中国居民膳食营养素参考摄入量(2013 版)》暂不设定膳食胆固醇摄入范围。

四、脂类的营养学评价

(一) 食物脂肪的消化率

食物脂肪的消化率与其熔点有密切关系,一般认为熔点在 50℃ 以上者,消化率较低,一般在 80%~90% 左右,而熔点接近或低于人的体温的消化率则高,可达 97%~98%。熔点又与食物脂肪中所含不饱和脂肪酸的种类和含量有关。含不饱和脂肪酸和短碳链脂肪酸越多,其熔点越低,越容易消化。熔点低,消化率高,且吸收速度快的油脂,机体对它们的利用率也较高。一般来说,植物油脂熔点较低,易消化。而动物油脂则相反,通常消化率较低。

(二) 必需脂肪酸的含量

必需脂肪酸在植物油中含量较多,而动物脂肪中含量较少。一些常用食物油脂中的亚油酸和 α-亚麻酸含量如表 1-3-4 所示。

表 1-3-4　常用食物油脂中必需脂肪酸的含量[①]

名称	必需脂肪酸	
	亚油酸 mg/100g	α-亚麻酸 mg/100g
菜籽油	16	9
花生油	38	0.4
葵花子油	63	5
大豆油	52	7
芝麻油	46	0.3
玉米油	56	0.6

续表

名称	必需脂肪酸	
	亚油酸 mg/100g	α-亚麻酸 mg/100g
米糠油	33	3
棉籽油	44	0.4
茶油	10	1
棕榈油	12	–
橄榄油	7	1
猪油	9	–
牛油	2	1
羊油	3	2
黄油	4	1.3

注:①以食物中脂肪总量的质量百分数表示。

（三）脂溶性维生素含量

很多动物油中含有维生素 A 和维生素 D,以鲨鱼肝油中的含量为最多,奶油次之。猪油中几乎不含维生素 A 和维生素 D,所以营养价值较低。植物油中含有丰富的维生素 E,谷类种子的胚中维生素 E 含量也较高。一般脂溶性维生素含量高的脂肪营养价值也高。

（四）油脂的稳定性

耐贮藏、稳定性高的油脂不易发生酸败,也是考察脂肪优劣的条件之一。影响油脂稳定性的因素很多,主要与油脂本身所含的脂肪酸、天然抗氧化剂以及油脂的贮存条件和加工方法等有关。植物油脂中含有丰富的维生素 E,它是天然抗氧化剂,使油脂不易氧化变质,有助于提高植物油脂的稳定性。

此外,还要看某些有特殊生理功能的脂肪酸含量。如鱼类脂肪,尤其是鱼油中含有丰富的 DHA 和 EPA,具有重要的营养价值。

点滴积累 ╲

1. 脂类是脂肪和类脂的总称。 脂肪,又称甘油三酯,约占脂类的 95%;类脂主要包括磷脂和固醇类,约占脂类的 5%。

2. 人体的必需脂肪酸为亚油酸和 α-亚麻酸。

3. 胆固醇在人体中发挥着重要的作用,既是构成细胞膜的重要成分,又是合成固醇类激素、胆汁酸的重要原料。

目标检测

一、单项选择题

1. 成年男子,轻体力劳动者,膳食脂肪适宜摄入量为(　　　)

A. 占总能量的 20%~30%　　　　B. 占总能量的 40%~50%

C. 占总能量的 10%~20%　　　　D. 占总能量的 30%~40%

2. 必需脂肪酸最好的食物来源是(　　)

A. 植物油　　　B. 鱼油　　　C. 猪油　　　D. 黄油

3. 关于胆固醇的描述,下列不正确的说法为(　　)

A. 胆固醇能构成细胞膜　　　　B. 胆固醇可转化成类固醇激素

C. 胆固醇不能合成胆汁酸　　　D. 胆固醇可转变为维生素 D

4. 对多不饱和脂肪酸错误的描述是(　　)

A. 不易产生脂质过氧化反应　　　B. 能降低血脂水平

C. 协调细胞间的生理作用　　　　D. 是机体许多生化过程的重要调节剂

5. 关于脂肪酸下列说法正确的是(　　)

A. 天然油脂中,脂肪酸多为反式

B. 人造黄油中,脂肪酸多为顺式的

C. 反式脂肪酸使低密度脂蛋白胆固醇升高

D. 反式脂肪酸也使高密度脂蛋白胆固醇升高

6. 煎炸食物的油脂最好选用(　　)

A. 豆油　　　B. 菜油　　　C. 芝麻油　　　D. 橄榄油

7. 鱼类脂肪中含有的长链多不饱和脂肪酸具有(　　)

A. 促进肠蠕动,防治便秘的作用

B. 促进血红蛋白合成、防止贫血的作用

C. 帮助钙吸收、防治骨质疏松的作用

D. 降低血脂、防治动脉粥样硬化

8. 反式脂肪酸在(　　)中含量最高

A. 豆油　　　B. 花生油　　　C. 奶油　　　D. 氢化油

9. 脂肪有助于下列物质中(　　)的吸收

A. 维生素 B_1　　　B. 维生素 C　　　C. 维生素 E　　　D. 维生素 B_2

10. (　　)是必需脂肪酸

A. 棕榈酸　　　B. 亚油酸　　　C. 花生四烯酸　　　D. DHA

二、多项选择题

1. 下列哪些是脂类的生理功能(　　)

A. 促进脂溶性维生素吸收　　B. 维持体温　　　　C. 供给能量

D. 增加食后饱足感　　　E. 保护内脏

2. 下列物质在生物体内可由 α-亚麻酸合成的是(　　)

A. DHA　　　　　　B. EPA　　　　　　C. 花生四烯酸

D. 棕榈油酸 　　　　　　E. 油酸

3. 关于脂类,下列表述正确的是(　　　)

A. 脂肪摄入过多可导致肥胖、高血压、糖尿病等,因此膳食脂肪越少越好

B. 脂类包括脂肪和类脂

C. 植物性食物不含胆固醇

D. 甘油三酯是由 1 分子甘油和 3 分子脂肪酸结合而成的

E. 含磷脂较多的食物有蛋黄、肝脏、大豆、花生等

4. 下列关于脂肪消化的论述,正确的是(　　　)

A. 脂肪的消化主要在胃中进行　　　　　B. 脂肪不需乳化就可被酶分解

C. 脂肪的消化主要在小肠中进行　　　　D. 胆汁可使脂肪乳化

E. 植物油脂比动物油脂更易消化

5. 属于 *n*-6 系列的脂肪酸有(　　　)

A. DHA　　　　　　B. 花生四烯酸　　　　　　C. 棕榈酸

D. 亚油酸　　　　　E. α-亚麻酸

第四节　人体对碳水化合物的需要

导学情景 ∨

情景描述

每逢夏天到来,爱美人士就会掀起一轮减肥热潮。 很多人把不吃主食当作减肥捷径,在她们看来,碳水化合物简直是减肥的噩梦。 但主食真是肥胖的元凶吗? 不吃主食就一定能减肥成功吗? 长期不吃主食会不会对身体有伤害呢?

学前导语

健康的减肥,绝对不是拒绝一切碳水化合物。 那些生命所需的营养素,一种也不能少,甚至还要增加,才能促进脂肪的分解,维护美丽的肌肤,增强女性的魅力和活力。 合理选择主食,既可以减少一餐中的能量,又能增加营养素供应,同时还不会带来饥饿感。 采取这样的主食策略,才能做到有益无害,健康与美丽兼得。

那么碳水化合物到底在人体发挥着什么样的作用呢? 如果摄入碳水化合物过低,会带来哪些健康危害呢? 我们带着这些问题,一起来学习碳水化合物这种营养素。

一、碳水化合物的分类

碳水化合物又称糖类,是由碳、氢、氧组成的一类多羟基醛酮类化合物,其结构通式多为 $C_m(H_2O)_n$。碳水化合物是一个大家族,1998 年,WHO/FAO 按照聚合度将碳水化合物分为糖、寡糖和多糖。

（一）糖

糖包括单糖、双糖和糖醇。

1. 单糖　单糖是不能被水解的最简单的碳水化合物，是所有碳水化合物的基本结构单元。食物中的单糖主要有葡萄糖、果糖和半乳糖。葡萄糖是机体吸收、利用最好的单糖，是血液中的正常成分。果糖的甜度很高，是所有的糖中最甜的一种，但其代谢不受胰岛素制约，故糖尿病人可食用果糖。

2. 双糖　双糖有两个单糖分子的羟基脱水缩合而成。最重要的双糖是蔗糖、麦芽糖和乳糖。

（1）蔗糖：蔗糖俗称食糖，有红糖、白糖及冰糖 3 种形式。其广泛分布于植物界，尤以甘蔗和甜菜中含量最高，二者是制备蔗糖的原料。它是由一分子的葡萄糖和一分子的果糖以 α-1,2-糖苷键连接而成。

（2）麦芽糖：麦芽糖是两分子葡萄糖以 α-1,4-糖苷键连接而成的双糖，仅存在于植物体中，各种谷物的发芽种子中均含有麦芽糖，尤以大麦芽中含量最高，因此而得名。含淀粉的食物经唾液淀粉酶作用可部分水解成麦芽糖，这就是吃馒头或米饭时细嚼慢咽产生甜味感觉的原因。

（3）乳糖：乳糖是由一分子葡萄糖和一分子半乳糖以 β-1,4-糖苷键连接而成，因存在于哺乳动物乳汁中而得名。乳糖在乳汁中的含量为 5%～8%。乳糖甜味较低，不能被酵母发酵，但能被乳酸菌发酵而生成乳酸。乳糖是婴儿食用的主要糖类物质，但随着年龄的增加，肠道内分解乳糖的酶（乳糖酶）活性急剧降低，有的甚至缺乏，因此肠道内缺乏乳糖酶的成年人食用牛奶后往往会产生乳糖不耐症，出现恶心、腹胀、腹泻及其他消化不良症状。

3. 糖醇　糖醇为糖的衍生物，由单糖或双糖加氢而成，也有天然存在的。在食品工业中常用糖醇代替蔗糖用于特殊营养食品的加工。常见的糖醇包括山梨糖醇、麦芽糖醇和木糖醇。糖醇在人体内的代谢不需胰岛素参与，因此可作为糖尿病人的甜味剂。其中，山梨糖醇和木糖醇均可代谢产能，是人体内的能源物质；而麦芽糖醇代谢产能很低，仅为葡萄糖的 1/40，可作为肥胖症患者的甜味剂。此外，木糖醇和麦芽糖醇不能被口腔微生物所利用，因此无致龋齿效应，可用于儿童食品中。

（二）寡糖

寡糖，即低聚糖，是由 3～9 个单糖分子通过糖苷键构成的聚合物。具有重要功能的寡糖有低聚果糖、低聚异麦芽糖、大豆低聚糖、低聚木糖及低聚龙胆糖等。除了低聚龙胆糖具有苦味外，其余均带有程度不等的甜味，可作为功能性甜味剂用于多种保健食品、儿童食品和老年食品的加工。

功能性低聚糖的生理功能主要归功于其特有的发酵特征，即作为双歧杆菌的营养源或增殖因子，在体内发挥其独特的生理作用：调节人体肠道菌群、整肠通便、预防便秘和腹泻等。此外，功能性低聚糖还具有低能量或零能量及无致龋齿的特性。

（三）多糖

多糖是由 10 个或 10 个以上单糖分子脱水缩合而成的大分子化合物，广泛分布于植物界，在动物体内也有存在。就其功能而言，一些不溶性多糖（如植物组织中的纤维素、半纤维素、木质素）和动物体内的甲壳质是构成组织基本骨架的原料；而一些作为贮存形式的多糖（如淀粉和糖原）则是生物机体的能源物质；还有一些特殊的多糖（如黏多糖等），在动植物和微生物体内有着多种多样而复杂的功能。

营养学上,多糖可按其消化与否分为可消化多糖和不可消化多糖,前者包括淀粉和糖原,后者为膳食纤维。

二、碳水化合物的生理功能

(一)供给能量

碳水化合物是人类获取能量最经济、最主要的来源。含碳水化合物的食物一般价格便宜,消化、吸收和利用迅速而完全,供能较及时。每克葡萄糖在体内氧化可以产生 16.81kJ(4kcal)的能量。维持人体健康所需的能量中,50%~65%的能量由碳水化合物提供。人体摄入的碳水化合物在体内经消化变成葡萄糖或其他单糖参加机体代谢。平时摄入的碳水化合物主要是多糖,在米、面等主食中含量较高,摄入碳水化合物的同时,还能获得蛋白质、脂类、维生素、矿物质等其他营养物质。而摄入单糖或双糖,除能补充热量外,不能补充其他营养素。由于碳水化合物在体内释放能量较快,供能也快,是神经系统和心脏的主要能源,也是肌肉活动时的主要燃料,对维持神经系统和心脏的正常供能,增强耐力,提高工作效率都有重要意义。

特别指出的是:葡萄糖是维持大脑正常功能的必需营养素,当血糖浓度下降时,脑组织可因缺乏能源而使脑细胞功能受损,造成功能障碍,并出现头晕、心悸、出冷汗、甚至昏迷。

(二)构成细胞和组织

每个细胞都有碳水化合物,其含量为 2%~10%,主要以糖脂、糖蛋白和蛋白多糖的形式存在,分布在细胞膜、细胞器膜、细胞浆以及细胞间质中。如糖和脂形成的糖脂是细胞膜与神经组织的组成部分,糖与蛋白质结合的糖蛋白是一些具有重要生理功能的物质如某些抗体、酶和激素的组成部分,核糖和脱氧核糖是核酸的重要组成成分,在遗传中起着重要作用。

(三)节约蛋白质

食物中碳水化合物不足,机体不得不动用蛋白质来满足机体活动所需的能量,这将影响机体新蛋白质的合成和组织更新。而充足的碳水化合物摄入可以减少蛋白质的消耗,即起到节约蛋白质的作用。

(四)抗生酮作用

脂肪在体内分解代谢,需要葡萄糖的协调作用。当膳食中碳水化合物供应不足时,体内脂肪或食物脂肪被动员并加速分解为脂肪酸来供能。在这代谢过程中,脂肪酸不能彻底氧化而产生过多的酮体,如丙酮、β-羟丁酸和乙酰乙酸,会引起血液酸度升高,以致发生酮血症和酮尿症。当碳水化合物摄入充足时,可防止上述现象的发生,因此称为"抗生酮作用"。

(五)解毒功能

碳水化合物经糖醛酸途径生成的葡萄糖醛酸,是体内一种重要的结合解毒剂,在肝脏中能与许多有害物质如细菌毒素、酒精、砷等结合,以消除或减轻这些物质的毒性或生物活性,从而起到解毒的作用。

（六）提供膳食纤维

膳食纤维虽然不能被人体消化吸收,但有着重要的生理功能,也是人体不可缺少的物质,甚至有学者称其为人类的"第七大营养素",在保持消化系统健康上扮演着重要的角色。

> **知识链接**
>
> #### 关于膳食纤维
>
> 膳食纤维是膳食中不能被人类胃肠道中的消化酶所消化,也不能被人体直接吸收利用的多糖。根据膳食纤维的溶解性能将其分为水溶性纤维与非水溶性纤维。果胶和树胶等属于水溶性纤维,常见的食物如大麦、豆类、胡萝卜、柑橘、亚麻、燕麦和燕麦糠等均含有丰富的水溶性纤维。非水溶性纤维包括纤维素、木质素和一些半纤维素,主要来自食物中的小麦糠、玉米糠、芹菜、果皮和根茎蔬菜等。
>
> 膳食纤维的主要生理功能有:①具有吸水性,增大粪便体积,加快排便速度,增加排便次数,可预防和治疗便秘,预防肠道疾病;②有效抑制体内胆固醇的吸收,预防高血脂和高血压;③减少重金属等有毒物质对人体健康的不良影响;④改善肠道中的菌群,维持体内的微生态平衡;⑤增加饱腹感,有助于减肥健身;⑥延缓葡萄糖的吸收,防止餐后血糖急剧加升。
>
> 但过量食用膳食纤维,也对健康存在危害:①可导致低血糖反应;②降低蛋白质的消化吸收率;③在延缓糖分和脂类吸收的同时,也在一定程度上阻碍了部分常量和微量元素的吸收,特别是钙、铁、锌等元素。因此,建议成人膳食纤维适宜摄入量为 $25\sim30g/d$。

三、碳水化合物的消化吸收

碳水化合物的消化从口腔开始。口腔分泌的唾液中含有 α-淀粉酶,可部分水解碳水化合物。胃液不含任何能水解碳水化合物的酶,其所含的胃酸只能水解少量碳水化合物。碳水化合物的消化主要是在小肠,极少部分非淀粉多糖可在结肠内通过发酵消化。

小肠内的消化分肠腔消化和小肠黏膜上皮细胞表面上的消化。肠腔中的主要水解酶是来自胰液的 α-淀粉酶即胰淀粉酶,通过水解 α-1,4-糖苷键使淀粉变成麦芽糖、麦芽三糖、异麦芽糖、α-临界糊精及少量葡萄糖等。小肠黏膜上皮细胞刷状缘上含有丰富的 α-糊精酶、淀粉酶及乳糖酶,这些酶分工合作,可消化淀粉中的多糖及寡糖,将其完全分解为葡萄糖及少量果糖和半乳糖,从而被小肠黏膜上皮细胞吸收。葡萄糖、果糖和半乳糖可在小肠内由小肠内绒毛上皮细胞或细胞空隙直接吸收。单糖首先进入肠黏膜上皮细胞,再进入小肠壁的门静脉毛细血管,并汇合门静脉而进入肝脏,最后由肝静脉进入大循环,运送到全身各个器官。

不易被小肠消化的碳水化合物则进入结肠,在结肠正常菌群作用下发酵,其发酵的产物虽不能被人体吸收利用,但有促进肠道有益菌群生长繁殖,维持肠道正常菌群平衡以及调节血糖、降低血脂和清除肠道毒素等作用,对人体健康十分有益。

血液中的葡萄糖有三个去向:①被组织细胞摄取,通过有氧氧化和酵解途径为细胞供能。②葡萄糖进入肝细胞和骨骼肌细胞,合成糖原贮存。人体内的糖原约有 1/3 存在于肝脏,称为肝糖原;另有 2/3 存在于肌肉,称为肌糖原。当机体需要葡萄糖提供能量时,贮存的糖原分解,释放出葡萄糖供机体利用。③当摄入的碳水化合物超过机体需要时,葡萄糖进入脂肪组织转化为脂肪贮存。因此,碳水化合物摄入过多时,人体会发胖。

案例分析

案例:

50 岁的陈女士,每次饮用牛奶后均出现胃肠胀气、腹痛、腹泻等胃肠不适症状。经医院医生初步检查,陈女士并无肠道感染性疾病,每次出现胃肠不适症状均在饮奶后,无发热,腹部无压痛。你认为该女性胃肠不适症状是由什么原因引起的? 在饮食上有何建议?

分析:

牛奶中的碳水化合物主要为乳糖,在人体中是不能直接吸收的,只有在乳糖酶的作用下分解成单糖才能被吸收。酶的作用具有专一性,乳糖的分解只能在乳糖酶的作用下才进行。但是有的人体内却缺乏乳糖酶,当喝了稍多的牛奶后,乳糖就无法被消化;未被消化的乳糖直接进入大肠,刺激大肠蠕动加快,造成腹鸣、腹泻、胃肠胀气等不适症状。我们把这样的病症称为乳糖不耐症。

饮食建议:①少量多次摄入乳制品,即使乳糖酶缺乏的个体,也可耐受少量乳类（120~240ml）,因此少量多次食用也可减轻乳糖不耐受反应;②改喝酸奶,因为酸奶中的乳糖在乳酸菌的发酵作用下变成乳酸;③改进牛奶加工工艺,选用乳糖水解酶技术,通过预先添加乳糖酶,使牛奶中的绝大部分乳糖预先分解成易于吸收的葡萄糖和半乳糖,消费者可以选用这类乳制品。

四、碳水化合物的参考摄入量与食物来源

(一) 碳水化合物的参考摄入量

《中国居民膳食营养素参考摄入量(2013 版)》中建议 1 岁以上人群碳水化合物提供的能量占总能量的 50%~65% 为宜。建议正常成年人每天粮谷类和薯类食物的摄入量为 250~400g。提倡膳食中碳水化合物应包括复合碳水化合物,包括来自谷类、薯类、豆类等植物性食物的多种形式的碳水化合物;限制纯能量食物的摄入量,如食糖的摄入量不要超过一天总能量的 10%;提倡摄入营养素密度高的食物,以保障人体能量和营养素、改善胃肠道环境、预防龋齿;膳食纤维适宜摄入量为 25~30g/d。

(二) 碳水化合物的主要食物来源

粮谷类、薯类和杂豆类是膳食中碳水化合物的主要来源。粮谷类一般含碳水化合物 60%~80%,薯类中含量为 15%~30%,杂豆类含 40%~60%。这三类食物在我国传统的饮食结构中占有很大比例,虽然随着生活水平的提高所占比重有所下降,但仍然是我国居民日常饮食中的主要食物。其他的植物性食物也含一定量的碳水化合物,如坚果、水果和蔬菜,但后者含量差异很大,如水果含碳水化合物约 10%~20%,干果可达 50%~70%。

各类常见富含碳水化合物的食物含量见表 1-4-1。

表 1-4-1　常见食物中碳水化合物的含量（g/100g 可食部）

种类	碳水化合物	总膳食纤维	种类	碳水化合物	总膳食纤维
稻米	77.9	3.5	黄豆	34.2	15.5
小麦	73.3	17.3	黑豆	33.6	10.2
玉米（黄）	73.0	11.0	绿豆	62.0	6.4
小米	75.1	8.5	赤小豆	63.4	7.7
大麦	73.3	17.3	花生	12.5	6.3
燕麦	72.8	10.3	苹果	12.3	1.2
土豆	17.2	16.6	香蕉	20.8	1.2
甘薯	25.2	15.6	葡萄	9.9	0.4
藕粉	93.0	—	梨	7.3	2.0
粉条	84.2	—	桃	10.9	1.3
木薯	27.8	—	南瓜	4.5	0.8
白糖	99.9	—	萝卜	4.0	0.6
蜂蜜	75.6	—	生菜	1.3	0.7

▶▶ 课堂活动

　　请你根据自己的一日进餐情况，计算一天的碳水化合物及膳食纤维的摄入量，并作出评价。

五、解读血糖生成指数

▶▶ 课堂讨论

　　面对形形色色的碳水化合物来源的食物，如白米饭、面包、荞麦、玉米、小米等，我们该如何选择呢？如提供等量碳水化合物的面包和玉米，它们对身体的健康效应是否相同？

（一）血糖生成指数的概念

　　碳水化合物吸收进入血液，使血糖浓度升高。膳食对血糖的影响常用血糖生成指数（glycemic index，GI）衡量。食物 GI 是 1981 年由加拿大多伦多大学营养学教授戴维·詹金斯（Dr. David J. Jenkins）提出的评价糖类血糖应答反应的方法，是经过人体试食实验测出来的数据，反映了人体在食用一定食物以后血糖的变化特征，并同进食等量葡萄糖比较血糖变化的幅度。根据 WHO/FAO 对血糖生成指数的定义，食物 GI 是指人体进食含 50g 可利用糖类的待测食物后血糖应答曲线下的面积与食用含等量糖类标准参考物后血糖应答曲线下的面积之比。通常标准参考物选择葡萄糖或白面包。

$$GI=\frac{含\,50g\,可利用碳水化合物试验食物餐后\,2\,小时血糖应答曲线下的面积}{等量碳水化合物标准参考物餐后\,2\,小时血糖应答曲线下面积}\times100$$

GI 是用以衡量某种食物或某种膳食组成对血糖浓度影响的一个指标。不同来源的糖类由于消化吸收速度不同可能有不同的 GI 值,消化吸收快的糖类餐后血糖应答迅速,血糖升高幅度大,餐后 2 小时的血糖动态曲线下面积大,GI 值高;相反地,消化分解慢的糖类,向血液中释放葡萄糖的速度缓慢,血糖上升较慢,因此具有较低的 GI 值。常见糖类的 GI 见表 1-4-2,某些常见食物的 GI 见表 1-4-3。GI 大于 70 的为高 GI 食物,GI 在 55~70 的为中 GI 食物,GI 小于 55 的为低 GI 食物。

表 1-4-2　常见糖类的 GI

糖类	GI	糖类	GI
葡萄糖	100	麦芽糖	105.0±5.7
蔗糖	65.0±6.3	绵白糖	83.8±12.1
果糖	23.0±4.6	蜂蜜	73.5±13.3
乳糖	46.0±3.2	巧克力	49.0±8.0

表 1-4-3　常见食物的 GI

食物	GI	食物	GI	食物	GI
馒头	88.1	玉米粉	68.0	葡萄	43.0
熟甘薯	76.7	玉米片	78.5	柚子	25.0
熟土豆	66.4	大麦粉	66.0	梨	36.0
面条	81.6	菠萝	66.0	苹果	36.0
大米饭	83.2	闲趣饼干	47.1	藕粉	32.6
烙饼	79.6	荞麦	54.0	鲜桃	28.0
苕粉	34.5	甘薯(生)	54.0	扁豆	38.0
南瓜	75.0	香蕉	52.0	绿豆	27.2
油条	74.9	猕猴桃	52.0	四季豆	27.0
荞麦面条	59.3	山药	51.0	面包	87.9
西瓜	72.0	酸奶	48.0	可乐	40.3
小米	71.0	牛奶	27.6	大豆	18.0
胡萝卜	71.0	柑	43.0	花生	14.0

▶▶ 边学边练

根据你的早餐食谱,请计算下这一餐混合食物对血糖的影响,并做出评价。详见本章技能训练项目 1-3 食物血糖生成指数的应用与评价。

(二)食物血糖生成指数影响因素

不同的食物 GI 值不一样,但就算是同一种食物,用不同的加工方法,GI 值也可能不一样。如大米,煮成米饭或熬成粥,GI 值也会不同。这是因为在加工过程中,淀粉颗粒在水和热的作用下,有不同程度的膨胀,有些淀粉颗粒甚至破裂并分解,容易消化,如煮粥时间越长,血糖生成指数越高,对血糖影响越大。

影响 GI 的因素很多，包括食物烹调加工方式、食物其他成分的含量等物化因素以及胃排空率、胰岛素反应强度、咀嚼程度、小肠中淀粉酶的含量等生理性因素（表 1-4-4）。

表 1-4-4　食物 GI 的影响因素

GI 的影响因素	使 GI 降低的因素	使 GI 升高的因素
淀粉组成	支链淀粉↓	支链淀粉↑
单糖成分的性质	果糖、半乳糖	葡萄糖
黏性纤维	胶体、β-葡聚糖含量↑	胶体、β-葡聚糖含量↓
其他成分	蛋白质、脂肪含量↑	蛋白质、脂肪含量↓
烹调/加工	半熟	压出水分，糊化
	冷冻压榨	晒干、膨化
颗粒大小	大颗粒	小颗粒
成熟度和食品储藏	未成熟、生的、酸度	熟透
	冷冻储藏、时间长	新鲜
α-淀粉酶限制因子	凝集素、植酸盐↑	凝集素、植酸盐↓

注：↓表示下降，↑表示升高

（三）GI 的应用与意义

GI 值在对于指导糖尿病病人的饮食非常有用，GI 值低的食物对血糖浓度波动的影响小，有利于糖尿病人的血糖控制。多项研究结果证明，用食物的 GI 对 2 型糖尿病人进行营养健康教育，与传统的食物交换份法相比，两种方法对血糖的控制相似，但由于食物 GI 的简单易懂和易接受性，更受到糖尿病患者的欢迎。因此，食物 GI 可作为糖尿病患者选择多糖类食物的参考依据。

长期食用低 GI 的食物还可降低血脂和减少心脏病的发病率等，对肥胖和体重控制也有明显作用。甚至有研究结果显示，摄入低 GI 的食品对阻止癌症的发展有益，如肠癌、乳腺癌等。

技能训练项目 1-3　食物血糖生成指数的应用与评价

一、项目目标

1. 学会混合膳食 GI 的计算。

2. 学会应用 GI 与 GL 对混合膳食总 GI 进行评价。

二、项目实施

（一）工作准备

1. 认识新概念——血糖负荷（GL）　血糖指数 GI 只能告诉我们食物中碳水化合物转变成葡萄糖的速度和能力，而不能够准确地回答我们，在摄入一定数量的某种食物以后，所引起的血糖应答的真实情况。如南瓜的 GI 值为 75，属高 GI 食物，但事实上南瓜中碳水化合物含量很少（5g/100g），日常食用量并不会引起血糖的大幅度变化。

为弥补血糖指数的不足,1997 年,哈佛大学的 Salmeron 等提出了"血糖负荷(GL)"的新概念,使人们尤其是糖尿病病人在合理选择及搭配饮食上,更加直观简便易行。其计算公式如下:

$$GL= GI×碳水化合物含量÷100$$

GL 分级和评价为:GL>20 的为高 GL 食物;GL 在 11~19 的为中 GL 食物;GL 小于 10 的为低 GL 食物。

2. 请你记录早餐摄入情况。

（二）工作程序

以小陈同学的早餐为例:小陈同学某日早餐摄入的食物为一杯牛奶(200ml)、一个馒头(50g)、一碗面条(150g)。

程序 1　查阅食物糖类含量和质量比

1. 查阅食物成分表,查出膳食中每种食物的碳水化合物含量和膳食纤维含量,将碳水化合物含量减去膳食纤维含量获得可利用碳水化合物含量(A)。

2. 根据混合膳食中每种食物的重量(B),计算每种食物提供的可利用的碳水化合物量(C＝A×B/100),并计算出混合膳食中可利用碳水化合物总量(∑C)。

3. 计算各种食物提供的碳水化合物的重量百分比(D＝C/∑C×100%)。混合食物碳水化合物含量及重量比见技能表 1-3-1。

技能表 1-3-1　混合食物碳水化合物含量及重量比

食物	可利用碳水化合物含量 A（g/100g）	重量 B	提供的碳水化合物 C=A×B/100	占一餐碳水化合物重量比 D（%）
一杯牛奶	3.4	200g	6.8	10.2
一个馒头	47.0	50g	23.5	35.2
一碗面条	24.3	150g	36.5	54.6
总计			∑C＝66.8	

程序 2　混合膳食 GI 的计算

1. 查阅资料,记录每种食物的 GI 值于技能表 1-3-2。

2. 将每种食物的 GI 乘以占一餐中碳水化合物重量比(D),计算该食物对一餐总 GI 的贡献。

3. 将每种食物对 GI 的贡献相加得出一餐食物的总 GI。

技能表 1-3-2　混合膳食血糖生成指数的计算

食物	食物 GI	占一餐碳水化合物重量比 D（%）	对一餐总 GI 的贡献
一杯牛奶	27.6	10.2	27.6×10.2%＝2.8
一个馒头	88	35.2	31.0
一碗面条	37	54.6	20.2
总计			54.0

程序3　食物 GL 计算

根据公式计算

$$GL=GI×碳水化合物含量÷100$$

本例 $GL=54.0×66.8÷100=36.1$

程序4　提出建议

综合 GI 与 GL 对混合膳食总 GI 进行评价,并结合它们的应用及意义,提出不同人群及不同情况下选择食物时的建议。

对小陈同学早餐的评价和建议:根据 GI、GL 分级和评价标准,本例中小陈同学早餐的 GI 为 54,属低 GI 膳食,但 GL 为 36.1,属高 GL 膳食;说明此餐虽为低 GI 膳食,但也不能食用过量。

点滴积累 √

1. 碳水化合物是人类获取能量最经济、最主要的来源。

2. 1 岁以上人群碳水化合物的可接受范围为占总能量的 50%~65%。

3. GI 大于 70 的为高 GI 食物, GI 在 55~70 的为中 GI 食物, GI 小于 55 的为低 GI 食物。

目标检测

一、单项选择题

1. (　　)是大脑主要能量来源

　　A. 脂肪酸　　　　　B. 葡萄糖　　　　　C. 半乳糖　　　　　D. 果糖

2. 植物中储存葡萄糖的主要形式为(　　)

　　A. 半乳糖　　　　　B. 糖原　　　　　C. 淀粉　　　　　D. 蔗糖

3. 下列(　　)是糖最主要的生理功能

　　A. 构成核酸、糖蛋白、糖脂、酶等　　　　　B. 供给热能

　　C. 参与肝脏解毒作用　　　　　D. 参与脂肪、蛋白质代谢

4. 在没有糖类的情况下,人体以脂肪为能源物质会产生(　　)

　　A. 淀粉　　　　　B. 葡萄糖　　　　　C. 果糖　　　　　D. 酮体

5. 当血糖浓度升高时胰腺分泌(　　),当血糖浓度降低时胰腺分泌(　　)

　　A. 糖原;胰岛素　　　　　B. 胰高血糖素;糖原

　　C. 胰岛素;胰高血糖素　　　　　D. 胰高血糖素;胰岛素

6. 关于碳水化合物的消化,不正确的观点是(　　)

　　A. 碳水化合物要消化成单糖才吸收　　　　　B. 消化的过程就是水解的过程

　　C. 胃里没有消化淀粉的酶　　　　　D. 消化从胃开始

7. 有人喝完牛奶后发生胀气、腹泻是由于体内缺乏(　　)

　　A. 蛋白酶　　　　　B. 乳糖酶　　　　　C. 脂肪酶　　　　　D. 淀粉酶

8. 各类食物的血糖生成指数一般是粗粮(　　)细粮,复合碳水化合物(　　)精制糖

A. 低于,高于   B. 高于,低于   C. 高于,高于   D. 低于,低于

9. 以下食物中含丰富的膳食纤维,除了(　　)

A. 鸡蛋   B. 玉米   C. 大豆   D. 蘑菇

10. 下列关于 GI 的描述正确的是(　　)

A. 食物 GI 同时考虑了碳水化合物的含量和质量

B. GI 值大于 60 的食物为高 GI 食物,对血糖的影响较大

C. 消化分解越慢的碳水化合物,其 GI 值越高

D. 糖尿病病人应多选择 GI 高的食物

二、多项选择题

1. 以下属于双糖的是(　　)

A. 乳糖   B. 山梨醇   C. 蔗糖

D. 麦芽糖   E. 果糖

2. 下列哪种糖不易被人体消化(　　)

A. 棉籽糖   B. 半乳糖   C. 蔗糖

D. 膳食纤维   E. 淀粉

3. 关于膳食纤维的营养学意义说法正确的是(　　)

A. 预防大肠疾病   B. 预防癌症   C. 预防心血管疾病和胆石症

D. 预防肥胖   E. 控制体重

4. 关于糖类的营养学意义说法正确的是(　　)

A. 提供能量   B. 维持神经组织功能

C. 参与构成机体重要组成物质   D. 调节血糖、节约蛋白质、抗生酮作用

E. 提供氮源

5. 以下哪些食物可以提供丰富的碳水化合物(　　)

A. 谷类   B. 瘦肉   C. 根茎类蔬菜

D. 豆类   E. 薯类

第五节　人体对能量的需要

导学情景 ∨

情景描述

不知从何时开始,营养学上的"能量"成了一个让人欢喜让人忧的词汇。 在上世纪七八十年代刚刚解决了温饱问题的中国,和上世纪九十年代奔"小康"路上奋力前进的中国,营养学范畴的"能量"绝对是令人愉悦的、满满的正能量。 随着经济的飞速发展,丰衣足食后的中国像西方一样出现了"现代文明病",超重、肥胖、高血脂、高血压、糖尿病……发病人数逐年攀升,人们开始对食物的"能量"产生了恐慌。 健身房、瑜伽馆、暴走团、各种各样

的减肥产品如雨后春笋般层出不穷，目的都是为了消耗吃进去的能量，减掉身体的赘肉，一场轰轰烈烈的全民瘦身运动正方兴未艾、如火如荼。

学前导语

"能量"很可怕，它是超重、肥胖和由此引发的一系列慢性病的罪魁祸首；"能量"又很可爱，它"燃烧"了自己，为我们所有的生命活动提供着动力。

让我们又爱又怕的能量，只要我们了解它、善用它，它会让我们精神焕发、活力四射！本节将从能量的属性、来源、消耗、平衡等几个方面来剖析，帮助大家理解人体的能量需求，让能量更好地为我们服务，而不是成为我们的累赘。

人体的一切生命活动都离不开能量，能量代谢是人体生命活动的基本特征之一，同时也是基本条件之一。能量的摄入与消耗是否平衡直接影响到我们的身体健康，还会直接或间接地影响其他营养素的代谢。

一、概述

在生命活动过程中，人体总是不断地从外界摄取食物，从中获得必需的营养物质。其中的碳水化合物、脂类和蛋白质，被称为三大宏量营养素。它们经过消化系统消化成小分子物质后被吸收入血，经血液循环输送到其他的组织细胞。这些小分子物质可参与细胞内的合成代谢，从而成为机体的组成成分或更新衰老的细胞；也可以经过分解代谢释放出大量的能量，所以它们又被称为三大"产能营养素"。

三大"产能营养素"释放的能量，一部分以热能的形式用于维持体温，另一部分则以高能化合物（主要是高能磷酸化合物）的形式储存和利用，满足人体的合成代谢、肌肉收缩、心脏跳动、腺体分泌等各种生命活动对能量的需要。

能量的国际单位是焦耳（J），为了使用上的方便，营养学上多取其 10^3 倍的单位和 10^6 倍的单位，即千焦（kJ）和兆焦（MJ）。另外，习惯使然，卡（cal）和千卡（kcal）这两个非国际单位也一直被大多数营养学工作者使用。1 卡定义为"常温常压下，1g 水的温度从 15℃ 上升到 16℃ 所需的能量"。两种能量单位的换算如下：

$$1kcal = 4.184kJ \quad 1kJ = 0.239kcal \quad 1000kcal = 4.184MJ \quad 1MJ = 239kcal$$

二、能量的来源

如前所述，人体所需的能量主要来自于食物中的碳水化合物、脂肪和蛋白质。每克碳水化合物、脂肪、蛋白质在体内氧化分解后释放的能量分别为 16.81 kJ（4.0kcal）、37.56 kJ（9.0kcal）和 16.74kJ（4.0kcal）。

（一）碳水化合物

碳水化合物是机体重要的能量来源。我国传统的膳食结构中，碳水化合物所占的比重最大。一般来说,机体所需的能量有 30%~65% 是由食物中的碳水化合物提供的。

食物中的碳水化合物经消化水解成葡萄糖等小分子单糖,然后在小肠被吸收,通过门静脉进入肝脏,再进入大循环,运送到全身的各个器官。被各类细胞摄取后的葡萄糖大部分在细胞内氧化分解,为生命活动过程提供能量;有一部分被转化成了脂类、氨基酸等非糖物质;还有一部分以糖原的形式储存在肌肉、肝脏、肾等组织或器官中,以备在糖供应不足、血糖浓度呈下降趋势时,为细胞提供能量。肝糖原不仅是能量的储备形式,更主要的作用是维持血糖浓度的相对稳定。

肝脏还能够将乳酸、甘油、某些氨基酸等非糖物质转变为葡萄糖,进而合成糖原,这个过程被称为糖异生作用。在饥饿情况下,肾也可以进行糖异生。糖异生对于保持肝糖原的储备有重要的意义。

（二）脂肪

脂肪是体内各种能源物质的主要储备形式。人体内的脂肪,一部分来自食物,称外源性脂肪,这部分脂肪主要在小肠消化吸收,通过门静脉或淋巴入血;另一部分由碳水化合物和氨基酸转化而来,称内源性脂肪。

脂肪主要储存在皮下组织、内脏周围、腹部网膜上等部位。储存的脂肪,在机体需要时可以迅速分解成甘油和脂肪酸,经血液循环输送到各组织、细胞,用于氧化供能。一般情况下,机体摄入过多的能源物质而又缺少身体活动时,体内脂肪储存增多,体重随之增加;反之,能源物质供应不足、活动量过大时,体内储存脂肪减少,体重随之减轻。

通常,机体所需的能量 20%~30% 由食物中的脂肪提供;在短期饥饿的情况下,则主要由体内脂肪供给能量。脂肪动员后产生甘油和脂肪酸,甘油是糖异生的重要原料,也可以直接氧化供能;脂肪酸可直接给很多组织提供能量,也可在肝脏转化为酮体再运输到其他组织(如脑组织、骨骼肌、心肌等)去供能。但是脂肪不能在机体缺氧的条件下作为能源。

（三）蛋白质

蛋白质由氨基酸构成,人体内的蛋白质代谢也主要是利用氨基酸进行合成或分解代谢。体内氨基酸有两个来源,一是外源性的,食物蛋白质在胃肠道消化生成氨基酸,通过小肠吸收入血;二是内源性的,即体内蛋白质分解产生的氨基酸和人体自身合成的非必需氨基酸。

氨基酸的主要作用是合成蛋白质、酶、激素等生物活性物质,也可以经过脱氨基作用生成 α-酮酸从而氧化供能。但利用氨基酸供能是不经济的,所以人体在一般情况下主要利用碳水化合物和脂肪作为能源,食物蛋白质提供的能量仅占总能量的 10%~15%。如果机体所需能源物质长期供应不足,比如持久不能进食或消耗量过大,体内的糖原和贮存脂肪被大量消耗,这时机体将依靠组织蛋白质分解产生氨基酸来获得能量,以维持必要的生理功能。

（四）其他

此外,每 1g 酒精在体内产生的能量约为 29kJ(7.0kcal);不可利用的碳水化合物(膳食纤维)虽不能在小肠内消化吸收,但可在大肠内发酵,产生短链脂肪酸生成能量,每 1g 膳食纤维在体内产生的能量约为 8kJ(2.0kcal)。

▶▶ 课堂活动

请你根据自己的一日进餐情况,计算一天的能量摄入量,并作出评价。

三、能量的消耗

人体的能量消耗主要包括基础代谢、身体活动、食物热效应三个方面。对于孕妇,还应包括胎儿的生长发育及母体子宫、胎盘、乳房等组织的增长和体脂储备等能量需要;对于哺乳期妇女,还应包括乳汁的合成、分泌等对能量的需要;对于婴幼儿、儿童、青少年还应包括生长发育的能量需要。

(一)基础代谢

基础代谢是指机体维持呼吸、心跳等最基本生命活动情况下的能量代谢,即在清晨、睡醒、静卧、心理安静的状态下,不受脑力活动、肌肉运动、食物的消化吸收(经过 10~12 小时空腹)、环境温度(一般为 22~26℃)影响时的能量状态。基础代谢是人体能量消耗的主要部分,占人体总能量消耗的 60%~70%。

1. 基础代谢的计算　单位时间内的基础代谢称为基础代谢率(basal metabolic rate,BMR),一般用每小时、每平方米体表面积所散发的热量来表示,即 $kJ/(m^2 \cdot h)$ 或 $kcal/(m^2 \cdot h)$。正常情况下,人体的基础代谢率比较稳定,在相同年龄、性别且体重正常的成年人中,85% 的人基础代谢率在正常平均值的 ±10% 范围内。中国人基础代谢率见表 1-5-1。

表 1-5-1　人体每小时基础代谢率平均值

年龄（岁）	男		女		年龄（岁）	男		女	
	kJ/m^2	$kcal/m^2$	kJ/m^2	$kcal/m^2$		kJ/m^2	$kcal/m^2$	kJ/m^2	$kcal/m^2$
1~	221.8	53.0	221.8	53.0	30~	154.0	36.8	146.9	35.1
3~	214.6	51.3	214.2	51.2	35~	152.7	36.5	146.4	35.0
5~	206.3	49.3	202.5	48.4	40~	151.9	36.3	146.0	34.9
7~	197.9	47.3	200.0	45.4	45~	151.5	36.2	144.3	34.5
9~	189.1	45.2	179.1	42.8	50~	149.8	35.8	139.7	33.9
11~	179.9	43.0	175.7	42.0	55~	148.1	35.4	139.3	33.3
13~	177.0	42.3	168.6	40.3	60~	146.0	34.9	136.8	32.7
15~	174.9	41.8	158.8	37.9	65~	143.9	34.4	134.7	32.2
17~	173.7	40.8	151.9	36.3	70~	141.4	33.8	132.6	31.7
19~	164.0	39.2	148.5	35.5	75~	138.9	33.2	131.0	31.3
20~	161.5	38.6	147.7	35.3	80~	138.1	33.0	129.3	30.9
25~	156.9	37.5	147.3	35.2					

基础代谢的能量消耗常根据体表面积和基础代谢率来计算。计算公式为:

$$基础代谢(kJ) = 体表面积(m^2) \times 基础代谢率[kJ/(m^2 \cdot h)] \times 24h \qquad 式1-9$$

体表面积可根据身高和体重来推算:

男性:$A-0.00607H+0.0127W-0.0698$

女性:$A=0.00568H+0.0126W-0.0461$

式中,A——体表面积(m^2)

H——身高(cm)

W——体重(kg)

知识链接

能量代谢的测量

能量代谢始终伴随着氧的消耗和二氧化碳的产生,不同的产能营养素在代谢时耗氧量和二氧化碳的生成量不同,故可以通过测定呼吸气体中两者量的变化,来了解测试对象能量代谢和热量消耗的详细情况。

临床上常用代谢车进行能量代谢检测。根据一定时间内吸入气、呼出气中氧和二氧化碳的浓度差和总气体量,可计算出该时间段的氧耗量和二氧化碳排出量,通过模/数转换,可给出静息能量消耗(REE)、呼吸商(RQ)等数值。若同时测定尿素氮,即可确定三大产能营养素的构成比例。代谢车能动态、连续、精确、简便地给患者实施能量代谢测定,为研究能量代谢的变化与疾病之间的关系以及给患者提供个性化的营养支持奠定了基础。

---

2. 基础代谢率的影响因素 基础代谢率的影响因素很多,主要有以下几个方面:

(1)体表面积:体表面积越大,散热面积越大,所以基础代谢率的高低与体表面积基本上成正比,而与体重则不成比例关系。瘦高体型的人由于含瘦体质较多(瘦体质代谢活性高于胖体质)且体表面积大,故基础代谢率高于矮胖的人。

(2)年龄:婴幼儿时期身体组织迅速生长,是人一生中代谢最活跃的阶段;青春期又是一个代谢率较高的时期;成年后随着年龄增长代谢率缓慢降低,30 岁以后,每 10 年基础代谢率降低约 2%,60 岁以后下降更多。

(3)性别:同一年龄、同样体表面积的情况下,女性基础代谢率低于男性。这是由于女性体内脂肪组织比例大于男性,瘦体质比例小于男性。育龄妇女在排卵期前后有基础体温波动,说明了这一阶段基础代谢发生了变化。

(4)激素:激素对细胞的代谢及调节都有较大的影响,其中对基础代谢影响最大的是甲状腺激素。它可以增强各种细胞的物质代谢速率,所以甲状腺功能亢进者基础代谢率明显升高,可以比正常平均值高出 40%~80%。而去甲肾上腺素则可以使基础代谢率下降。

(5)气温和劳动强度:在高温环境下因散热需要出汗,呼吸和心跳都加快;温度过低会使机体散热增加并颤抖。因此,环境温度过高或过低都会引起基础代谢率增高。劳动强度大的人基础代谢率通常高于劳动强度低的人。

(二) 身体活动

身体活动一般分为职业活动、交通活动、家务活动和休闲活动等。除基础代谢外,身体活动是影响机体能量消耗的最重要部分,约为总能量消耗的 15%~30%。人体能量需要量的不同主要是由于身体活动水平的不同所致。影响身体活动能量消耗的因素包括肌肉发达程度、体重、劳动强度和持续时间、工作熟练程度等。一般情况下,肌肉越发达、体重越重、劳动强度越大、持续时间越长,活动消耗的能量越多;工作熟练程度越高,活动消耗的能量越少。

目前,中国营养学会建议将成人的活动强度分为轻、中、重 3 级,活动内容与活动强度的对应关系见表 1-5-2。

表 1-5-2　中国成人活动水平分级

活动强度	职业工作时间分配	工作内容举例	PAL 男	女
轻	75%时间坐或站立 25%时间站着活动	办公室工作、修理电器钟表、售货员、酒店服务员、化学实验操作、讲课等	1.55	1.56
中	25%时间坐或站立 75%时间特殊职业活动	学生日常活动、机动车驾驶、电工安装、车床操作、金工切割等	1.78	1.64
重	40%时间坐或站立 60%时间特殊职业活动	非机械化农业劳动、炼钢、舞蹈、体育运动、装卸、采矿等	2.10	1.82

（三）食物热效应

食物热效应是指由于进食而引起的能量消耗额外增加的现象,过去被称为食物特殊动力作用。

食物热效应究其原因是人体要对食物中的营养素进行消化、吸收及代谢转化,故而需要额外消耗能量。为了使摄入的能量与消耗的能量保持平衡,进食时必须考虑食物的热效应。

食物热效应与食物的成分、进食量和进食速度等多种因素有关。脂肪的食物热效应约占其热能的 4%~5%,碳水化合物为 5%~6%,蛋白质达到 30%~40%;进食量越多,热能的消耗就越多;进食速度加快消耗的热量增高。一般说来,按照三大产热营养素的供能比例,混合性食物的热效应作用相当于基础代谢的 10%。

（四）其他

婴幼儿、儿童、青少年的生长发育需要能量;孕妇除了要承担胎儿生长发育所需的能量,自身生殖系统发育和体脂储备也需要额外补充能量;母乳合成和分泌乳汁也需要额外增加能量。

四、能量的平衡

人体能量代谢的最佳状态是达到能量消耗和能量摄入的平衡,能量缺乏或过剩对身体都不利。

（一）能量需要量的确定

由于基础代谢约占总能量消耗的 60%~70%,故近年来多以基础代谢的能量需要乘以身体活动水平作为能量需要量,见公式 1-10:

$$能量需要量(kJ) = 基础代谢能量(kJ) \times 身体活动水平(PAL) \qquad 式 1-10$$

基础代谢的能量消耗可依前述方法根据体表面积和基础代谢率来计算,也可依表 1-5-3 中的公式计算。PAL 值可由表 1-5-2 查知。

表 1-5-3 按体重计算基础代谢的公式

年龄	男		女	
	kcal/d	MJ/d	kcal/d	MJ/d
0 岁~	60.9ω−54	0.2550ω−0.226	61.0ω-51	0.2550ω-0.214
3 岁~	22.7ω+495	0.0949ω+2.07	22.5ω+499	0.9410ω+2.09
10 岁~	17.5ω+651	0.0732ω+2.72	12.2ω+746	0.0510ω+3.12
18 岁~	15.3ω+679	0.0640ω+2.84	14.7ω+496	0.0615ω+2.08
30 岁~	11.6ω+879	0.0485ω+3.67	8.7ω+829	0.0364ω+3.47

注:ω=体重(kg)

除了量方面的要求外,对能量质方面的要求是供能营养素的分配百分比必须合理。《中国居民膳食营养素参考摄入量(2013 版)》对不同年龄段的每日的能量、蛋白质摄入量和脂肪供能比皆有建议,详见表 1-5-4。

表 1-5-4 中国居民膳食能量和蛋白质的参考摄入量与脂肪供能比

年龄（岁）	能量（MJ/d）RNI		蛋白质（g/d）RNI		脂肪供能比（%）	年龄（岁）	能量（MJ/d）RNI		蛋白质（g/d）RNI		脂肪供能比（%）
	男	女	男	女			男	女	男	女	
0~6 月	0.38[a][MJ/(kg·d)](AI)		9(AI)		48	孕中期					
7~12 月	0.33[a][MJ/(kg·d)](AI)		20		40	PAL I	8.79[a]				
1~	3.77[a]	3.35[a]	25		35	PAL II	10.05[a]		70		20~30
2~	4.60[a]	4.18[a]	25		35	PAL III	11.30[a]				
3~	5.23[a]	5.02[a]	30		35	孕晚期					
4~	5.44[a]	5.23[a]	30		20~30	PAL I	9.41[a]				
5~	5.86[a]	5.44[a]	30		20~30	PAL II	10.67[a]		85		20~30
6~	6.69[a]	6.07[a]	35		20~30	PAL III	11.92[a]				
7~	7.11[a]	6.49[a]	40		20~30	哺乳期					
8~	7.74[a]	7.11[a]	40		20~30	妇女					
9~	8.37[a]	7.53[a]	45		20~30	PAL I	9.62[a]				
10~	8.58[a]	7.95[a]	50		20~30	PAL II	10.88[a]		80		20~30
						PAL III	12.83[a]				
11~13						50~64					
PAL I	8.58[a]	7.53[a]				PAL I	8.79[a]	7.32[a]			
PAL II	9.83[a]	8.58[a]	60	55	20~30	PAL II	10.25[a]	8.58[a]	65	55	20~30
PAL III	10.88[a]	9.62[a]				PAL III	11.72[a]	9.83[a]			
14~17						65~79					
PAL I	10.46[a]	8.37[a]				PAL I	8.58[a]	7.11[a]			
PAL II	11.92[a]	9.62[a]	75	60	20~30	PAL II	9.83[a]	8.16[a]	65	55	20~30
PAL III	13.39[a]	10.67[a]									

续表

年龄（岁）	能量（MJ/d）RNI		蛋白质（g/d）RNI		脂肪供能比（%）	年龄（岁）	能量（MJ/d）RNI		蛋白质（g/d）RNI		脂肪供能比（%）
	男	女	男	女			男	女	男	女	
18~49						80岁以上					
PAL Ⅰ	9.41[a]	7.53[a]									
PAL Ⅱ	10.88[a]	8.79[a]	65	55	20~30	PAL Ⅰ	7.95[a]	6.28[a]	65	55	20~30
PAL Ⅲ	12.55[a]	10.04[a]				PAL Ⅱ	9.20[a]	7.32[a]			

注：表中，a 为能量需要量（estimate energy requirement，EER），其中 1~10 岁身体活动水平为中度；PAL Ⅰ=1.5（轻），PAL Ⅱ=1.75（中），PAL Ⅲ=2.0（重）；孕早期能量、蛋白质摄入量及脂肪供能比与正常成年女性相同。

（二）能量平衡的评价

评价个体能量代谢是否平衡，主要是评价能量的摄取和消耗是否相等。如果摄入小于消耗，机体会动用自身储备的能量甚至消耗自身的组织以满足需要。长期处于缺能状态，人的体力、精力会下降，儿童会引起生长发育缓慢，成人会变得消瘦。如果摄入大于消耗，多余的能量物质就会转化为脂肪，长此以往就会出现超重、肥胖，并成为许多慢性病的危险因素。因此，体重是评价能量平衡的常用指标，目前一般根据体质指数和标准体重指数来判断能量平衡状态。

1. 体质指数 即身体质量指数，计算公式如 1-11：

$$体质指数（BMI）= 体重（kg）/身高（m）^2$$ 式 1-11

2003 年，中国肥胖问题工作组提出了我国成年人用体质指数评价能量状况的参考标准，见表 1-5-5。

表 1-5-5 中国成人体质指数评价标准

体质指数	评价
<16	重度消瘦
16~16.9	中度消瘦
17~18.4	轻度消瘦
18.5~23.9	正常
24~27.9	超重
≥28.0	肥胖

2. 标准体重指数 实际体重与标准体重的差值占标准体重的百分比即为标准体重指数，计算见公式 1-12：

$$标准体重指数 = \frac{[实测体重（kg）-标准体重（kg）]}{标准体重（kg）} \times 100\%$$

$$标准体重（kg）= 身高（cm）-105$$ 式 1-12

▶▶ 课堂活动

　根据自己的身高和体重，计算体质指数和标准体重指数，作出评价，并比较两者的结论是否一致。

利用标准体重指数判断成人能量状态的参考标准见表1-5-6。

表1-5-6 成人标准体重指数分级表

标准体重指数	评价
<20%	重度消瘦
<10%	消瘦
±10%	正常
>10%	超重
>20%	肥胖

技能训练项目 1-4 维持体重和能量平衡的营养教育

一、项目目标

1. 掌握体重指数的测评方法,理解维持体重和能量平衡的原则。

2. 感受营养教育的形式和过程,学会现场引导和沟通的技巧。

二、项目实施

(一) 工作准备

准备体重秤、身高计、钢尺、标准砝码、计算器、记录表、小卡片、白纸、数种彩色铅笔等。

(二) 工作程序

模拟场景:某行政事业单位,营养师要对50个左右的成年人进行体重和能量平衡的宣传教育,以期能够改变认识、态度和行为,达到控制体重增长和提高体能的目的。

程序1 准备

同学分组,角色扮演。其中1名为营养师,其他为助手。分工合作,配合完成。

发放小卡片,卡片上事先印好表格,内容见技能表1-4-1。

技能表1-4-1 体重及能量平衡调查表

姓名		性别		年龄	
身高		体重		体重指数(BMI)	
血压		血脂		空腹血糖值	
运动习惯					

程序2 体重、身高测量

介绍体重和身高测量的要求,由几位助手负责对培训对象进行测量,被测量人将数据记录在小卡片的表格中。

程序3 计算体重指数

介绍体重指数的计算公式,要求培训对象根据自己的体重和身高计算BMI,填入表中。

程序 4　现场讨论

参照成人标准体重指数分级表,根据 BMI 值对培训对象进行分组,同级的在同一组。同组内讨论饮食、运动等行为习惯和各自出现过的健康问题,组长负责记录。

在营养师引导下比较 BMI 不同级的组间在饮食、运动习惯、健康状况等各方面的差异。

程序 5　宣传教育

介绍 BMI 与能量平衡之间的关系,介绍能量消耗明显低于能量摄入时可能会带来的危害。

程序 6　分析和找出问题

根据前面的分组,请组内成员写出自己的实际体重和理想体重。

结合每个人的血压、血脂、血糖值,思考自己的实际体重有没有带来健康问题。超重和肥胖组的成员分析自身体重增加的原因,如饮食习惯、运动习惯等。

小组内成员相互交换超重、肥胖导致健康问题的感受,写出各自体重方面的问题。

程序 7　控制策略

围绕个人的问题,讨论解决的对策和方法。在营养师指导下,小组内每个人针对自己的问题,制订一份体重控制、改变计划。

进行总结。

点滴积累 ∨

1. 碳水化合物、脂肪和蛋白质被称为三大供能营养素,每克在体内释放的能量分别为 4kcal、9kcal 和 4kcal,所提供的能量分别占成年人总能量的 50%～65%、20%～30%、10%～15% 为宜。

2. 人体的能量消耗主要用于基础代谢、身体活动、食物热效应三方面需要。

3. 能量代谢的最佳状态是消耗和能量摄入的平衡,通常用体质指数和标准体重指数来评价。

目标检测

一、单项选择题

1. 在进行能量换算时,1kcal 等于(　　)

   A. 239J　　　　　B. 4.184kJ　　　　　C. 4.184J　　　　　D. 239kJ

2. 每克脂肪在体内氧化分解可以为人体提供的能量为(　　)

   A. 4kcal　　　　　B. 9kcal　　　　　C. 9kJ　　　　　D. 4kJ

3. 基础代谢率的高低与体表面积基本上(　　)

   A. 成正比　　　　　B. 成反比　　　　　C. 成对数关系　　　　　D. 无关

4. 基础代谢约占总能量消耗的(　　)

   A. 10%～15%　　　　　B. 20%～30%　　　　　C. 60%～70%　　　　　D. 70%～80%

5. 人的一生中,基础代谢最活跃的时期是(　　)

   A. 婴幼儿期　　　　　B. 青少年期　　　　　C. 成年期　　　　　D. 老年期

6. 某高校学生小李,女性,身高 1.58m,体重 65kg,根据体质指数法,该同学的能量状况应评价为(　　)

    A. 中度消瘦　　　　　　B. 肥胖　　　　　　　　C. 正常　　　　　　　　D. 超重

7. 如果摄入的能量长期大于消耗的能量,多余的能量物质就会转化为(　　)

    A. 蛋白质　　　　　　　B. 糖原　　　　　　　　C. 核酸　　　　　　　　D. 脂肪

8. 我国某成年人的标准体重指数在±10%之内,则能量状态评价为(　　)

    A. 消瘦　　　　　　　　B. 正常　　　　　　　　C. 超重　　　　　　　　D. 肥胖

9. 我国营养学家推荐,机体所需的能量有(　　)由食物中的碳水化合物提供

    A. 10% ~ 15%　　　　B. 20% ~ 30%　　　　C. 50% ~ 65%　　　　D. 70% ~ 80%

10. 近年来多以基础代谢的能量乘以(　　)作为人体的能量需要量

    A. 身高　　　　　　　　B. 体重　　　　　　　　C. 体质指数　　　　　　D. 身体活动水平

二、多项选择题

1. 三大产能营养素指的是(　　)

    A. 核酸　　　　　　　　B. 蛋白质　　　　　　　C. 维生素

    D. 脂肪　　　　　　　　E. 碳水化合物

2. 下列因素中,与食物的热效应有关的是(　　)

    A. 食物的成分　　　　　B. 环境温度　　　　　　C. 进食地点

    D. 进食量　　　　　　　E. 进食速度

3. 影响体力活动能量消耗的因素包括(　　)

    A. 肌肉发达程度　　　　B. 体重　　　　　　　　C. 劳动强度

    D. 持续时间　　　　　　E. 工作熟练程度

4. 人体的能量消耗主要包括(　　)

    A. 劳动　　　　　　　　B. 基础代谢　　　　　　C. 体育运动

    D. 食物热效应　　　　　E. 生长发育

5. 基础代谢状态下,人应处于(　　)

    A. 清晨　　　　B. 睡醒　　　　C. 静卧　　　　D. 饱食　　　　E. 心理安静

第六节　人体对矿物质的需要

导学情景　∨

    情景描述

        小敏是个 7 岁乖巧女孩,平时父母对其严格要求,放学就关在家里做作业和参加兴趣爱好的培训。最近小敏出现汗多、睡眠不好、情绪不稳、抵抗力下降等症状,到医院检查发现血钙偏低,家长说平时每天都给孩子吃很多虾和肉,也喝牛奶,孩子为什么会缺钙呢?

学前导语

虽然家长给孩子吃了虾和肉，也喝了牛奶，但是这些食物中的钙能不能满足孩子的生长需求，能不能完全被吸收和利用，这些问题家长没有考虑到。本节内容将带领大家一起学习一下人体对各种矿物质的需求。

一、概述

人体组织中几乎含有自然界所存在的各种元素，而且元素的种类和含量与地球表层元素的组成基本一致。在这些元素中已发现有 20 余种是构成人体组织、维持生理功能及生化代谢所必需的。其中除碳、氢、氧、氮主要以有机化合物形式存在外，其余的统称为矿物质。

（一）矿物质的分类

基于在体内的含量和膳食中需要的不同，矿物质分为常量元素和微量元素两类。其中在体内含量较多（>0.01%体重），每日膳食需要量都在 100mg 以上的矿物质，称为常量元素，包括钙、镁、钾、钠、磷、氯、硫；在体内含量小于体重的 0.01% 的矿物质，称为微量元素。但特别要强调的是，尽管微量元素在机体内含量少，但却很重要。1990 年 FAO/IAEA/WHO 三个国际组织的专家委员会重新界定必需微量元素的定义，并按其生物学的作用将之分为三类：①人体必需微量元素，共 8 种，包括碘、锌、硒、铜、钼、铬、钴及铁；②人体可能必需元素，共 5 种，包括锰、硅、硼、矾及镍；③具有潜在毒性，但低剂量时，可能为人体所必需的元素，包括氟、铅、镉、汞、砷、铝及锡，共 7 种。

（二）矿物质的特点

1. 不能在体内合成 矿物质在体内不能合成，因此必须从食物和饮水中摄取。

2. 在体内分布极不均匀 如 99% 的钙集中在骨骼和牙齿；铁主要分布在红细胞；碘集中在甲状腺。人体内矿物质的含量随年龄的增长而增加，但各元素间的比例变化却不大。

3. 矿物质相互之间存在协同或拮抗作用 如膳食中钙磷比例不合适，会影响这两种元素的吸收；摄入过量的锌可抑制铁的吸收和利用；摄入过量的铁也会拮抗锌的吸收和利用。

4. 某些微量元素摄入过多易产生毒性作用 某些微量元素在体内需要量虽很少，但因其生理剂量与中毒剂量范围较窄，摄入过多易产生毒性作用。如硒，成人的推荐摄入量为 60μg/d，但当摄入量超过 400μg/d 的时候，就有可能产生毒性，生理剂量与中毒剂量间距很小，因此在补充时一定要注意摄入量。

（三）机体矿物质缺乏的主要原因

1. 地球环境中各种元素的分布不平衡 某些元素在一些地区的土壤中本身含量就低，那么在这样的土壤中生长的作物矿物质含量往往就低，那这个地区的人群长期摄入这样的食物，可能就会引起该种矿物质的缺乏。

2. 食物中含有天然存在的矿物质拮抗物 如蔬菜中含有的草酸、谷物中含有的植酸会和钙、铁或锌结合成难溶的螯合物而影响其吸收。

3. 食物加工过程中造成矿物质的损失 如粮谷表层富含的矿物质常因碾磨过于精细而丢失；蔬菜长时间浸泡或煮后将水倒掉，会使大量的水溶性矿物质损失。

4. 摄入量不足或不良饮食习惯 如长期缺少肉、禽、鱼类的摄入会引起锌和铁的缺乏;乳制品摄入量低的人群,钙缺乏的风险就会增加。

5. 生理上有特殊营养需求的人群 如孕妇、哺乳期妇女、儿童、老年人对某些矿物质的需求高于普通人群,较易引起钙、锌、铁等元素的缺乏。我国人群比较容易缺乏的矿物质主要有钙、铁、锌、硒、碘等。

二、常量元素

常量元素在人体内的生理功能主要有:①构成人体组织的重要部分,如骨骼和牙齿等硬组织,大部分由钙、镁和磷组成,而软组织中含钾较多;②在组织内外液中与蛋白质一起调节细胞膜的通透性、控制水分、维持正常渗透压和酸碱平衡,维持神经肌肉兴奋性;③构成酶的成分或者激活酶的活性,参与物质代谢。

由于各种常量元素在人体新陈代谢过程中,每日都有一定量随各种途径,如粪、尿、汗、头发、指甲、皮肤及黏膜的脱落排出体外,因此必须通过膳食补充。

（一）钙

钙是构成人体的重要组分,是人体含量最多的无机元素,约占体重的 2.0%,正常成人体内含 $1000\sim1200g$ 的钙。

1. 生理功能 钙不仅是构成机体不可缺少的成分,而且还在机体各种生理和生化过程中发挥作用,对维持生命起着极为重要的作用。

(1)构成骨骼和牙齿的主要成分:钙是构成机体骨骼和牙齿的主要成分,占其在人体内总量的 99%,存在形式主要为羟磷灰石$[Ca_{10}(PO_4)_6(OH)_2]$。而其余 1% 的钙以游离的或结合的离子状态存在于软组织、细胞外液及血液中,统称为混溶钙池。骨骼钙与混溶钙池维持着动态平衡,即骨中的钙不断从破骨细胞中释出进入混溶钙池,而混溶钙池的钙又不断地沉积于成骨细胞。这种钙的更新,速率随年龄的增长而减慢。幼儿骨骼每 $1\sim2$ 年更新一次,成人更新一次则需 $10\sim12$ 年。

知识链接

女性比男性更容易发生骨质疏松

人体骨质的积累主要是在 20 岁以前完成的,其后的 10 余年骨质继续增加,在 30～35 岁达到一生的峰值,称为骨峰值。 40 岁以后骨质含量逐渐降低,降低到一定程度时,就不能保持骨骼结构的完整,甚至压缩变形,以致在很小外力下即可发生骨折,即为骨质疏松（图1-6-1）。

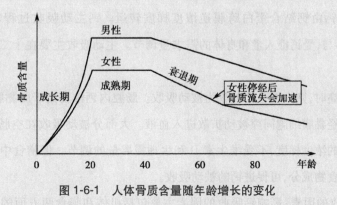

图 1-6-1　人体骨质含量随年龄增长的变化

男性骨质的流失呈线性缓慢下降，而女性在停经后的前5年内，骨质流失加速。由于女性的骨峰值本就低于男性，再加之骨质流失速度又大于男性，因此，女性比男性更容易发生骨质疏松。

目前，全球骨质疏松患者超过1亿，60岁以上人群骨质疏松症的患病率为22.6%。

（2）维持肌肉、神经的正常活动：钙离子与神经和肌肉的兴奋、神经冲动的传导、心脏的正常搏动等生理活动有密切的关系。如血清钙离子浓度降低时，肌肉、神经的兴奋性增高，可引起手足抽搐；而钙离子浓度过高时，则损害肌肉的收缩功能，引起心脏和呼吸衰竭。

（3）参与血凝过程：钙有激活凝血酶原使之变成凝血酶的作用。

（4）可促进体内多种酶的活力：如ATP酶、琥珀酸脱氢酶、脂肪酶和蛋白分解酶等。

（5）其他：钙还具有参与激素的分泌、维持体液酸碱平衡和细胞膜的稳定性及调节细胞的正常生理功能等作用。

2. 钙的缺乏　钙摄入量过低可致钙缺乏症，主要表现为骨骼的病变。钙缺乏出现的症状有：①佝偻病，儿童由严重缺乏钙、磷、维生素D引起的，典型症状为枕秃、生长发育迟缓、膝外翻、鸡胸、漏斗胸、脊柱弯曲、腕和踝骨增大，弓型腿等；②骨质软化症（成人佝偻病）；③骨质疏松症，常见于50岁以上老人，特别是绝经期后妇女由体内激素代谢失调或成年早期长期低钙膳食引起，也与中老年人缺乏必要的体力活动有关。

3. 钙的过量　钙过量对机体可产生不利影响，包括以下几种：①增加肾结石的危险；②奶碱综合征，典型症候群包括高血钙症、碱中毒和肾功能障碍；③过量钙干扰其他矿物质的吸收和利用，钙和铁、锌、镁、磷等元素存在相互作用。例如，钙可明显抑制铁的吸收；高钙膳食会降低锌的生物利用率。

4. 消化、吸收与代谢　膳食中的钙大多以不可溶的复合物形式存在。通过胃酸和酶的作用，钙从复合物中游离出来，只有溶解状态的钙才能被吸收。

（1）吸收方式：膳食中的钙主要在小肠被吸收，吸收率低，正常情况下在20%~60%。吸收方式有主动吸收和被动吸收。

当钙摄入水平较低，肠腔内钙浓度低于肠黏膜细胞外液时，由肠黏膜细胞通过跨细胞转运主动吸收钙。此时肠道钙由钙结合蛋白跨膜逆浓度梯度转运。钙主动吸收过程需有活性维生素D $[1,25-(OH)_2D_3]$参与，受钙摄入量和身体的需求量调节。主动吸收主要在十二指肠和空肠的上部完成。

当钙摄入量较高时，则大部分钙吸收为被动吸收。肠腔内钙浓度高于肠黏膜细胞外液时，钙沿浓度梯度由高到低经黏膜细胞间隙被动扩散进入血液。大部分被动吸收在空肠和回肠完成。被动吸收主要取决于钙的浓度梯度，不受维生素D和生理需要量的调节。但膳食中可以促进钙溶解和保持钙溶解状态的食物成分，可促进钙的被动吸收。

（2）影响钙吸收的因素：影响钙吸收的因素主要包括机体和膳食两方面的因素。①机体方面的因素:主要受生理需要量的影响,生长、妊娠、哺乳期,机体对钙的需要量增加,吸收率升高。在生命周期里,骨骼生长越快钙吸收率也越高。婴儿钙的吸收率可达60%,成人一般为20%～40%,老年人<15%。其次,胃酸缺乏可降低不溶性钙盐的溶解度而减少吸收。此外,体力活动可提高吸收率并促进钙的储存。②膳食方面的因素:适量维生素D、某些氨基酸、乳糖和适当的钙、磷比例,均有利于钙的吸收,例如维生素D可促进小肠对钙的吸收;某些氨基酸如赖氨酸、色氨酸、组氨酸、精氨酸、亮氨酸等可与钙形成可溶性钙盐而促进钙的吸收;乳糖经肠道菌发酵产酸,降低肠内pH,与钙形成乳酸钙,增强钙的吸收;一些抗生素如青霉素、氯霉素等有利于钙的吸收。膳食中的不利于钙吸收的因素有谷物中的植酸、蔬菜中的草酸以及过多的膳食纤维、碱性磷酸盐、脂肪等。草酸、植酸可与钙形成沉淀而阻碍钙的吸收;膳食纤维中的糖醛酸残基、脂肪酸尤其是饱和脂肪酸可与钙结合形成不溶性复合物,从而降低钙的吸收;此外一些碱性药物如抗酸药、四环素、肝素等也不利于钙的吸收。

▶ 课堂活动

　　菠菜豆腐汤是我国传统的一道菜,但是菠菜中含有较多的草酸,会与钙结合形成不溶性的沉淀——草酸钙,从而影响钙的吸收。那你能通过科学的烹调方式来提高食物中钙的利用率吗?

　　食物的合理搭配能促进营养素的吸收与利用。如鱼头豆腐汤就是一个很好的例子,豆腐中含有较多的钙,鱼头中含有丰富的维生素D能促进钙的吸收。你还能设计一些合理的食物搭配案例,来提高钙的吸收率吗?

人体摄入的钙主要通过肠道与泌尿系统排泄,少量通过皮肤经汗液排出。若成人每日摄入800mg钙,大约有200～300mg钙经肠道吸收进入血液,100～200mg经尿液排出,吸收的钙经粪便再排出100～150mg,另有50～60mg的钙由汗液、头发、指甲等排出。女性在哺乳期,由乳汁分泌排出的钙为150～230mg/d。

5. 膳食参考摄入量　中国营养学会提出0～6月婴儿钙的适宜摄入量(AI)为200mg/d,7～12月婴儿为250mg/d。儿童时期1～3岁,钙的推荐摄入量(RNI)为600mg/d;4～6岁为800mg/d;7～10岁为1000mg/d。

青春前期与青春期这一阶段正值人生长突增高峰期,中国儿童身高突增高峰的年龄,女性约在11～13岁,男性约在13～15岁。女孩在月经初潮后,钙储留很快下降,骨形成与骨重吸收也下降,但因钙的吸收率降低,故需要达到最大钙储留的摄入量并不下降。为满足突增高峰的需求,中国营养学会提出11～13岁RNI为1200mg/d,14～17岁RNI为1000mg/d,不分性别差异。

18岁以后的成人,长骨的增长已停止,但骨质仍在继续加固。我国成人钙的RNI为800mg/d。

50岁以上人群为维持骨健康的需要,设定RNI为1000mg/d。

孕期虽有生理调节能力保证对胎儿钙的需求,并不影响母体骨质的变化,但充裕的钙摄入对母体健康具有保护作用,并利于胎儿的骨发育,中国营养学会提出孕中期和孕晚期钙的RNI为1000mg/d。为满足泌乳的特殊生理需要,哺乳期妇女钙的RNI为1000mg/d。

案例分析

案例：

对于特殊的人群，在膳食钙摄入不足或存在其他缺钙高危因素时，还需要进行科学的钙剂补充。面对市面上琳琅满目的补钙制剂，该如何科学选择与使用呢？

分析：

1. 选择合适的钙剂　市面上钙的产品五花八门，主要分两大类：

（1）无机钙：代表产品有碳酸钙、磷酸钙、氯化钙。

（2）有机钙：如柠檬酸钙、乳酸钙、葡萄糖酸钙、氨基酸螯合钙。

不同钙剂有其自身的特点：如碳酸钙，常用、便宜、含钙量高（40%），但吸收依赖胃酸，需要和食物一起摄入；柠檬酸钙，含钙量为21%，更适合于胃酸缺乏、炎症性肠疾病或吸收障碍的人。因此，在选择的时候，要注意每片钙的含量以及良好的性价比。

2. 选择合适的剂量　在选择剂量时，首先需要计算差距，即自己每日摄入的钙量和中国营养学会推荐的每日适宜摄入量还有多少差距。补钙剂量以补足食物摄入不足部分为宜。切忌过量的摄入钙。过量摄入钙可使降钙素分泌增多，发生骨硬化。4岁以上各人群对于钙的可耐受最高摄入量（UL）为2000mg/d。

6. **主要食物来源**　奶和奶制品是钙的主要来源，不仅含钙量丰富，吸收率也高；发酵的酸奶更有利于钙的吸收；可以连壳吃的小鱼小虾及一些坚果类含钙也较多；豆类、绿色蔬菜也是钙的较好来源。食物中和水中钙含量见表1-6-1。

表1-6-1　常见食物的钙含量（mg/100g 可食部）

食物	含量	食物	含量	食物	含量
牛奶	104	大豆	191	芝麻（黑）	780
酸奶	118	豆腐	164	杏仁	97
干酪	799	鸡蛋	56	荠菜	294
全脂奶粉	676	猪肉（瘦）	6	油菜	108
虾皮	991	牛肉（瘦）	9	木耳	247
紫菜	264	羊肉（瘦）	9	柠檬	101
海带（干）	348	沙丁鱼	184	苹果	4
河虾	325	草鱼	38	米饭	7

（二）磷

磷也是人体含量较多的元素之一，约占人体总重量的1%，成人体内可含600~900g的磷，其中85%存在于骨骼和牙齿中，15%分布在软组织及体液中。

1. **生理功能**　磷与钙一起构成骨骼和牙齿，人体骨磷占总磷的85%，为骨钙的一半。磷也参与构成细胞，比如磷脂是细胞膜的组成成分；磷作为核酸、蛋白质和辅酶等物质的组成成分，参与了许多人体重要的代谢过程；磷酸盐组成缓冲系统，参与维持机体的酸碱平衡。

2. 缺乏与过量 膳食原因引起的磷缺乏较少见，只有在一些特殊情况下才会出现。如早产儿仅喂以母乳，因人乳含磷量较低，不足以满足早产儿骨磷沉积的需要，可发生磷缺乏，出现佝偻病样骨骼异常。磷缺乏还可见于使用静脉营养过度而未补充磷的病人，在严重缺磷或磷耗竭时，可发生低磷血症。

一般情况下，不会由于膳食的原因引起磷过量。但肾功能降低的病人、透析患者、临床上大量口服、灌肠或静脉注射含磷酸盐的制剂时，可导致高磷血症。高磷血症可造成肾性骨病、引起血管钙化等。另外，过量的磷还会干扰钙的吸收。芬兰的一项研究发现，膳食中的钙磷比例过低（≤0.5∶1），可致血磷升高、尿钙排出量增加。建议应关注膳食中磷过量摄入的危害，增加膳食钙的摄入。

3. 消化、吸收与代谢 磷在植物性食物中的主要存在形式是植酸，在动物性食物及生物体液中主要以磷酸氢盐的形式存在。食物中的磷经小肠磷酸酶水解后，大部分以无机磷酸盐的形式，由小肠上皮细胞吸收，以空肠吸收最快。磷的吸收率大于钙，有机磷的吸收率大于无机磷。在混合膳食中，成人磷的吸收率为55%～70%。

维生素D、适宜的钙磷比例（2∶1）、酸性环境等因素可促进磷的吸收；但谷物中的植酸，锶、铝等阳离子以及含氢氧化铝的解酸剂等则抑制磷的吸收。

磷主要通过肾脏排泄。正常情况下，血清中无机磷酸盐通过肾小球过滤，其中80%～90%的磷在近曲小管被重吸收。通过肾脏排出体外的磷约占总排出量的70%，其余的经粪便排出。

4. 膳食参考摄入量 磷虽然是人体重要元素，但由于食物中磷含量十分丰富，发生磷缺乏病十分罕见。中国营养学会建议我国18岁以上成人磷的推荐摄入量（RNI）为720mg/d。

5. 食物来源 磷广泛存在于食品中，所以一般膳食不易引起磷缺乏。瘦肉、蛋、鱼、动物肝脏等含磷量高，海带、芝麻酱、花生、干豆类、坚果等中的磷含量也较高。但粮谷中的磷多为植酸磷，若不经过加工处理，吸收利用率低。常见食物的含磷量见表1-6-2。

表1-6-2 常见食物中磷的含量（mg/100g可食部）

食物	含量	食物	含量	食物	含量
虾皮	582	猪肝	310	标准粉	188
猪肉（瘦）	189	猪肾	215	籼米	112
牛肉（瘦）	172	牛奶	73	土豆	40
羊肉（瘦）	196	核桃	294	黄豆	465
鸡	156	黑木耳	292	花生（炒）	326
鸡蛋	130	香菇（干）	258	大白菜	31

（三）钾

钾为人体的重要阳离子之一。正常人体内钾总量约为50mmol/（kg·bw），成年男性略高于女性。体内钾主要存在于细胞内，约占总量的98%，其他存在于细胞外液。各种体液内都含有钾。

1. 生理功能

（1）参与糖、蛋白质的代谢：葡萄糖和氨基酸经过细胞膜进入细胞合成糖原和蛋白质时，必须有适量的钾离子参与。三磷酸腺苷的生成过程也需要一定量的钾,如果钾缺乏,糖、蛋白质的代谢将受到影响。

(2)维持细胞内正常渗透压:钾主要存在于细胞内,在维持细胞内渗透压方面起主要作用。

(3)维持神经肌肉的应激性:细胞内钾离子和细胞外的钠离子联合作用,可激活 Na^+-K^+-ATP 酶而产生能量,维持细胞内外的钾钠离子浓度梯度,发生膜电位,使膜有电信号能力。

(4)维持心肌的正常功能:心肌细胞内外的钾浓度对心肌的自律性、传导性和兴奋性有密切关系。钾缺乏时,心肌兴奋性增强;钾过高时,心肌自律性、传导性和兴奋性受到抑制;二者均可引起心律失常。

(5)维持细胞内外正常酸碱平衡:钾代谢紊乱时,可影响细胞内外酸碱平衡。当细胞失钾时,细胞外液中钠与氢离子可进入细胞内,引起细胞内酸中毒和细胞外碱中毒;反之,细胞外钾离子内移,氢离子外移,可引起细胞内碱中毒与细胞外酸中毒。

(6)降低血压:血压与膳食钾、尿钾、总体钾或血清钾呈负相关。补钾对高血压及正常血压者有降低血压的作用。

2. 缺乏与过量 钾摄入不足或排出增加,可引起人体内钾缺乏。静脉补液少钾或无钾时,易发生钾不足。消化道疾患如频繁呕吐、腹泻、胃肠引流、长期服用缓泻剂或轻泻剂等,可使钾排出增加,导致钾缺失。各种肾小管功能障碍为主的肾脏疾病,也可使钾从尿中大量流失。高温作业或重体力劳动,易大量出汗而使钾大量流失。人体内钾总量减少可引起神经、肌肉、消化、心血管、泌尿、中枢神经等系统发生功能性或病理性改变,如肌肉无力、瘫痪、心律失常、横纹肌肉裂解症及肾功能障碍等。

钾过量的原因主要是摄入过多或排出困难。一般摄入富含钾的食物不会导致钾过多,但对于肾功能不全者可发生钾过多。大量输入含钾药物或口服钾制剂等也可引起钾过多。体内钾过多可引起血钾浓度过高,称高钾血症,使心肌自律性、传导性和兴奋性受抑制以及引起细胞内碱中毒和细胞外酸中毒等。

3. 消化、吸收与代谢 人体的钾主要来自食物,主要吸收部位为小肠,吸收率为85%左右。摄入人体的钾主要由肾脏、肠道和皮肤排出体外。正常情况下,80%～90%摄入的钾由肾脏排出,10%～20%由粪便排出。皮肤通常排钾甚少,但在热环境中从事体力活动、大量出汗时,汗钾排出量可占钾摄入量的50%左右。此外,在钾摄入极少甚至不进食钾时,肾仍排出一定量的钾。

4. 膳食参考摄入量 人体对钾的需要量研究不多,确定平均需要量(EAR)的研究资料尚不充分,因此,还不能制定推荐摄入量(RNI)。目前世界各国仍以膳食摄入量资料为主要依据,结合维持钾平衡的摄入量或以钾在预防高血压等慢性病中的作用,提出膳食钾的适宜摄入量(AI)和预防非传染性慢性病的建议摄入量(PI-NCD)。

《中国居民膳食营养素参考摄入量(2013 版)》建议,18 岁以上成人(包括老年人)膳食钾的 AI为2000mg/d,哺乳期妇女因泌乳需额外增加 400mg/d。

许多研究已经证实,提高膳食钾的摄入量有助于预防高血压等慢性病。因此,中国营养学会在修订《中国居民膳食营养素参考摄入量(2013 版)》时,增加了膳食钾的 PI-NCD;18 岁以上成人居民膳食钾的 PI-NCD 为 3600mg/d(表 1-6-3)。

表 1-6-3　中国居民膳食钾参考摄入量(mg/d)

人群	AI	PI-NCD	人群	AI	PI-NCD
0 岁~	350	—	11 岁~	1900	3400
0.5 岁~	550	—	14 岁~	2200	3900
1 岁~	900	—	18 岁~	2000	3600
4 岁~	1200	2100	孕妇	+0	+0
7 岁~	1500	2800	哺乳期妇女	+400	+0

5. 食物来源　大部分食物都含有钾,但蔬菜和水果是钾最好的来源。每 100g 食物的含钾量为:谷类 100~200mg、豆类 600~800mg、蔬菜和水果 200~500mg、肉类 150~300mg、鱼类 200~300mg。每 100g 食物中钾含量高于 800mg 以上的食物有紫菜、黄豆、冬菇、麸皮、赤豆、杏干、扁豆、蚕豆、竹笋等。常见食物的钾含量见表 1-6-4。

表 1-6-4　常见食物中钾含量(mg/100g 可食部)

食物	含量	食物	含量	食物	含量
黄豆	1503	猪肉(瘦)	305	菠菜	311
赤小豆	860	牛肉(瘦)	284	韭菜	247
绿豆	787	羊肉(瘦)	403	胡萝卜	190
海带(干)	761	鸡	251	柑橘	154
金针菜	610	鸡蛋	154	桃	166
鲜蘑菇	312	带鱼	280	小麦粉	190
牛奶	109	鲜贝	226	马铃薯	342

(四)钠

钠是人体不可缺少的常量元素,一般情况下,成人体内钠含量为 60mmol/(kg·bw)。体内钠主要分布在细胞外液,约占 50%,10% 在细胞内液,还有 40% 在骨骼中。

1. 生理功能

(1)调节体内水分与渗透压:钠是细胞外液中主要阳离子,与对应阴离子构成的渗透压,维持体内水量的恒定。而钾在细胞内液中构成渗透压,维持细胞内的水分稳定。钠、钾含量的平衡,是维持细胞内外水分恒定的基本条件。

(2)维持酸碱平衡:钠在肾小管重吸收时与 H^+ 交换,清除体内酸性代谢产物(如 CO_2),保持体液的酸碱平衡。钠离子总量影响着缓冲系统中碳酸氢盐的消长,因而对体液的酸碱平衡也有重要作用。

(3)维持血压正常:膳食中钠过多,钾过少,钠钾比值偏高,可引起血压升高。

(4)增强神经肌肉兴奋性:钠、钾、钙、镁等离子的浓度平衡时,对于维护神经肌肉的应激性都是必需的,满足需要的钠可增强神经肌肉的兴奋性。

（5）其他：钠对 ATP 的生成和利用、肌肉运动、心血管功能、能量代谢都有关系。此外，糖代谢、氧的利用也需要有钠的参与。

2. 缺乏与过量　人体内钠一般不易缺乏。在钠摄入量非常低、钠过量丢失、使用的利尿剂抑制肾小管对钠的重吸收等情况发生时会引起钠缺乏，出现倦怠、无神、恶心、呕吐、血压下降、肌肉痉挛等症状，严重时会昏迷、外周循环衰竭、休克，甚至因急性肾功能衰竭而死亡。

钠摄入量过多，尿中 Na^+/K^+ 比值增高，是高血压的重要因素。高血压家族人群较普遍存在对盐敏感的现象。

3. 消化、吸收与代谢　人体摄入的钠在小肠几乎完全被吸收。正常情况下，每日摄入的钠只有小部分是身体所需。进入体内的钠，大部分通过肾脏随尿排出。剧烈运动时，钠还随汗排出，但不同个体汗液中钠的浓度变化较大，平均含钠盐（NaCl）2.5g/L，最高可达 3.7g/L。

4. 膳食参考摄入量　有关人类钠的需要量的研究资料有限，且无足够的研究数据确定钠的平均需要量（EAR），因此也无法确定其推荐摄入量（RNI）。目前，以实验膳食摄入量资料为依据，提出我国成人钠的适宜摄入量（AI）为 1500mg/d（表 1-6-5）。

考虑到低钠摄入对预防高血压的重要性，《中国居民膳食营养素参考摄入量（2013 版）》提出，我国居民膳食钠的预防非传染性慢性病的建议摄入量（PI-NCD），成人不超过 2000mg/d（表 1-6-5）。

表 1-6-5　中国居民膳食钠参考摄入量（mg/d）

人群	AI	PI-NCD	人群	AI	PI-NCD
0 岁~	170	—	18 岁~	1500	2000
0.5 岁~	350	—	50 岁~	1400	1900
1 岁~	700	—	65 岁~	1400	1800
4 岁~	900	1200	80 岁~	1300	1700
7 岁~	1200	1500	孕妇	+0	+0
11 岁~	1400	1900	哺乳期妇女	+0	+0
14 岁~	1600	2200			

5. 食物来源　钠普遍存在于各种食物中，但天然食物中钠的含量不高，人体钠来源主要为食盐，其次是加工、制备食物过程中加入的钠或含钠的复合物，如酱油、盐渍或腌制肉、烟熏食品、酱咸菜类、发酵豆制品、咸味休闲食品等。

此外，有些地区饮用水的钠含量甚高，可高达 220mg/L（一般含钠量<20mg/L）。调查发现，钠的来源中 10% 来自食物中所含的天然盐分，15% 来自烹调加工及餐桌上加入的食盐，而 75% 是食物加工和制造过程中加入的食盐。

（五）氯

氯是人体必需常量元素之一。氯在成人体内的总量为 82~100g，广泛分布在全身，主要以氯离子的形式与钠、钾化合存在，其中氯化钾主要存在于细胞内液，而氯化钠主要存在于细胞外液中。

1. 生理功能

(1)维持细胞外液的容量与渗透压:氯离子与钠离子是细胞外液中维持渗透压的主要离子,二者约占总离子数的80%,调节与控制着细胞外液的容量与渗透压。

(2)维持体液酸碱平衡:氯是细胞外液中的主要阴离子,当氯离子变化时,细胞外液中的 HCO_3^- 浓度随之变化,以维持阴阳离子的平衡;反之,当 HCO_3^- 浓度改变时,Cl^- 随之变化,以维持细胞外液的平衡。供应过量氯离子可以校正由疾病或利尿剂引起的代谢性碱中毒。

(3)参与血液 CO_2 运输:当 CO_2 进入红细胞后,在碳酸酐酶参与下与水结合成碳酸,再解离为 H^+ 与 HCO_3^-。HCO_3^- 被移出红细胞进入血浆,但阳离子不能同样扩散出红细胞,血浆中的氯离子即等量进入红细胞内,以保持阴阳离子平衡。反之,红细胞内的 HCO_3^- 浓度低于血浆时,氯离子由红细胞移入血浆,HCO_3^- 转入红细胞,而使血液中大量的 CO_2 得以输送至肺部排出体外。

(4)其他:氯离子还有参与胃液中胃酸的形成以及激活唾液淀粉酶的作用,还能刺激肝脏功能,促使肝中代谢废物排出,并有稳定神经细胞膜电位等作用。

2. 缺乏与过量 在正常情况下,不会因膳食因素引起氯缺乏。但在大量出汗、腹泻呕吐、肾功能改变的情况下可能引起氯缺乏。氯缺乏易引起脱发、牙齿脱落、肌肉收缩不良、消化受损,并影响生长发育等,还常伴有钠缺乏,造成代谢性碱中毒。

氯摄入过多的情况也不多见,在严重失水、持续摄入大量氯化钠或氯化铵时可能出现过量,可引起代谢性酸中毒。

3. 消化、吸收与代谢 膳食中的氯大多以氯化钠的形式被摄入,以氯离子形式被吸收,主要吸收部位在小肠。

氯主要经肾脏排泄。在高温环境下或剧烈运动时,人体大量出汗,氯离子也可以从汗液中排出。

4. 膳食参考摄入量 目前还没有足够的研究资料确定氯的平均需要量(EAR),只能提出其适宜摄入量(AI)。中国营养学会建议,18 岁以上成人氯的 AI 为 2300mg/d。

5. 食物来源 膳食中的氯几乎完全来源于氯化钠,仅少量来自氯化钾。因此,食盐及其加工食品如酱油、盐渍、腌制或烟熏食品,酱咸菜以及咸味食品等都富含氯化物,是氯的主要食物来源。天然水中也几乎都含有氯,估计日常饮用水中可提供 40mg/d 左右,但与从食盐来源的氯的量相比,微乎其微。

(六)镁

正常成人体内总镁含量约为 20~38g,其中 60%~65% 存在于骨骼、牙齿中,27% 分布于软组织。血清中镁含量相当恒定,不能反映体内镁的充足与否,即使机体缺镁,血清中的镁含量亦不降低。

1. 生理功能

(1)作为多种酶的激活剂,参与 300 余种酶促反应。

(2)维护骨骼生长和神经肌肉兴奋性:镁是骨细胞结构和功能所必需的元素,影响骨的吸收。血浆镁的变化直接影响甲状旁腺激素(PTH)的分泌,当镁水平极端低下时,可使甲状旁腺功能低下而引起低血钙,使骨吸收降低。镁与钙使神经肌肉的兴奋抑制作用相同,血中镁或钙浓度降低时,神经肌肉兴奋性均增强。

（3）维护胃肠道功能,具有利胆、导泻作用:镁离子在肠道中吸收缓慢,促使水分滞留,具有导泻作用。低浓度镁可减少肠壁张力和蠕动,有解痉作用,并有对抗毒扁豆碱的作用。

（4）抑制钾、钙通道:镁可封闭不同的钾通道,阻止钾外流。镁也可抑制钙通过膜通道内流。

2. 缺乏与过量　健康人一般不会发生镁缺乏。引起缺乏的主要原因与镁摄入不足、吸收障碍、肾排出增多等有关。镁缺乏可导致低血钙症,可影响神经肌肉兴奋性增强,出现肌肉震颤、手足抽搐、反射亢进、共济失调,严重者可出现精神错乱等症状。

正常情况下不会发生镁过量,偶见于肾功能不全者或接受镁剂治疗者。镁过量可引起腹泻、恶心、低血压,严重者出现嗜睡、肌麻痹,甚至呼吸和心搏停止。

3. 消化、吸收与代谢　食物中的镁在整个肠道均可被吸收,但主要是在空肠末端与回肠部位吸收,吸收率一般为30%~50%。影响镁吸收的因素很多,首先是受镁摄入量的影响,当镁摄入量少时,其吸收率增加,摄入量多时则吸收率降低。膳食成分对镁吸收也有很大影响,氨基酸、乳糖等可促进镁的吸收;而过多的磷酸、植酸、膳食纤维可阻碍其吸收。另外,镁的吸收还与饮水量有关,饮水多时对镁离子的吸收有明显的促进作用。由于镁与钙的吸收途径相同,二者在肠道竞争吸收,因此,也有相互干扰的问题。

肾脏是排镁的主要器官,肾小球滤过的镁大约85%~95%被重吸收。血清镁水平高,肾小管重吸收减少;血清镁水平低,肾小管重吸收增加,此调节过程有甲状旁腺激素参与。粪便只排出少量内源性镁。汗液也可排出少量镁。

4. 膳食参考摄入量　中国营养学会建议18岁以上成人镁的推荐摄入量(RNI)为330mg/d,孕妇应增加到370mg/d。

5. 食物来源　镁虽然普遍存在于食物中,但食物中的镁含量差别甚大。由于叶绿素是镁卟啉的螯合物,所以绿叶蔬菜是富含镁的食物。食物中诸如糙粮、坚果也含有丰富的镁。除了食物之外,从饮水中也可以获得少量镁,但饮水中镁的含量差异很大。如硬水中含有较高的镁盐,软水中含量相对较低,因此水中镁的摄入量难以估计。常见含镁丰富的食物及其含量见表1-6-6。

表1-6-6　常见含镁较丰富的食物及其含量(mg/100g 可食部)

食物	含量	食物	含量	食物	含量
麸皮	382	绿苋菜	119	山核桃	306
大麦	158	口蘑(白蘑)	167	杏仁	275
稻米	54	金针菜	85	虾皮	265
荞麦	258	木耳(干)	152	猪肉	16
标准粉	50	香菇(干)	147	鲢鱼	23
黑芝麻	290	苔菜(干)	1257	牛奶	11
黄豆	199	苹果	4	鸡蛋	10

三、微量元素

人体中某些化学元素存在数量极少,甚至仅是痕量,但有一定生理功能,且必须通过食物摄入,称之为必需微量元素。人体必需微量元素的主要功能为：①酶和维生素必需的活性因子，许多金属酶均含有微量元素，如碳酸酐酶含有锌，呼吸酶含有铁和铜等；②构成某些激素或参与激素的作用，如甲状腺素含碘，胰岛素含锌等；③参与核酸代谢，核酸需要钴、锰、铜、铬、锌等维持其正常功能；④协助常量元素和宏量营养素发挥作用，常量元素要借助微量元素起化学反应，如含铁血红蛋白可携带并输送氧到各个组织，不同微量元素参与蛋白质、脂肪、碳水化合物的代谢。

（一）铁

铁是人体内含量最多的微量元素。人体内铁总量为 3~5g，其中 2/3 是功能性铁，其余以储存铁存在。功能性铁包括血红蛋白铁、肌红蛋白铁、血红素酶类、辅助因子及运输铁，其中血红蛋白含铁量占总铁量的 60%~75%，肌红蛋白占 3%，含铁酶类占 1%，这些铁参与氧的转运和利用。储存铁主要以铁蛋白、含铁血黄素的形式存在于肝、脾和骨髓中。储存铁在人体内的含量随着年龄、性别、营养状况、健康状况不同而存在着较大的个体差异。一般女性储存铁含量为 0.3~1.0g，男性则可达0.5~1.5g。

1. 生理功能

（1）参与体内氧的运输和组织呼吸过程：铁在体内主要作为血红蛋白、肌红蛋白的组成成分参与 O_2 和 CO_2 的运输。铁又是细胞色素系统、过氧化氢酶和过氧化物酶的组成成分，在呼吸和生物氧化过程中起重要作用。

（2）参与正常的造血功能：铁与红细胞的形成与成熟有关。铁在骨髓造血组织中进入幼红细胞内，与卟啉结合形成正铁血红素，后者再与珠蛋白合成血红蛋白。

（3）与免疫关系密切：铁可提高机体免疫力，增加中性粒细胞和吞噬细胞的功能；但当机体感染时，过量铁往往促进细菌的生长，对抵御感染不利。

（4）其他：铁还具有许多重要功能，如促进 β-胡萝卜素转化为维生素 A、参与嘌呤与胶原的合成、抗体的产生、脂类从血液中转运以及药物在肝脏的解毒等。

2. 缺乏　当机体缺铁时，铁损耗及其危害是一个从轻到重的渐进过程，一般可分为三个阶段：

第一阶段是铁减少期，仅有储存铁减少，表现为血清铁蛋白降低。此阶段不会引起明显有害的生理结果。

第二阶段是红细胞生成缺铁期，因缺乏足够的铁而影响血红蛋白合成，或导致机体含铁酶减少，但尚未出现贫血。可出现食欲低下，严重者发生渗出性肠病变及吸收不良综合征等。铁缺乏的儿童易烦躁，对周围不感兴趣，成人则冷漠呆板。2 岁以下儿童的铁缺乏可损害其认知能力，而且这种损害是不可逆的，即使补充铁后也难以恢复。

第三阶段是缺铁性贫血期，其严重性取决于血红蛋白水平的下降程度。常可引起疲劳乏力、头晕、心悸、工作能力下降等。儿童青少年则多出现身体发育受阻，体力下降，注意力不集中，学习能力下降。此外，妊娠期早期贫血可能会导致早产、低出生体重及胎儿死亡等。

铁缺乏是一种常见的营养缺乏病，特别是以下几类人群更易发生：

（1）婴幼儿以及生长发育期儿童：足月新生儿体内储备有 300mg 左右的铁，通常可防止其出生后 4~6 个月内的铁缺乏，但随着储存铁的消耗，6 个月以后，婴儿急需从膳食中补充铁。

（2）孕妇、哺乳期妇女：孕期，由于胎儿、胎盘的需要以及红细胞数量的增加，对铁的需要量大大增加，如不额外补充，易引起铁的缺乏。流行病学研究表明，早产、低出生体重儿及胎儿死亡与孕妇早期贫血有关。哺乳期阶段，一方面乳汁中含有少量的铁，另一方面在分娩过程中由于失血造成了铁的丢失，因此对铁的需要量也有所增加。

（3）青春期女性：由于经期失血会造成铁的绝对丢失，因此特别需要注意铁的补充。

3. 过量 铁过量可致中毒，急性中毒多见于儿童误服过量铁剂，主要症状为消化道出血。

一般不会出现从天然食物中摄取铁出现过量中毒的案例。长期服用铁制剂、输血、遗传性的血色素沉着症等，可引起慢性铁中毒。铁过剩时，储存于细胞内，机体需要时再释放出来，过多的储存铁会使"氧自由基"生成增加，破坏健康的动脉内壁和心肌组，造成超氧化损害，引起心血管疾病。肝脏是铁过载损伤的主要靶器官，过量可致肝纤维化、肝硬化、肝细胞肿瘤。

案例分析

案例：

八个月的小雨长得白白胖胖，活泼可爱，但近日在体检时被发现存在轻度贫血。家人大惑不解，小雨各项生长发育指标都很正常，体重在同龄儿中处于中上水平，身长还处于上等水平，而且宝宝每天能喝很多奶，为什么他还会贫血呢？

分析：

小雨患的是营养性缺铁性贫血，这是小儿贫血中最常见的一种类型，好发于6个月～2岁的婴幼儿。小雨阶段性缺铁可能有以下原因，可单独或同时存在。

（1）体内贮铁不足：胎儿期最后三个月从母体获得的铁最多。母亲患严重缺铁性贫血、早产或双胎致婴儿出生体重过低，以及从胎儿循环中失血，都是造成新生儿贮铁减少的原因。

（2）铁的摄入量不足：人奶和牛奶含铁量均低，不够婴儿所需，如单用奶类喂养又不及时添加含铁较多的辅食，则易发生缺铁性贫血。

（3）铁的吸收障碍：食物搭配不合理可影响铁的吸收，由于长期腹泻、消化道畸形、肠吸收不良等引起铁的吸收障碍时也可导致缺铁性贫血。

（4）生长发育快：随着体重增长，血容量也相应增加，生长速度愈快，铁的需要量相对愈大。婴儿至1岁时体重增至初生时的3倍，早产儿可增至5～6倍，故婴儿期尤其是早产儿最易发生缺铁性贫血。

（5）铁的丢失或消耗过多：正常婴儿在出生后两个月内由粪便排出的铁比由饮食中摄取的铁多，由皮肤损失的铁也相对较多。此外，由于肠息肉、梅克尔憩室、钩虫病等也可引起肠道失血。因失血1ml就相当于失铁0.5mg，故无论何种原因引起的长期小量失血都是发生缺铁性贫血的重要原因。长期反复感染性疾病，可因消耗增多而引起贫血。

---

4. 消化、吸收与代谢 食物中的铁以血红素铁和非血红素铁两种形式存在。

血红素铁主要来自于肉、禽、鱼的血红蛋白和肌红蛋白，它是原卟啉结合的铁，以含铁卟啉复合物的形式直接被肠黏膜上皮细胞吸收，再由血红素加氧酶裂解成卟啉和铁。因此，它的吸收不受膳食因素干扰，吸收率高。如肉中铁的吸收率为30%，鱼中铁的吸收率为15%。

非血红素铁主要存在于植物性食物和乳制品中,占膳食铁的绝大部分(85%以上)。这类铁主要以 $Fe(OH)_3$ 络合物的形式存在于食物中,与其结合的有机分子有蛋白质、氨基酸及有机酸等。非血红素铁吸收前必须与结合的有机物分离,而且必须还原为亚铁离子后才能被吸收,因此受膳食因素影响大。非血红素铁吸收率较低,一般只有 3%~5%。

影响非血红素铁吸收的膳食因素有很多。如粮谷和蔬菜中的植酸盐、草酸盐、磷酸盐以及存在于茶叶、咖啡中的多酚类物质均可抑制铁的吸收;体内缺乏胃酸或过多服用抗酸药,不利于铁离子的释出,也会阻碍铁的吸收;而维生素 C、有机酸、动物肉类或某些单糖可促进非血红素铁的吸收。

但是,无论是血红素铁还是非血红素铁,都会受人体需铁量及体内铁的贮存量的影响。体内贮铁量丰富,则铁的吸收率低;反之,体内贮铁量较少,吸收率增高。人体处于生长期、月经期、妊娠期等特殊生理阶段,会引起需铁量增加,促进铁的吸收。

铁在体内代谢中,可被身体反复利用,丢失很少。身体铁的基本丢失是由于皮肤、呼吸道、胃肠道和泌尿系统黏膜细胞新陈代谢导致细胞脱落死亡所致。每日损失的铁主要经粪便排出;由汗液、皮肤细胞脱落也损失少量铁;另外,女性经期失血也会造成铁的丢失。

5. 膳食参考摄入量 《中国居民膳食营养素参考摄入量(2013 版)》建议,18~49 岁成人铁的推荐摄入量(RNI)为男子 12mg/d、女子 20mg/d;50 岁以上的成人为 12mg/d。可耐受的最高摄入量(UL),男女均为 42mg/d(表 1-6-7)。

表 1-6-7 中国居民膳食铁参考摄入量(mg/d)

人群	RNI		UL	人群	RNI		UL
	男	女			男	女	
0 岁~	0.3(AI)		—	18 岁~	12	20	42
0.5 岁~	10		—	50 岁~	12	12	42
1 岁~	9		25	孕妇(早)	—	+0	42
4 岁~	10		30	孕妇(中)	—	+4	42
7 岁~	13		35	孕妇(晚)	—	+9	42
11 岁~	15	18	40	哺乳期妇女	—	+4	—
14 岁~	16	18	40	—	—	—	—

▶ 课堂讨论

11~50 岁的人群中,铁的推荐摄入量男女有别,女性要高于男性,你能分析其中的原因吗?

6. 食物来源 动物全血、肝脏、畜禽肉类、鱼类是膳食中铁的良好来源;植物来源最好的是干豆、黑木耳、芝麻酱;牛奶是贫铁食物,且吸收率不高,蛋类铁的吸收也较低,仅为 3%。对面粉和酱油等食品进行铁强化,可使总铁摄入量明显增加,铁强化谷物食品是婴幼儿铁的良好来源。常见食物的铁含量见表 1-6-8。

表 1-6-8　常见食物中铁的含量（mg/100g 可食部）

食物	含量	食物	含量
黑木耳(干)	97.4	香菇(干)	10.5
紫菜(干)	54.9	口蘑(白蘑)	19.4
鸭血(白鸭)	30.5	虾皮	6.7
猪血	8.7	鸡蛋黄	6.5
猪肝	22.6	鹌鹑蛋	3.2
牛肉	3.4	菠菜	2.9
黑芝麻	22.7	芥菜(雪里蕻)	3.2
黄豆	8.2	山核桃	6.8

▶▶ 边学边练

　　张某生完孩子两个月，近期经常感到头晕、耳鸣、身体乏力，看上去面色苍白，担心是贫血，并期望得到建议。详见本章技能训练项目 1-5 铁营养缺乏状况评价。

（二）碘

　　碘是人类首批确认的必需微量元素之一。人体内含碘 20~25mg，其中 70%~80% 存在于甲状腺中。碘在组织中主要以有机碘形式存在。

　　1. 生理功能　碘在人体内主要参与甲状腺素的合成，其生理作用也是通过甲状腺素的作用表现出来的。迄今为止，尚未发现碘的独立生理作用。甲状腺素的生理功能包括：

　　（1）促进生长发育：甲状腺激素与生长激素具有协同作用，调控年幼期的生长发育。所有的哺乳类动物都必须有甲状腺素以维持其细胞的分化与生长，碘缺乏可致儿童生长发育受阻，缺碘是侏儒症的一个最主要病因。

　　（2）参与脑发育：在脑发育的关键时期（从妊娠开始至出生后 2 岁），神经系统的发育必须依赖甲状腺激素的存在。碘缺乏会导致不同程度的脑发育滞后，而且这种脑发育障碍是不可逆的，也就是在过了脑发育关键期后再补充碘或甲状腺激素也不可逆转。

　　（3）调节新陈代谢：甲状腺激素对蛋白质、脂肪、糖的合成和分解代谢均有促进作用。

　　（4）其他：甲状腺激素是维持机体基础性活动的激素，因此对机体几乎所有系统都有不同程度的影响，如心血管系统、神经系统、消化系统及肌肉等。

　　2. 缺乏与过量　碘缺乏病是世界上最严重、最流行的疾病之一，主要是环境缺碘导致。碘缺乏的典型症状为甲状腺肿大，俗称"大脖子病"。胚胎对碘缺乏非常敏感。孕妇缺碘，会影响胎儿神经、肌肉的发育，甚至引起流产、死胎、围生期死亡率增高以及"克汀病"。"克汀病"是碘缺乏造成的最严重的疾病，是胎儿期碘缺乏导致的甲状腺功能不足引起的不可逆性神经损伤，表现为严重的智力障碍。婴幼儿期缺碘，可造成生长发育迟缓、智力低下，严重者甚至发生"克汀病"。

知识链接

克 汀 病

克汀病发生于甲状腺肿流行的地区，称地方性呆小症。碘是甲状腺合成甲状腺素所必需的原料，胚胎 4 个月后，甲状腺已能合成甲状腺素。但若此时母亲缺碘，供给胎儿的碘不足，势必会使胎儿期甲状腺素合成不足，严重影响胎儿中枢神经系统尤其是大脑的发育。若不及时补充碘，将造成神经系统不可逆的损害。

症状表现基本上与散发性呆小症相同。但由于胚胎期就受到神经系统的严重损害，因此智力发育低下更为明显，并且有不同程度的听力和语言障碍。

在甲状腺肿流行地区，应普遍推广应用加碘的食盐来作为预防。孕妇在妊娠期的最后 3～4 个月，需每日加服碘化钾 20～30mg，并多吃含碘丰富的食物，如紫菜、海带、海蜇等。胎儿出生后需进行检查，对可疑患儿再作进一步检查确诊，并加以治疗。出生后的治疗效果，不如在胎内时的预防好，因此根治方法必须从预防着手。

但较长时间(3 个月以上)的高碘摄入也可产生甲状腺肿、碘性甲状腺功能亢进等。碘的缺乏和过量都会发生甲状腺肿，为加以区别，过量引起的甲状腺肿大称之为"高碘性甲状腺肿"。

3. 膳食参考摄入量　我国成人碘的推荐摄入量(RNI)为 120μg/d。孕妇应在非孕妇的基础上增加 110μg/d，即达到 230μg/d；哺乳期妇女应增加到 240μg/d。对于这两类人群，一定要注意碘的充足摄入。《中国居民营养素参考摄入量(2013 版)》制定我国成人碘的可耐受最高摄入量(UL)为 600μg/d。

4. 食物来源　含碘最丰富的食物为海产品。大海是自然界的碘库，海洋生物如海带、紫菜、海鱼、蚶干、蛤干、干贝、淡菜、海参、海蜇、龙虾等，含碘量丰富，是碘的良好来源。陆地食物中动物性食品含碘量高于植物性食品，鸡蛋含碘量相对稍高，其次为肉类，淡水鱼的含碘量低于肉类，植物性食物特别是蔬菜和水果含碘量很低。常见食物中的碘含量见表 1-6-9。

表 1-6-9　常见食物中碘的含量(μg/100g 可食部)

食物	含量	食物	含量
海带(干)	36240.0	猪肝	16.4
紫菜	4323.0	鸡肉	12.4
贻贝	346.0	牛肉	10.4
虾皮	264.5	草鱼	6.4
虾米	82.5	大米	2.3
豆腐干	46.2	番茄	2.5
鸡蛋	27.2	橘子	5.3

（三）锌

锌是人体内含量仅次于铁的微量元素，成年男子体内锌总量约为 2.5g，成年女子总量约为

1.5g。锌分布于人体大部分组织、器官、体液中,但分布不均匀,毛发、眼睛、男性的精子中含量特别丰富。锌对生长发育、免疫功能、物质代谢和生殖功能等均有重要作用。

1. 生理功能

(1)锌是体内多种金属酶的组成成分或作为酶的激活剂:体内约有200多种含锌酶,其中主要的有超氧化物脱氢酶、苹果酸脱氢酶、乳酸脱氢酶等,它们在参与组织呼吸、能量代谢及抗氧化过程中发挥重要作用。

(2)促进生长发育与组织再生:锌参与蛋白质合成及细胞生长、分裂和分化等过程。另外,锌对胎儿的生长发育也非常重要;对于促进性器官和性机能的正常发育是必需的。

(3)促进食欲:锌与唾液蛋白结合形成味觉素可增进食欲,缺锌会影响味觉和食欲。

(4)参与免疫功能:锌可促进淋巴细胞有丝分裂,增加T细胞的数量和活力。

(5)其他:锌还能促进维生素A代谢,维持血浆维生素A浓度的恒定;维持细胞膜结构;对皮肤和视力具有保护作用等。

2. 缺乏 人体缺锌时,常见的症状有以下几方面:①食欲不振等胃肠道症状,患者饮食下降,味觉异常,常会出现喜欢吃泥土、豆子、纸张等异常表现,医学上称之为"异食癖";②生长发育停滞,身材矮小,形如侏儒;③性成熟受抑制,性成熟延迟,生殖器官发育不良,第二性征发育不全,性功能下降,精子减少,月经不正常或停止,没有生育能力;④其他,缺锌还可出现贫血、伤口愈合缓慢、皮肤粗糙、肢端皮炎、易患感冒等。孕妇缺锌甚至可引起胎儿畸形。

轻度缺锌时,人体内许多器官和血液中的锌含量均下降。头发中的锌含量可作为判断体内是否缺锌的指标之一。

3. 过量 在锌正常摄入量和产生有害作用剂量之间,有一个相对较宽的范围,加上人体有效的体内平衡机制,一般来说人体不易发生锌中毒。急性锌中毒事件报道较少,一般见于职业中毒,口服或静脉注射大剂量的锌或误服。摄入4~8g锌后观察到的毒性症状是恶心、呕吐、腹泻、发热、嗜睡。过量的锌可干扰铜、铁和其他微量元素的吸收和利用。

4. 膳食参考摄入量 我国成人锌的推荐摄入量(RNI)为男子12.5mg/d、女子7.5mg/d,可耐受的最高摄入量(UL)均为40mg/d。其他不同生理状态的人群的参考摄入量见表1-6-10。

表1-6-10 中国居民膳食锌参考摄入量(mg/d)

人群	RNI		UL	人群	RNI		UL
	男	女			男	女	
0 岁~	2.0(AI)		—	14 岁~	11.5	8.5	35
0.5 岁~	3.5		—	18 岁~	12.5	7.5	40
1 岁~	4.0		8	50 岁~	12.5	7.5	40
4 岁~	5.5		12	孕妇	—	+2.0	40
7 岁~	7.0		19	哺乳期妇女	—	+4.5	40
11 岁~	10.0	9.0	28		—	—	—

5. 食物来源 锌的来源广泛,但食物中的锌含量差异较大,吸收利用率也有很大差异。植物性食物中含有的植酸、鞣酸、草酸及过量的膳食纤维不利于锌的吸收,而动物性食物中的锌生物利用率较高。半胱氨酸、组氨酸、维生素 D 有利于锌的吸收。我国居民的膳食以植物性食物为主,含植酸和纤维较多,锌的生物利用率一般为 15%~20%。

贝类海产品、红色肉类、肝脏、海鱼及蛋类含锌丰富;植物性食品如谷类胚芽和麦麸、豆类、花生等含锌也丰富,但吸收率低,蔬菜、水果含量较低。常见食物中锌的含量见表 1-6-11。

表 1-6-11 常见食物中锌的含量(mg/100g 可食部)

食物	含量	食物	含量
生蚝	71.20	鸡肉	1.06
海蛎肉	47.05	牛肉(瘦)	3.71
扇贝	11.69	鸡蛋	1.1
泥蚶	11.59	山核桃	12.59
螺蛳	10.29	花生	1.79
猪肉(瘦)	2.99	稻米	1.7
猪肝	5.78	玉米	0.9

(四)硒

硒是人体必需的微量元素,这一认识是 20 世纪后半叶营养学上最重要的发现之一。成人体内硒总量在 14~21mg,广泛分布于人体各组织器官和体液中。肾脏中硒浓度最高,肝脏次之,血液中相对低些,脂肪组织中含量最低。

1. 生理功能

(1)抗氧化作用:硒是一些抗氧化酶的组成成分,如谷胱甘肽过氧化物酶、硫氧还蛋白还原酶。这些抗氧化酶通过消除脂质氢过氧化物,阻断活性氧和自由基对机体氧化损伤,起到延缓衰老乃至预防某些慢性病发生的作用。

(2)免疫作用:几乎所有免疫细胞中都存在硒。适宜硒水平对于保持细胞免疫和体液免疫是必需的。增强机体免疫功能的机制尚有待进一步的探索。

(3)排毒与解毒:硒与金属有较强的亲和力,能与体内重金属如汞、镉、铅等结合成金属-硒-蛋白质复合物而起解毒作用,并促进金属排出体外。

(4)对甲状腺激素的调节作用:主要通过三个脱碘酶(D_1、D_2、D_3)发挥作用,对全身代谢及相关疾病产生影响。

(5)其他:保护心血管、维护心肌健康、抗肿瘤作用等。补硒可使肝癌、肺癌、前列腺癌和结肠癌的发生率及总癌发生率和死亡率明显降低,且原先硒水平越低的个体,补硒效果越好。

2. 缺乏 硒缺乏已被证实是发生克山病的重要原因。克山病亦称地方性心肌病,于 1935 年在我国黑龙江省克山县发现,由此得名。临床症状为心脏扩大、心功能失代偿,发生心源性休克或心力衰竭,心律失常等。生化检查可见血浆硒浓度下降,红细胞谷胱甘肽过氧化物酶活力下降。易感人群是 2~6 岁的儿童和育龄妇女。

缺硒与大骨节病也有关。主要发生在青少年期的骨关节疾病。

缺硒还可影响机体抗氧化功能和免疫功能。

知识链接

克 山 病

　　克山病是一种原因不明的以心肌病变为主的疾病，也称地方性心肌病。 1935 年首先在我国黑龙江省克山县发现，所以命名为克山病。 克山病流行于我国许多地方，除黑龙江省外，还有吉林省、辽宁省、内蒙古自治区、甘肃省、陕西省、河北省、河南省、山东省、云南省及西藏自治区等部分不发达地区。 过去克山病的病死率较高，新中国成立后，由于积极防病、治病，发病率和死亡率都有大幅度的下降。

　　克山病有明显的地区季节性，东北地区多在冬季急性发病，西南地区主要在春季和夏季发病。 早年认为是一种营养缺乏病，怀疑和缺氧有关，也有人怀疑与饮水中含大量的亚硝酸有关。 后来病理学家认为是一种地球生物学疾病。 不论哪个地区的克山病均以农民的患病率较高，而且他们的生活水平都不富裕，特别多见于孕妇及哺乳期妇女和学龄前儿童。 多吃豆类及白面地区的人们很少发生这种疾病。60 年代末，中国科学院克山病研究防治组进行了病区和非病区内外环境中微量元素硒的测定，发现病区的水和粮食中硒的含量明显低下，病区人群的血硒含量也低；而从水土含硒量低的病区到相邻的水土含硒量较高地区，其粮食中硒的含量也升高，克山病的发病也减少。 流行病学的研究证明，克山病地区的人群在补充微量元素硒以后，克山病可以得到预防。

---

3. 过量　过量的硒可引起中毒。我国湖北恩施地区和陕西紫阳县是高硒地区,20 世纪 60 年代,曾发生过人吃高硒玉米而急性中毒病例。主要症状是头发脱落和指甲变形,严重者可致死亡。

4. 膳食参考摄入量　中国营养学会提出的成人硒的推荐摄入量(RNI)为 60μg/d,可耐受的最高摄入量(UL)为 400μg/d。孕妇和哺乳期妇女由于胎儿发育、泌乳需要,需分别增加 5μg/d 和 18μg/d。

5. 食物来源　海产品、动物内脏(肝、肾)及肉类为硒的良好来源。谷物含硒量随该地区土壤而定,存在着较大差异。

案例分析

案例:

　　现在市面有比较多的富硒食品,如富硒大米、紫薯、玉米等。 有些人就会进入误区,觉得富硒的就是好的,盲目选择富硒食品。

分析:

　　硒的生理作用剂量和中毒剂量间距很小,一不小心很有可能就会出现过量的危险。 所以大家在补硒或选择富硒食品时,一定要计算下硒的摄入量。

（五）铜

铜是人体必需的微量元素,正常成人体内含铜总量为50~120mg,广泛分布于各种组织中。

1. **生理功能**　铜是人体许多重要酶的组成成分,它们影响人体的黑色素形成、结缔组织和弹性组织的结构、正常造血功能的维持、中枢神经系统的健康以及机体解毒作用。铜还是血浆铜蓝蛋白的组成成分,后者在血红蛋白形成中起作用。

2. **缺乏**　早产儿、长期使用肠外营养的病人、营养不良儿童和消化道障碍等均可能发生铜缺乏。铜缺乏可引起缺铜性贫血、心血管受损、中枢神经受损以及影响结缔组织机能和骨骼健康。发育期缺铜可导致骨畸形,老年缺铜易产生骨质疏松。

3. **过量**　由于膳食原因引起的铜中毒较为少见。人体急性铜中毒偶见于误食铜盐、食用铜污染的食物或饮料,摄入铜往往超过20g。毒性反应包括:口腔有金属味、流涎、上腹疼痛、恶心呕吐、严重腹泻等。

4. **膳食参考摄入量**　根据中国营养学会2013年制定的成人铜的推荐摄入量(RNI)为0.8mg/d,可耐受的最高摄入水平(UL)为8.0mg/d。

5. **食物来源**　铜广泛存在于各种食物中,含量丰富的有坚果、植物种子、肝、牡蛎等,在大豆制品、蟹肉、马铃薯、紫菜等中含量也较多,在稻米、水果、蔬菜、奶及奶制品中含量较低。通常成年人每天可以从膳食中得到约2.0mg铜,能够满足人体需要。食物中铜的平均吸收率为40%~60%。

（六）氟

正常人体内含氟总量为2~3g,大部分积存于骨骼及牙齿中,少量存在于内脏、软组织及体液中。

1. **生理功能**　氟的主要功能是增强骨与牙齿的结构稳定性,保护骨骼健康,防止龋齿发生。

(1)参与骨盐的形成:人体骨骼固体60%为骨盐(主要为羟磷灰石),氟能与骨盐结晶表面的离子进行交换,形成氟磷灰石而成为骨盐的组成部分。骨盐中含氟多时,骨质坚硬,而且适量的氟有利于钙、磷的利用及其在骨骼的沉积,加速骨骼的形成,维护骨骼健康。

(2)构建牙釉质:氟是牙齿的重要成分,氟被牙釉质中的羟磷灰石吸附后,在牙齿表面形成一层坚硬的、抗酸性、抗腐蚀性的氟磷灰石保护层。日常生活中我们也常使用含氟牙膏、口腔清洗剂等来预防龋齿。

2. **缺乏**　低氟地区的居民从饮水和食物中摄入氟不足时,会发生骨骼和牙齿发育不全,龋齿发病率高等。缺氟时,钙、磷的利用也会受到影响,可导致骨质疏松。

3. **过量**　但如果长期摄入过多氟可引起人体代谢障碍,出现氟中毒症状。除了食物中的氟以外,饮水中的氟对于人体氟的摄入量也是一个重要的来源。高氟地区水源中的氟可以达到3~5mg/L,是引起过量危害的因素之一。氟中毒症状主要有氟斑牙、氟骨症等。氟斑牙是慢性氟中毒时最先出现且最明显的症状,多发于恒牙,牙面无光泽,出现不透明斑块,或牙面呈黄褐色甚至黑色,或有牙缺损、牙釉质损失脱落等。氟骨症是氟中毒进一步验证的症状,出现骨骼疼痛、变形、骨折、骨软化症、骨质疏松等。

4. **膳食参考摄入量**　我国成人氟的适宜摄入量(AI)为1.5mg/d,可耐受的最高摄入量(UL)为3.5mg/d。

5. 食物来源　人体每日摄入的氟来自食物和饮水。食物和饮水中的氟摄入人体后,主要在胃部吸收。氟的吸收很快,吸收率也很高。饮水中的氟可完全吸收,食物中的氟一般吸收率为75%~90%。

一般情况下,动物性食品中氟高于植物性食品,海洋动物中氟高于淡水及陆地食品,茶叶、鱼及海产品都是高氟食品。饮用水也是氟的重要来源,但受地球化学环境影响较大,我国不同地区的天然水源中氟含量差异较大。

（七）铬

铬是人和动物必不可少的微量元素之一,正常人体内铬含量为6~7mg,主要存在于肝、脾和软组织中。除肺以外,各组织和器官中的铬浓度均随年龄而下降,因此老年人常有缺铬现象。

1. 生理功能　铬在体内具有加强胰岛素的作用,预防动脉粥样硬化、促进蛋白质代谢和生长发育等功能。铬的主要功能是帮助维持身体内正常的葡萄糖含量水平;此外,铬还影响脂肪的代谢,有降低血清胆固醇的作用,从而减少胆固醇在动脉壁的沉积;铬还可促进蛋白质代谢和生长发育。

2. 缺乏　铬缺乏的原因主要是摄入不足或消耗过多,其危害有生长迟缓、葡萄糖耐量损害、高葡萄糖血症等。

3. 过量　铬的毒性与其价态有关。金属铬没有毒,三价铬低毒,六价铬毒性最大。六价铬来源于工业生产,因此从事铬作业或吸入含铬浓度高的粉尘、烟雾或皮肤接触均可引起六价铬中毒。食物中的铬均为三价铬,其毒性非常低。

4. 膳食参考摄入量　中国营养学会2013年制定成人铬的适宜摄入量(AI)为30μg/d。

自然界和膳食中的铬绝大多数是三价铬,目前的研究资料不足以确定三价铬毒性的剂量-反应关系,故暂不制定UL。

5. 食物来源　膳食铬的丰富来源为肉类和鱼贝类,豆类、啤酒酵母、黑胡椒、动物肝脏以及啤酒等也是铬的良好来源。

（八）钼

人体各种组织都含钼,成人体内钼总量约为9mg,肝、肾中含量最高。

1. 生理功能　钼以多种钼金属酶发挥其生理功能。钼是黄嘌呤氧化酶/脱氢酶、醛氧化酶、亚硫酸盐氧化酶等的组成成分。

2. 缺乏　由于动物和人对钼的需要量很小且钼广泛存在于各种食物中,迄今尚未发现在正常膳食条件下发生钼缺乏症。

3. 过量　人体对钼有很强的内稳态机制,经口摄入钼化物中毒的数据很少,只有在口服大量的钼时才会出现中毒的迹象,包括腹泻、贫血、血尿酸水平升高等。

4. 膳食参考摄入量　2013年中国营养学会制定中国居民膳食钼参考摄入量,成人推荐摄入量(RNI)为100μg/d,可耐受的最高摄入量(UL)为900μg/d。

5. 食物来源　钼广泛存在于各种食物中,动物肝、肾中含量最丰富,谷类、坚果和干豆类也是钼的良好来源,但蔬菜、水果和鱼类中钼含量较低。

（九）锰

锰在人体中含量甚微,成人体内约为 10～20mg,分布在身体各种组织和体液中,骨骼中的锰含量约占身体锰总量的 40%。

1. 生理功能　锰在体内一部分作为金属酶的组成成分,一部分作为酶的激活剂起作用。含锰的酶有精氨酸酶、锰超氧化物歧化酶等,而木糖基转移酶、葡萄糖基转移酶、磷酸烯醇式丙酮酸羧激酶、谷氨酰胺合成酶则特异性地由锰激活。

2. 缺乏　由于人类对锰的需要量小,同时植物性食物中含有较丰富的锰。因此,迄今尚未发现人类在普通膳食条件下发生锰缺乏的报道。但有人提出,锰缺乏可能是人类的一个潜在的营养问题。锰缺乏可能与某些疾病有关。在骨质疏松、糖尿病、动脉粥样硬化、癫痫、创伤愈合不良的患者中存在膳食锰摄入少,血锰、组织锰低的问题。锰营养状况与这些疾病的关系是一个亟待研究的课题。

3. 过量　口服锰的毒性很小,因此也很少见到膳食摄入锰而发生中毒的报道。

4. 膳食参考摄入量　我国居民成人锰的适宜摄入量(AI)和可耐受的最高摄入水平(UL)分别为 4.5mg/d 和 11mg/d。

5. 食物来源　各类食物中普遍含有锰,谷类、坚果、叶菜类、茶叶中锰含量最丰富。精制的谷类、肉、鱼、奶类中锰含量比较少。动物性食物虽然锰含量不高,但吸收和存留较高,仍不失为锰的良好来源。

技能训练项目 1-5　铁营养缺乏状况评价

一、项目目标

掌握缺铁性贫血的症状和体征。

二、项目描述

张某生完孩子两个月,近期经常感到头晕、耳鸣、身体乏力,看上去面色苍白,担心是贫血,并期望得到建议。

三、项目实施

（一）工作准备

1. 在进行判断前,需要掌握铁缺乏的主要症状与体征。

2. 准备好膳食调查表、记录表、笔等。

（二）工作程序

程序 1　询问和膳食调查

询问最近饮食是否规律,食欲如何;做个简单的膳食调查,近期常摄取的食物种类和食物摄入量等,含铁丰富的食物大致摄入情况,以了解咨询对象的食物是否有缺铁的倾向,简单估算铁的摄入量。

程序 2　进行相关体格检查

观察张某的面色是否萎黄或苍白,是否发生口角炎,有无反甲,精神状态,有无心慌、气促、头昏等现象,是否畏寒,是否经常感冒等。

程序 3　建议患者进行必要的实验室检查

通过初步判断,可建议患者进行必要的实验室检查。实验室检查指标包括血红蛋白浓度、血清铁、血清白蛋白、血运铁蛋白、血清甲状腺素结合前白蛋白。

程序 4　询问病史获得相关信息

了解、分析相关病因:有无吸收不良或其他代谢疾病,近期有无服用影响食欲或抑制铁吸收的药物,对食物和营养相关知识的观念和态度等。询问时应注意获取导致缺铁性贫血原因的信息。

程序 5　考虑分析要点

症状/体征判断和考虑要点如技能表 1-5-1 所示。

技能表 1-5-1　缺铁性贫血的判断要点

营养评价	可能的判断指标(必须包括一个或更多)
个人史	(1)吸收不良 (2)其他代谢疾病 (3)服用影响食欲或抑制铁吸收的药物
临床表现	(1)心慌、气促、头昏 (2)畏寒、抵抗力下降 (3)口唇、甲床、黏膜苍白 (4)易疲劳
食物/营养史	报告或观察: (1)长期食物特别是动物性食物摄入不足 (2)节食或限制食物类别 (3)食物选择不当或不良的膳食行为
生化数据,临床检验	血红蛋白浓度、血清铁、血清白蛋白、血运铁蛋白、血清甲状腺素结合前白蛋白等指标下降 Hb:男性<130g/L,女性<120g/L

程序 6　膳食调整建议

根据判断结果和实验室检查情况,给出合适的建议:

(1)摄入富含铁的食物,主要有动物血、肝脏、大豆、黑木耳、芝麻酱、瘦肉、红糖、蛋黄、猪肾、干果等。

(2)平时多选择铁强化食品,获得一定的铁质来源。

(3)如缺铁情况严重,需要额外进行铁制剂的补充。

(4)提高食物铁的利用率。如膳食中增加维生素 C、维生素 B$_{12}$等以增加铁的生物利用率。注意避免同时摄入能干扰铁吸收的食物。

点滴积累 ∨

1. 常量元素包括钙、镁、钾、钠、磷、氯、硫等七种;微量元素包括铁、碘、锌、硒、铜、铬、氟、锰等二十种。

2. 矿物质的主要生理功能是:构成机体组织的成分;维持细胞内外渗透压和酸碱平衡;参与构成功能性物质;维持神经和肌肉的正常兴奋性和细胞膜的通透性。

3. 我国居民比较容易缺乏的矿物质为钙、铁、锌、硒、碘等。

目标检测

一、单项选择题

1. 缺锌患者应该多食用(　　)

　　A. 蛋类食物　　　　　　　B. 豆制品食物　　　　　C. 海产贝类食物　　　D. 水果

2. 碘在体内主要参与(　　)的合成

　　A. 皮质激素　　　　　　　B. 性激素　　　　　　　C. 肾上腺素　　　　　D. 甲状腺素

3. 下列食物中含铁量最低的是(　　)

　　A. 牛奶　　　　　　　　　B. 猪血　　　　　　　　C. 猪肝　　　　　　　D. 鱼

4. "克山病"的主要原因是由于缺乏(　　)引起的

　　A. 锌　　　　　　　　　　B. 碘　　　　　　　　　C. 硒　　　　　　　　D. 钼

5. 在下列膳食中,硒的良好来源是(　　)

　　A. 水果　　　　　　　　　B. 蔬菜　　　　　　　　C. 奶制品　　　　　　D. 动物内脏

6. 在儿童发育期,缺乏(　　)是患侏儒症的最主要原因

　　A. 碘　　　　　　　　　　B. 硒　　　　　　　　　C. 锰　　　　　　　　D. 铬

7. 下列矿物质中(　　)缺乏与贫血有关

　　A. 碘　　　　　　　　　　B. 铁　　　　　　　　　C. 硒　　　　　　　　D. 钙

8. 下列食物中,碘的最好食物来源为(　　)

　　A. 紫菜　　　　　　　　　B. 葡萄　　　　　　　　C. 猪肝　　　　　　　D. 糯米

9. 人体中氟缺乏时,会出现的相关症状为(　　)

　　A. 龋齿　　　　　　　　　B. 斑釉症　　　　　　　C. 氟骨病　　　　　　D. 损伤免疫功能

10. (　　)不是青少年易缺的营养素

　　A. 钾　　　　　　　　　　B. 钙　　　　　　　　　C. 铁　　　　　　　　D. 锌

二、多项选择题

1. 下面说法正确的是(　　)

　　A. 血红素铁主要存在于植物性食品中

　　B. 血红素铁在肠内的吸收并不受膳食因素的影响

　　C. 非血红素铁主要存在于植物性食品中

　　D. 无论是血红素铁还是非血红素铁均受植酸、草酸盐的影响

　　E. 铁的吸收与体内铁的需要量有关

2. 碘缺乏后可致(　　)

　　A. 克汀病　　　　　　　　B. 皮炎　　　　　　　　C. 智力障碍

　　D. 侏儒　　　　　　　　　E. 食欲不振

3. 锌的良好食物来源为(　　)

  A. 贝壳类　　　　　　　B. 深绿色蔬菜　　　　　C. 红色肉

  D. 动物内脏　　　　　　E. 豆类

4. 钾在下列哪些食物中含量丰富(　　)

  A. 肥瘦牛肉　　　　　　B. 黄豆　　　　　　　　C. 蔬菜

  D. 河虾　　　　　　　　E. 蘑菇

5. 下列哪些因素可以促进钙的吸收(　　)

  A. 维生素 D　　　　　　B. 乳糖　　　　　　　　C. 赖氨酸

  D. 脂肪酸　　　　　　　E. 植酸

第七节　人体对维生素的需要

导学情景 ╲╱

情景描述

  现代社会,人们生活节奏快,不注重饮食,有的人长时间摄入加工食品、快餐;有的人为了减肥或者保持身材,只吃素食;有的人过分追求口感,肉食摄入过多,不喜欢吃蔬菜和水果。在不缺乏食物的今天,反而更容易出现维生素缺乏的问题。

学前导语

  维生素是什么? 在人体中发挥怎样的功能? 缺乏维生素会出现哪些病症? 我们又该如何保证摄入充足的维生素? 这些都将是本节我们一起学习的内容。

一、概述

  维生素是维持人体正常物质代谢和某些特殊生理功能不可缺少的一类低分子有机化合物。它们化学结构不同、生理功能各异,每种维生素履行着特殊的功能。

（一）维生素的共同特点

1. 维生素是维持机体生命活动过程中所必需的微量的有机化合物　这里要强调两个词,一是必需,维生素是人体必需的六大营养素之一,是维持机体生命活动过程所必需的,摄入不足时可产生特异性的营养缺乏症;二是微量,相对于蛋白质、脂类、碳水化合物三大类宏量营养素而言,人体对维生素的日需要量少,一般以 mg 或 μg 计。

2. 维生素在机体内既不提供能量,也不是机体的构造成分　和矿物质一样,维生素不能为机体提供能量。但和矿物质不同的是,维生素不是构成各种组织的主要原料,其主要功能是调节物质代谢、促进生长发育和维持生理功能等。

3. 大多数维生素不能在体内合成　少数可由机体合成,如人体皮下的 7-脱氢胆固醇在紫外线照射下可以合成维生素 D;必需氨基酸色氨酸可以转化为烟酸;正常成人的肠道菌群可以合成维生素 K。但一般来讲,合成的量并不能完全满足机体需要,还是需要从食物中来摄取。

（二）维生素的命名

第一种命名系统是按历史发现顺序来命名，以英文字母顺序命名，如维生素 A、维生素 B、维生素 C、维生素 D、维生素 E、维生素 K 等。

第二种命名系统是按化学结构来命名。如维生素 A 又名视黄醇；维生素 B_2 又名核黄素；维生素 B_1 分子结构中含有硫，又含有氨基，所以又称硫胺素。

第三种命名方法是按其特有的生理功能和治疗作用来命名的。如抗干眼病维生素指的是维生素 A；维生素 C 又称抗坏血酸，因为维生素 C 缺乏会导致坏血病；当维生素 B_1 缺乏时会引起脚气病，所以维生素 B_1 又称抗脚气病因子。

（三）维生素的分类

维生素按照在油脂和水中的溶解性不同可以大致分为两类：脂溶性维生素和水溶性维生素。脂溶性维生素是由长的碳氢链或稠环组成的聚戊二烯化合物，包括维生素 A、维生素 D、维生素 E、维生素 K。水溶性维生素包括 B 族维生素和维生素 C，其中 B 族维生素包括维生素 B_1、维生素 B_2、烟酸、维生素 B_6、泛酸、生物素、叶酸、维生素 B_{12} 等。

溶解性不同，导致脂溶性维生素和水溶性维生素在特性上有较大不同。

脂溶性维生素的共同特点是：①化学组成仅含碳、氢和氧，可溶于油脂和脂溶剂，不溶于水；②在食品中与脂类共同存在，随脂肪经淋巴系统吸收，随胆汁少量排出，摄入后大部分储存在脂肪组织中；③缺乏症状的出现缓慢，营养状况不能用尿值进行评价，大剂量摄入时易引起中毒。

水溶性维生素的共同特点是：①化学组成除碳、氢、氧外，还有氮、硫、钴等元素，溶于水，不溶于油脂和脂溶剂；②在满足机体需要后的多余部分随尿排出，在体内仅有少量储存，正是由于不能在机体内贮存，所以每日的饮食均需提供；③绝大多数是以辅酶或辅基形式参与各种酶系统，在中间代谢的很多环节发挥重要作用；④缺乏症状的出现较快，营养状况大多可通过血、尿值进行评价，毒性很小。

二、脂溶性维生素

（一）维生素 A

维生素 A 又称视黄醇，是指具有视黄醇生物活性的一大类物质。来源于动物体内的维生素 A 包括视黄醇、视黄醛、视黄酸；存在于植物中、在人体内可以转化成维生素 A 的类胡萝卜素称为维生素 A 原，如 α-胡萝卜素、β-胡萝卜素、γ-胡萝卜素等。维生素 A 和维生素 A 原对碱和热稳定，但易被氧化和被紫外线破坏，当食物中含有磷脂、维生素 E、维生素 C 或者其他抗氧化剂时，视黄醇和胡萝卜素较为稳定，密封、低温冷冻组织中的维生素 A 可以稳定存在几年，脂肪酸败可使维生素 A 严重破坏。

1. 生理功能

（1）构成视觉细胞内感光物质：人视网膜的视杆细胞内含有感光物质视紫红质，它由 11-顺式视黄醛和视蛋白结合而成，对维持眼睛的视觉功能尤其暗视觉十分重要。当视紫红质感光时，视色素中的 11-顺式视黄醛光致异构化转变成全反视黄醛，并与视蛋白分离而失色，这一光异构变化同时可引起视杆细胞的钙离子通道开放,Ca⁺迅速流入细胞并激发神经冲动,经传导到大脑后产生视觉。在维生素 A 缺乏时,必然引起 11-顺式视黄醛的补充不足,视紫红质合成减少,对弱光敏感性降低,日光适应能力减弱,严重时会发生夜盲症。视黄醇参与视觉形成中的循环过程见图 1-7-1。

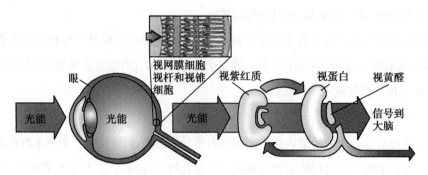

图 1-7-1 视黄醇参与视觉形成中的循环过程

(2)调节上皮细胞的增殖和分化:维生素 A 能保证上皮细胞中糖蛋白的正常合成,从而促进上皮细胞正常生长和分化,维持细胞的正常结构和功能。维生素 A 缺乏时,会引起上皮组织的改变,如腺体分泌减少,上皮干燥、增生、角化。

(3)增强免疫功能:维生素 A 可能通过增强巨噬细胞和自然杀伤细胞的活力以及改变淋巴细胞的生长或分化而提高免疫功能。维生素 A 能够促进上皮细胞的完整性和分化,也有助于抵抗致病因子的侵袭。

(4)促进生长发育:维生素 A 参与 RNA、DNA 的合成,对细胞分化、组织更新有重要影响。视黄醇和视黄酸在胚胎发育和骨骼、牙齿形成过程中起重要作用,促进儿童正常生长。

(5)防癌抗癌:实验发现维生素 A 和 β-胡萝卜素具有防癌抗癌作用,其机制可能与其调节细胞分化、增殖和凋亡以及其抗氧化功能有关。

2. 吸收与代谢 食物中的维生素 A 大都以酯的形式存在,在小肠中的胆盐和胰酯酶作用下,水解成视黄醇、类胡萝卜素和相应的脂肪酸,然后再与其他脂溶性成分形成胶粒,在小肠被吸收。被吸收的视黄醇大部分在小肠黏膜细胞内酯化,并与少量未经酯化的视黄醇、胡萝卜素一起参与形成乳糜微粒,通过淋巴系统进入血液循环,转运至肝脏后主要以酯的形式贮存在肝脏的实质细胞和星状细胞中。

维生素 A 在体内依次被氧化成视黄醛、视黄酸,然后分解为其他代谢产物,排出体外。视黄醛还可还原成视黄醇,但视黄酸无法还原成视黄醛。维生素 A 在体内被氧化成的代谢产物与葡萄糖醛酸苷结合后由胆汁进入肠道随粪便排出。大约 30% 的代谢产物由肾脏排泄,类胡萝卜素主要由胆汁排泄。

▶▶ 课堂讨论

一位妈妈为了给维生素 A 缺乏的 8 个月大的宝宝补充维生素 A,她选择将胡萝卜蒸熟,捣成胡萝卜泥的自制辅食喂养宝宝,你觉得她的做法合理吗?

3. 缺乏　维生素 A 缺乏是发展中国家常见的营养问题,3~12 岁的儿童及青少年较多见,男性多于女性。维生素 A 缺乏的基本体征如下:

(1)眼部症状:维生素 A 最早出现的症状是眼部症状,出现眼睛干燥、畏光、流泪,又称干眼症;维生素 A 缺乏时间较长后,在眼睑部球结膜靠近角膜缘处,有灰白色微小泡沫状小点散在于表面,随后集成圆形或三角形,表面微隆起、干燥,即为毕脱斑。毕脱斑具有特征性,对维生素 A 缺乏的诊断具有参考意义。进一步发展就会出现夜盲症,在黑夜中看不见东西。严重缺乏时引起角膜软化,最终导致失明。

(2)皮肤症状:典型症状为皮肤干燥,也会有毛囊性角化症状,皮肤与皮脂腺角质化,造成微粒状突起,类似鸡皮疙瘩。

(3)骨骼系统:维生素 A 缺乏时,在儿童表现为骨组织停止生长,发育迟缓。也可出现牙齿生长缓慢,易发生龋齿。

(4)生殖功能:维生素 A 缺乏时可影响女性受孕或导致胎儿畸形和死亡;男性则会出现精子减少,性激素合成障碍,从而影响生殖功能。

(5)免疫功能:维生素 A 缺乏可使机体细胞免疫功能低下,患儿呼吸道容易发生感染等。

▶▶ **边学边练**

16 岁女孩小敏,热衷减肥,偏食厌食,体型偏瘦。最近,常到傍晚就看不清东西,还出现畏光、流泪现象,皮肤干燥。期望得到建议,改善状况。详见本章技能训练项目 1-6 维生素 A 缺乏的判断与膳食建议。

4. 过量　过量摄入维生素 A 可引起中毒和致畸毒性。

一次或多次连续摄入大剂量的维生素 A 可引起急性中毒。其早期表现包括恶心呕吐、视觉模糊、肌肉失调。这些表现常是短暂的,数日即消失。当剂量极大时,在下一周接着进入第二期,出现嗜睡、食欲消失、不爱活动、鳞片样脱皮和反复呕吐。其末期的表现包括昏迷、惊厥和呼吸不正常,甚至死亡。

由于几周到几年内反复服用过量维生素 A,可引起慢性中毒,常表现为头痛、脱发、肝大、皮肤瘙痒、复视。

孕期尤其是孕早期维生素 A 摄入过量可引起胎儿畸形,尤其值得引起注意。

日常生活中也常出现由于大量摄入富含胡萝卜素的食物,如番茄、胡萝卜、南瓜而引起皮肤黄染、血浆类胡萝卜素含量升高的案例。停止食用后,症状消失。

5. 膳食参考摄入量　膳食维生素 A 的来源包括动物性食物的类视黄醇和植物性食物的维生素 A 原类胡萝卜素,两者具有不同的维生素 A 活性。食物中全部具有视黄醇活性的物质常用视黄醇活性当量(RAE)表示。

各维生素 A 食物来源的换算关系如下:

1 个视黄醇活性当量(μgRAE)

                = 1μg 全反式视黄醇

                = 2μg 溶于油剂的纯品反式 β-胡萝卜素

                = 12μg 膳食全反式 β-胡萝卜素

                = 24μg 其他膳食维生素 A 原类胡萝卜素

因此,膳食 RAE 的计算方法为:

膳食 μgRAE = 膳食或补充剂来源全反式视黄醇(μg)+1/2 补充剂纯品全反式 β-胡萝卜素(μg)+1/12 膳食全反式 β-胡萝卜素(μg)+1/24 其他膳食维生素 A 原类胡萝卜素(μg)。

我国居民膳食维生素 A 的 RNI 为成年男性 800μgRAE/d,女性 700μgRAE/d,UL 为 3000μgRAE/d。孕妇由于胎儿体内要有维生素 A 的储备,所以建议从孕中期开始,在原有基础上再增加 70μgRAE/d;哺乳期妇女维生素 A 的需要量主要考虑乳汁分泌,在原有基础上再增加 600μgRAE/d。《中国居民营养素参考摄入量(2013 版)》中维生素 A 的推荐摄入量(RNI)如表 1-7-1 所示。

6. 食物来源 维生素 A 最好的食物来源是动物肝脏,乳制品、鸡蛋、鱼油等也含有较丰富的维生素 A。维生素 A 原的良好来源是胡萝卜、红薯、深绿色蔬菜、玉米、芒果和柑橘等。

表 1-7-1 中国居民膳食维生素 A 参考摄入量(μgRAE/d)

人群	RNI		UL	人群	RNI		UL
	男	女			男	女	
0 岁~	300(AI)		600	14 岁~	820	630	2700
0.5 岁~	350(AI)		600	18 岁~	800	700	3000
1 岁~	310		700	孕妇(早)	—	+0	3000
4 岁~	360		900	孕妇(中)	—	+70	3000
7 岁~	500		1500	孕妇(晚)	—	+70	3000
11 岁~	670	630	2100	哺乳期妇女	—	+600	3000

(二) 维生素 D

维生素 D 是指具有钙化醇生物活性的一类物质的总称,可分为维生素 D_2(麦角钙化醇)和维生素 D_3(胆钙化醇)。人体在晒太阳时,维生素 D_2 可由体内的麦角固醇在紫外线作用下转化生成,维生素 D_3 可由皮肤中的 7-脱氢胆固醇在紫外线作用下转化生成。维生素 D 溶于脂肪和有机溶剂,化学性质比较稳定,在中性和碱性溶液中耐热,但在酸性溶液中则逐渐分解。

1. 生理功能 维生素 D 在体内肝脏和肾脏羟化后形成其活性形式 1,25-$(OH)_2D_3$,并被运输至小肠、肾、骨等靶器官以发挥其生理功能。

(1)促进小肠对钙吸收:转运至小肠的维生素 D 可以促进小肠黏膜上皮中钙结合蛋白的合成,促进钙的吸收。

(2)促使骨、软骨及牙齿的矿化作用:维生素 D 可以增加机体对钙、磷的利用,促进骨、软骨及牙齿的矿化,维持正常生长发育。

（3）维持血钙水平：$1,25\text{-}(OH)_2D_3$ 与甲状旁腺素、钙、磷共同调节机体血钙平衡。当血钙水平低下时，甲状旁腺素水平升高，$1,25\text{-}(OH)_2D_3$ 生成增加，通过其对靶器官的作用以增高血钙水平；当血钙过高时，促使甲状旁腺产生降钙素，阻止钙从骨中溶出，增加钙、磷从尿中的排出。

（4）促进肾脏对钙、磷的重吸收：$1,25\text{-}(OH)_2D_3$ 能直接作用于肾脏，促进肾小管对钙、磷的重吸收，减少丢失。

2. 吸收与代谢 食物中的维生素 D 进入小肠后，在胆汁的作用下与其他脂溶性物质一起形成胶团被动吸收入小肠黏膜细胞。吸收后的维生素 D 掺入乳糜微粒经淋巴系统进入血液循环。在皮肤中产生的维生素 D_3 缓慢扩散进入血液。从两种途径获得的维生素 D_3 在肝脏内经维生素 $D_3\text{-}25\text{-}$羟化酶催化生成 $25\text{-}(OH)D_3$；然后再被转运至肾脏，进一步羟化产生 $1,25\text{-}(OH)_2D_3$ 和 $24,25\text{-}(OH)_2D_3$。这两种羟基代谢物及其所有代谢产物经血液转运至靶器官。

维生素 D 在体内主要分布于脂肪组织中，其次为肝脏等。维生素 D 主要在肝脏代谢，形成极性较强的代谢产物与葡萄糖苷酸结合后，随胆汁入肠排出。

3. 缺乏 维生素 D 缺乏可引起肠道钙和磷吸收减少，肾小管对钙和磷的重吸收减少，造成骨骼和牙齿的矿化异常、骨骼畸形等病症。

（1）佝偻病：在婴幼儿期，容易引起骨骼变软和弯曲变形，导致"X"形或"O"形腿，"鸡胸"或"凹胸"等。佝偻病常见于 3 岁以内的小儿，1 岁以内最多见。户外活动少，尤其是冬季不能坚持户外活动的婴幼儿发病率高，发病率北方高于南方。

（2）骨质软化症：孕妇、哺乳期妇女和老人主要表现为骨质软化，容易变形，如孕妇骨盆变形可致难产。

ER 1-1

佝偻病症状

（3）手足抽搐症：血清钙水平降低时可引起肌肉痉挛、小腿抽筋、惊厥等。

（4）骨质疏松症：老年人由于体内维生素 D 水平低，常引起骨质疏松及骨折，是威胁老年人健康的主要疾病之一。

4. 过量 膳食来源的维生素 D 一般不会导致过量。但过量摄入维生素 D 补充剂可以引起高钙血症和高钙尿症，中毒症状包括食欲不振、体重减轻、恶心、呕吐、腹泻、头痛、多尿、烦渴、发热等，以致发展成动脉、心肌、肺、肾、气管等软组织转移性钙化和肾结石，严重的维生素 D 中毒可导致死亡。预防维生素 D 中毒最有效的方法是避免滥用。

5. 膳食参考摄入量及食物来源 食物或补充剂中维生素 D 常用国际单位（IU）或微克（μg）表示。它们的换算关系是：

1IU 维生素 $D_3 = 0.025μg$ 维生素 D_3，即 1μg 维生素 $D_3 = 40IU$ 维生素 D_3。

鱼肝油含有丰富的维生素 D，其制剂可作为婴幼儿维生素 D 的补充剂。动物性食物是天然维生素 D 的主要来源，如含脂肪高的海鱼和鱼卵，其他如肝脏、蛋黄、奶油和乳酪中维生素 D 的含量也相对较多。瘦肉、坚果、人乳和牛乳中维生素 D 含量较低。

经常晒太阳是人体廉价获得充足有效的维生素 D_3 的最好途径。成年人只要经常接触阳光，一般不会发生维生素 D 的缺乏。

我国成年居民维生素 D 的推荐摄入量（RNI）为 10μg/d，可耐受的最高摄入量（UL）为 50μg/d。

知识链接

婴儿枕秃现象

　　婴儿的枕部,也就是脑袋跟枕头接触的地方,有一圈头发稀少或没有头发的现象叫枕秃。引起枕秃的原因是多方面的,客观原因可能是枕头太硬,或者多汗头痒摩擦所致;生理原因可能是妈妈孕期营养摄入不够导致缺乏维生素 D、缺钙或者佝偻病的前兆。如果诊断并非钙摄入不足,则很有可能是缺乏维生素 D,进而引起钙吸收障碍所致。那又该如何改善呢?

　　1. 晒太阳　小孩需要到户外多晒晒太阳,紫外线的照射可以使人体自身合成维生素 D,这是最天然的一种方法。

　　2. 补充维生素 D　如果遇到不适合外出的季节,可以根据医嘱,额外补充适量的维生素 D 制剂,以满足身体需要。

　　3. 食补　对于已经开始接触辅食的宝宝来说,可以通过各种食物来补充维生素 D,如肝泥、蛋黄等。

(三)维生素 E

　　维生素 E 又称生育酚,是具有 α-生育酚活性的生育酚和三烯生育酚的总称,包括 α、β、γ、δ-生育酚和 α、β、γ、δ-生育三烯酚。其中 α-生育酚的生理活性最高,通常以它作为维生素 E 的代表进行研究。α-生育酚是黄色油状液体,对热和酸稳定,对氧十分敏感,在油脂酸败时易被破坏,烹调对食物中维生素 E 破坏一般不大。

1. 生理功能

　　(1)抗氧化作用:维生素 E 是强抗氧化剂,可保护细胞膜上的多不饱和脂肪酸、细胞骨架及蛋白质的巯基免受自由基的攻击。生育酚分子与自由基起反应后,自身被氧化成生育酚羟自由基,即氧化型维生素 E。氧化型维生素 E 在维生素 C、谷胱甘肽和 NADPH 的参与下重新还原生成还原型生育酚。体内抗氧化功能是由复杂的体系共同完成的,维生素 E 是抗氧化体系的重要组成成分。

　　(2)维持动物的生殖功能:维生素 E 是维持动物生殖机能的必需物质。维生素 E 缺乏时,实验动物会出现睾丸萎缩、上皮细胞变性、孕育异常,但在人类尚未发现因维生素 E 缺乏而出现的不孕症。

　　(3)预防衰老:随着年龄的增长,体内细胞中某些成分被氧化分解后沉积的脂褐质不断增加,形成所谓老年斑。补充维生素 E 可减少细胞中的脂褐质形成,改善皮肤弹性,使性腺萎缩减轻,提高免疫能力。因此,维生素 E 在预防衰老中的作用日益受到重视。

　　(4)增强机体免疫功能和抑制肿瘤发生:维生素 E 可维持淋巴细胞的正常功能,增强机体免疫能力;维生素 E 能阻断胃中亚硝胺的合成;维生素 E 还能保护细胞膜、细胞核和染色体免受致癌物的攻击。

　　2. 吸收与代谢　维生素 E 在小肠吸收,吸收率为 20%~40%,影响脂肪吸收的因素也可影响维生素 E 的吸收。吸收后的维生素 E 主要经乳糜微粒转运至肝脏,储存在肝脏、脂肪和肌肉组织。维生素 E 主要经胆汁排出,部分代谢产物可经尿排泄。

　　3. 缺乏与过量　维生素 E 缺乏较少见,但可出现在低体重的早产儿、脂肪吸收障碍的患者。缺乏维生素E时,可出现视网膜退行性改变、蜡样质色素积聚、溶血性贫血、肌无力、神经退行性病变、小脑共济失调等。

维生素E的毒性相对较小,但补充维生素E制剂应以每天不超过400mg为宜。长期过量服用维生素E可引起各种疾病,其中较严重的有血栓性静脉炎或肺栓塞,或两者同时发生。这是由于大剂量维生素E可引起血小板聚集造成的。维生素E摄入过量还可引起乳房肥大、头痛、头晕、眩晕、视力模糊、肌肉衰弱、皮肤干裂、唇炎、口角炎、荨麻疹、血压升高等症状,停药后可减轻症状或者恢复正常。

4. 膳食参考摄入量及食物来源　维生素E含量丰富的食物有植物油、麦胚、坚果、豆类和谷类等。肉类、鱼类等动物性食品和水果、蔬菜中含量很少。

维生素E的活性常用α-生育酚当量(α-TE)表示,膳食中总α-TE当量(mg) = 1×α-生育酚(mg) +0.5×β-生育酚(mg) +0.1×γ-生育酚(mg) +0.02×δ-生育酚(mg) +0.3×α-三烯生育酚(mg)。

《中国居民膳食营养素参考摄入量(2013版)》中,成人膳食维生素E的推荐摄入量(RNI)为14mg α-TE/d,可耐受的最高摄入量(UL)为700mg α-TE/d。

知识链接

维生素E与更年期

维生素E具有抗氧化的作用,能够抗衰老。补充维生素E,辅以饮食指导,对高血脂、高血压、更年期综合征、动脉硬化及植物神经功能紊乱等均有疗效。慢性维生素E缺乏会导致子宫内膜及子宫肌肉萎缩,身体肌肉萎缩变性,脂褐质沉积,胆固醇含量增高,动脉纤维变性、钙化。每天补充200mg维生素E,还能增加衰老机体T细胞的免疫功能指数,推迟机体免疫系统的衰老过程,达到增强免疫作用。所以,更年期最好适量补充维生素E。

(四)维生素K

维生素K具有凝血能力,又称为凝血维生素,包括维生素K_1、K_2、K_3和K_4,是甲萘醌衍生物的总称。天然产物K_1存在于绿叶菜和动物肝脏,K_2是由人体肠道内细菌合成的,K_3、K_4是人工合成的。维生素K溶于有机溶剂,对热和空气较稳定,但在光照及碱性条件下易被破坏。

1. 生理功能　维生素K的生理功能是促进肝脏生成凝血酶原,从而具有促进凝血的作用。肝脏中存在凝血酶原前体,它并无凝血活性,维生素K的作用在于将此凝血酶原前体转变成凝血酶原。

维生素K在凝血酶原(因子Ⅱ)和凝血因子Ⅶ、Ⅸ、Ⅹ的合成中是必需的复合因子。维生素K还有助于无活性蛋白质的谷氨酸残基的γ-羧化作用,这些羧化谷氨酸残基对钙和磷酸酯与凝血酶原的结合是必要的。

2. 吸收与代谢　食物中的维生素K由小肠吸收进入淋巴系统,其吸收取决于胰腺和胆囊的功能,在正常情况下约40%～70%可被吸收。维生素K在人体内的半衰期比较短,约为17小时。

3. 缺乏与过量　维生素K缺乏的症状是由于凝血酶原和其他凝血因子不足导致凝血障碍,包括伤口出血、大块皮下出血和中枢神经系统出血。对成人而言,正常饮食提供的和肠道细菌合成的维生素K已经足够,所以不需要额外补充。相对于成人,新生儿比较容易出现维生素K不足。因为新生儿体内维生素 K 储存量少,且尚未建立肠道菌群,无法像成年人一样自身合成,所以常出现新生儿出血症,尤其是早产儿。所以在婴儿出生时医生适当补充维生素 K。

目前,动物或人群研究均未显示从食物或补充剂摄入维生素 K 会对机体造成不良影响,因此暂不制定 UL 值。

4. 膳食参考摄入量及食物来源　富含维生素 K 的食物有紫苜蓿、菠菜、卷心菜等绿色蔬菜以及动物的肉、蛋、奶或者富含乳酸菌的食品等。人体小肠内的细菌也可以合成部分维生素 K。另外,人工合成的维生素 K,更有利于人体吸收,并已广泛用于医疗。

《中国居民膳食营养素参考摄入量(2013 版)》中成人膳食维生素 K 的适宜摄入量(AI)为 80μg/d。

三、水溶性维生素

(一) 维生素 B_1

维生素 B_1 又称硫胺素、抗神经炎因子、抗脚气病因子。极易溶于水,在酸性环境中较稳定,碱性环境中不稳定,易被氧化而失去活性。

1. 生理功能

(1)参与碳水化合物及能量的代谢:维生素 B_1 在体内的活性形式是焦磷酸硫胺素(TPP),作为丙酮酸脱氢酶系和转酮醇酶的辅酶,参与碳水化合物代谢和能量的生成。

(2)促进胃肠道蠕动和增进食欲:乙酰胆碱有促进胃肠蠕动和腺体分泌的作用,维生素 B_1 能抑制胆碱酯酶的活性,减少乙酰胆碱的水解,有利于维持胃肠道功能,引起食欲。

(3)对神经系统的影响:焦磷酸硫胺素在神经元细胞内富集,可通过改变大脑细胞膜的通透性来调节大脑的氯化物及水解作用;焦磷酸硫胺素还可影响神经系统碳水化合物的代谢和能量供应。

2. 吸收与代谢　维生素 B_1 主要在空肠和回肠吸收。进入人体后,在硫胺素焦磷酸激酶、TPP-ATP 磷酸转移酶及硫胺素焦磷酸酶的参与下形成硫胺素磷酸化合物,其中大约 80% 为焦磷酸硫胺素。维生素 B_1 主要通过尿排出,汗液中排泄量极少。

3. 缺乏　维生素 B_1 摄入缺乏可出现下肢软弱无力、恶心、食欲差、淡漠、沮丧、心电图异常等症状,长期缺乏则可导致脚气病,有以下几种类型:

(1)干性脚气病:以神经系统的周围神经炎症状为主,表现为指(趾)端麻木、肌肉酸痛、压痛,以腓肠肌为甚。膝反射先亢进后减弱甚至消失,甚至出现垂腕、垂足。

(2)湿性脚气病:最突出的症状是水肿,由下肢开始遍及全身,严重者出现心包积液、右心室扩大、心悸、心动过速、心力衰竭,甚至死亡等。

(3)婴儿脚气病:多由于孕妇、哺乳期妇女缺乏维生素 B_1 而引起,常发生于出生 2~5 月龄的婴儿。发病急,病情重,发病初期可出现食欲减退、呕吐、便秘或腹泻;晚期则表现为心血管症状,可出现发绀、心脏扩大、肝脏充血瘀血,严重时可发生强直性痉挛、昏迷甚至死亡。

酒精会影响焦磷酸硫胺素的合成,所以长期酗酒会引起维生素 B_1 严重缺乏症,表现为脑性脚气病综合征。主要症状有神经组织受损、出现记忆力消失、眼球振颤、精神错乱等症状,如未及时治疗,常死于心力衰竭(死亡率达 90%)。

4. 过量 因过量摄入维生素 B_1 所导致的毒性反应尚不多见。

知识链接

维生素 B_1 缺乏的主要原因

1. 维生素 B_1 摄入不足 如长期食用精白米、面，因加工过细使食物中的维生素 B_1 损失或破坏较多。 因为谷类中的维生素 B_1 含量丰富，是膳食维生素 B_1 的主要来源。 但谷类中的维生素 B_1 主要分布在糊粉层中，在加工碾磨过程中，会有相当一部分进入谷糠中而损失。 加工越细，精度越高，维生素 B_1 损失就越多。 从调查数据来看，维生素 B_1 缺乏多发生在以精碾白米为主食的地区。

2. 机体对维生素 B_1 的吸收或利用障碍 如长期腹泻、肝肾疾病及酗酒影响焦磷酸硫胺素的合成。

3. 机体处于特殊生理状态 如妊娠、哺乳、高温环境等应激状态、甲状腺功能亢进等病理状态，机体对维生素 B_1 的需要量增加。

4. 烹调食用不当引起损失 维生素 B_1 极易溶于水，因此在烹调加工时常引起损失，如捞米饭时弃米汤；又如在淘米时，大米中所含的维生素 B_1 就会随着淘米浆水而流失。 另外，维生素 B_1 在碱性中不稳定，在酸性中稳定，所以要避免在碱性环境中烹调（如在煮粥、煮豆、焯菜时不宜放碱），能加酸的尽量加酸。

---

5. 膳食参考摄入量及食物来源 维生素 B_1 在天然食物中广泛存在，动物内脏、肉类及未加工的粮谷类中含量丰富，而蛋类、乳类、水果、蔬菜中含量较低。

《中国居民膳食营养素参考摄入量（2013 版）》中，我国居民膳食维生素 B_1 的推荐摄入量（RNI），男子为 1.4mg/d，女子为 1.2mg/d。

案例分析

案例：

某公司男职员，35 岁，身高 175cm，体重 65kg。 有近十年的饮酒史，现常常感到四肢肌肉无力，有时下肢肌肉有疼痛，手脚有针刺、蚁行感，并伴有记忆力减退。 临床印象：脚气病。 请您为他提供饮食指导建议。

分析：

案例中的男子可能是维生素 B_1 缺乏。

饮食建议：

（1）常吃富含维生素 B_1 的食物如粗粮、麸皮、动物内脏等。

（2）适当食用强化维生素 B_1 的强化食品。

（3）如缺乏严重，可考虑服用营养素补充剂。

（4）纠正不良的饮食习惯，做到食物种类多样化、不偏食；改掉长期饮酒的不良习惯。

（5）烹饪中采用科学的烹饪方式以减少维生素的损失，如蔬菜先洗后切，加醋、慎用碱，适当勾芡，科学淘米等。

（二）维生素 B_2

维生素 B_2 又称核黄素,微溶于水,在酸性及中性环境中对热稳定,但在碱性环境中易被热和紫外线破坏。食物中的核黄素以结合及游离两种形式存在,游离状态的核黄素容易被日光和热破坏,而结合状态比较稳定。

1. 生理功能

（1）参与体内生物氧化与能量代谢:维生素 B_2 以黄素单核苷酸（FMN）和黄素腺嘌呤二核苷酸（FAD）的辅酶形式参与氧化还原代谢反应,参与电子传递,在氨基酸、脂肪酸、碳水化合物的代谢中均发挥重要作用,使其逐步释放能量供细胞利用,维护皮肤和黏膜的完整性。

（2）参与维生素 B_6 和烟酸的代谢:FAD 和 FMN 分别作为辅酶参与色氨酸转变为烟酸、维生素 B_6 转变为磷酸吡哆醛的过程。

（3）其他:FAD 作为谷胱甘肽还原酶的辅酶,参与体内的抗氧化防御系统,维持还原性谷胱甘肽的浓度;FAD 与细胞色素 P450 结合,参与药物代谢;提高机体对环境应激适应能力等。

2. 吸收与代谢 食物中的维生素 B_2 主要与黄素蛋白结合生成复合物,经焦磷酸酶、蛋白酶水解后,主要在小肠上部吸收。胃酸是影响其吸收的重要因素。维生素 B_2 很少在体内贮存,主要随尿液排出。

3. 缺乏 维生素 B_2 缺乏,早期出现疲倦、乏力、口腔疼痛,眼睛出现瘙痒、灼烧感,继而出现口腔和阴囊病变,称为"口腔生殖综合征",包括舌炎、唇炎、口角炎、皮炎、阴囊炎等。

（1）眼睛:怕光、流泪、视物模糊、球结膜充血、角膜周围血管增生、睑缘炎等。

（2）口腔:多表现为唇炎、口角炎、舌炎等。

（3）皮肤:常见脂溢性皮炎,多见于皮脂分泌旺盛部位如鼻翼窝、耳后、眼外眦、乳房下、腋下、腹股沟等处。患处可出现轻度红斑,覆盖黄色脂状鳞片。

ER-1-2

口角炎

（4）其他:维生素 B_2 缺乏还可导致缺铁性贫血,影响生长发育,妊娠期缺乏可导致胎儿骨骼畸形。

知识链接

营养不良性口角炎

营养不良性口角炎表现为双侧口角湿白色,糜烂或溃疡,有横的沟裂,甚者自口角向口内黏膜或口周皮肤延伸,沟裂深浅、长短不一,疼痛不明显,口角常在受刺激时疼痛,常伴有唇干燥、裂纹,偶见鳞屑,唇微肿,舌背平滑,丝状乳头萎缩,水肿肥厚的菌状乳头散在分布,舌缘常有齿痕,还常伴发唇炎、舌炎。

患者一般应给予维生素 B_2 治疗,一般口服复合维生素 B 族,因在维生素 B_2 缺乏时烟酸及维生素 B_6 也往往缺乏。 同时,加强局部护理,口角局部可用龙胆紫涂抹,保持清洁卫生。

---

4. 过量 维生素 B_2 溶解度小,肠道吸收有限,体内又不能大量贮存。目前尚无因维生素 B_2 摄入过量产生毒性的报道。

5. 膳食参考摄入量及食物来源 不同食物中维生素 B_2 含量差异较大,动物性食品中含量高于植物性食品,动物肝脏、肾脏、心脏、乳汁及蛋类中含量尤为丰富。

《中国居民膳食营养素参考摄入量(2013 版)》中,我国居民膳食维生素 B_2 的推荐摄入量(RNI),男子为 1.4mg/d,女子为 1.2mg/d。

▶▶ **课堂讨论**

某男子出现虚弱、下肢疲倦、眼部发热、眼痒的症状,一段时间后发展为舌炎、唇炎和口角炎,经常视力模糊、畏光、流泪、结膜充血等。经医生检查,该男子还患有脂溢性皮炎,经医生询问,该男子平时有偏食、酗酒的不良饮食习惯。

请问:

1. 根据该男子出现的症状,判断其最可能缺乏什么营养素?

2. 请对该男子饮食提供指导性意见。

(三)烟酸

烟酸又称尼克酸、维生素 PP、维生素 B_3、抗癞皮病因子等,包括烟酸和烟酰胺。烟酸结晶为白色,溶于水和乙醇,是理化性质最稳定的维生素。

1. 生理功能

(1)参与体内生物氧化与能量代谢:烟酸被机体吸收后转化为辅酶 I(NAD)和辅酶 II(NADP),作为氢的受体或供体参与体内生物氧化还原反应,在蛋白质、脂肪和碳水化合物的能量释放过程中起着重要作用。同时,它们还可与维生素 B_6、泛酸和生物素共同参与脂肪、蛋白质和核酸的合成。

(2)构成葡萄糖耐量因子:由烟酸和 Cr^{3+}、谷胱甘肽组成的葡萄糖耐量因子(GTF),是胰岛素的辅助因子,有助于胰岛素充分发挥作用,增加葡萄糖的氧化利用,并促进葡萄糖转变成脂肪。烟酸在其中的作用尚不清楚。

2. 吸收与代谢 膳食中的烟酸和烟酰胺在胃肠道内迅速被吸收,主要分为主动吸收和被动扩散方式吸收。烟酸和烟酰胺被吸收后经门静脉进入肝脏,转化为辅酶 I 和辅酶 II。肌肉、肝脏及其他组织中辅酶的水平与食物中烟酸的摄入量有关。人体组织细胞还可利用色氨酸合成烟酸,转化比例为 60:1。烟酸在肝脏代谢后主要以 N-甲基烟酰胺的形式随尿排出体外。

3. 缺乏 烟酸缺乏主要引起癞皮病,以皮肤、胃肠道、神经系统症状为主要表现。典型临床表现为皮炎(dermatitis)、腹泻(diarrhea)和痴呆(dementia),即"三 D"症状。癞皮病的皮炎多对称分布于身体暴露部位及易受摩擦部位,初期如同过度日晒引起的灼伤,皮肤出现红肿、水疱、溃疡等,随后病变部位可转为红棕色、粗糙、脱屑、过度角化、色素沉着等。胃肠道症状表现为食欲减退、恶心、呕吐、腹痛、腹泻等,可出现口腔炎、杨梅舌等。持续严重缺乏可致神经精神症状,如急躁、抑郁、记忆力减退、失眠、嗜睡、昏睡甚至痴呆等。但烟酸广泛存在于各种动植物性食物中,所以由烟酸缺乏引起的癞皮病不常见。烟酸缺乏病主要流行于以玉米为主食的国家和地区。

> **知识链接**
>
> ### 以玉米为主食的地区容易发生烟酸缺乏的原因
>
> 通常膳食中烟酸缺乏并不常见,但以玉米为主食的地区容易发生烟酸缺乏,原因主要有以下几点:
>
> 1. 玉米中的烟酸为结合型,不易被人体吸收利用。
>
> 2. 玉米中色氨酸含量少,不能满足人体合成烟酸的需要。
>
> 解决办法:在处理玉米时加入碳酸氢钠(小苏打),可以使结合态的烟酸游离出来被人体吸收。 中国新疆地区曾用此方法预防糙皮病,效果良好。

4. 过量　目前尚未见因食物中烟酸引起中毒的报道。烟酸对于人体的毒性报道主要见于服用烟酸补充剂、烟酸强化食品以及临床采用大量烟酸治疗高脂血症时病人所出现的副作用。主要表现为血管扩张、皮肤发红、血压骤降、眼部不适、恶心、呕吐、高尿酸血症、肝功能异常等。

5. 膳食参考摄入量及食物来源　考虑到部分色氨酸可转化为烟酸,故用烟酸当量(NE)为膳食烟酸参考摄入量的计量单位。

$$烟酸当量(mgNE) = 烟酸(mg) + 1/60 色氨酸(mg)$$

植物性食物中存在的主要是烟酸,动物性食物中以烟酰胺为主。烟酸和烟酰胺在肝、肾、瘦禽肉、鱼以及坚果中含量丰富;乳和蛋中的烟酸含量虽低,但色氨酸含量较高,在体内可转化为烟酸。

《中国居民膳食营养素参考摄入量(2013版)》中,我国成人烟酸的推荐摄入量(RNI),男子为15mgNE/d,女子为12mgNE/d。

(四)维生素 B_6

维生素 B_6 有三种天然存在形式,即吡哆醇(PN)、吡哆醛(PL)、吡哆胺(PM),这三种化学形式可以相互转换,它们易溶于水和酒精,在空气中稳定。对光和碱敏感,高温下可被破坏。

1. 生理功能　维生素 B_6 在体内被磷酸化形成磷酸吡哆醇、磷酸吡哆醛和磷酸吡哆胺三种活性辅酶形式。其中磷酸吡哆醛是氨基酸代谢中需要的 100 多种酶的辅酶。维生素 B_6 还参与体内氨基酸、糖原和脂肪的代谢,参与色氨酸代谢为烟酸、亚油酸转化为花生四烯酸的反应。

近年研究发现,维生素 B_6 可降低血浆同型半胱氨酸水平,而同型半胱氨酸水平升高已被认为是心血管疾病的一种可能危险因素。

2. 吸收与代谢　食物中维生素 B_6 在小肠上部吸收。此外,人体肠道内微生物也可以合成一部分维生素 B_6。维生素 B_6 以磷酸吡哆醛形式与多种蛋白质(主要是清蛋白)结合,蓄积在组织中。磷酸吡哆醛分解代谢为 4-吡哆酸主要从尿中排出,少量从粪便排泄。

3. 缺乏与过量　通常维生素 B_6 缺乏往往伴有其他维生素的缺乏。人体缺乏维生素 B_6 可使皮脂分泌旺盛部位出现脂溢性皮炎,初见于眼、鼻、口周,严重者可至面部、前额、耳后、阴囊和会阴等处,并可出现前臂和膝部色素沉着、唇口裂、口舌炎、偶见低色素小细胞性贫血等,也能引起精神症状,易受刺激、抑郁以及神志错乱等症状。维生素 B_6 缺乏还可引起体液和细胞介导的免疫功能受损,出现高半胱氨酸血症和黄尿酸血症。

大量摄入维生素 B_6 未发现有毒性,临床还用极高剂量(如每天 300mg)来预防及治疗放射线照后呕吐、吃药后的呕吐、麻醉呕吐、旅行生病时呕吐等症。

4. 膳食参考摄入量及食物来源 维生素 B_6 广泛存在于各种食物中,含量高的食物为白色肉类(如鸡肉和鱼肉),其次为肝脏、豆类、坚果类和蛋黄等,有些水果和蔬菜中维生素 B_6 含量也较多。

我国 18~49 岁成人维生素 B_6 的推荐摄入量(RNI)为 1.4mg/d,50 岁以上人群为 1.6mg/d。

(五) 叶酸

叶酸(FA)又称蝶酰谷氨酸,为淡黄色结晶,微溶于水,其钠盐易溶于水。酸性环境中不稳定,在中性和碱性溶液中耐热,对光照射敏感。在食物贮存和烹调过程中,叶酸损失率比较高,达到 50%~70%。

知识链接

有关叶酸的研究

1937 年,在酵母的提取物中发现了一种"新的促进红细胞生长因子",可治愈"巨幼红细胞贫血",因当时不能确定其化学结构,曾把它命名为维生素 M。

1941 年,科学家从菠菜叶中提取到了这一生物因子,就以"叶酸"命名。

1943 年,从肝脏中分离出叶酸,并确定为蝶酰单谷氨酸。

1946 年,研究者成功地进行了合成。

美国自 1998 年起实施强制性叶酸强化政策,在面粉等食物中强化添加叶酸。

我国从 2010 年开始在全国范围向育龄妇女推广叶酸补充剂,以预防胎儿神经管畸形。

---

1. 生理功能 在叶酸还原酶作用下,叶酸被还原成具有生理活性的四氢叶酸(THF)。THF 是一碳单位转移酶系统中的辅酶,可作为一碳单位的载体,参与合成体内多种物质。携带一碳单位的四氢叶酸参与一些化合物的生成和代谢:①参与嘌呤、胸腺嘧啶的合成,直接影响 DNA 的合成;②参与氨基酸之间的相互代谢转化,如丝氨酸与甘氨酸之间的互相转换、组氨酸转化为谷氨酸、同型半胱氨酸与蛋氨酸之间的互相转换等;③参与血红蛋白和其他甲基化合物的合成,如肾上腺素、胆碱、肌酸等。

2. 吸收与代谢 自然界中的叶酸大都为多谷氨酸形式,它们须经 γ-谷氨酸酰基水解酶水解为单谷氨酸叶酸,才可被小肠吸收,葡萄糖与维生素 C 可促进其吸收。叶酸在肠道中进一步被叶酸还原酶还原成具有生理作用的四氢叶酸,大部分贮存于肝脏中,少量随胆汁排入肠道,部分在小肠可被重吸收。叶酸主要以其代谢产物乙酰氨基苯甲酰谷氨酸的形式随尿排出。

3. 缺乏 叶酸缺乏对细胞分裂增殖、组织生长以及神经介质的合成均产生重要影响。首先影响细胞增殖速度较快的组织,如红细胞。

(1)巨幼红细胞贫血:叶酸缺乏影响胸腺嘧啶核苷酸的合成进而影响核酸代谢,以致骨髓中幼红细胞分裂速度减慢,停留在巨幼红细胞阶段而成熟受阻,同时血红蛋白合成减少。骨髓和周围血中这种体积巨大的、核内染色质疏松的不成熟红细胞比例增大,患者表现为头晕、乏力、精神萎靡、面色苍白,并有食欲减退等消化系统症状。

(2)胎儿神经管畸形:叶酸携带和提供一碳单位,参与神经鞘和神经递质的合成。神经管闭合是在胚胎发育的第3~4周,孕妇怀孕早期缺乏叶酸会影响神经系统的发育,导致胎儿发生神经管畸形。主要表现为脊柱裂和无脑畸形等中枢神经系统发育异常。妇女在孕前至孕早期补充叶酸,可有效防止70%以上的神经管缺陷的发生。另外,孕妇缺乏叶酸还会使先兆子痫、胎盘早剥、胎盘发育不良所致自发性流产的发生率增高。

(3)高同型半胱氨酸血症:叶酸缺乏影响S-腺苷蛋氨酸循环,即不能通过5-甲基四氢叶酸有效地提供甲基,进而不能使同型半胱氨酸甲基化形成蛋氨酸,以致血液中同型半胱氨酸堆积,出现高同型半胱氨酸血症。血液中高浓度的同型半胱氨酸不仅损害血管内皮细胞,促进自由基的形成,加速低密度脂蛋白的氧化,激活血小板的黏附和聚集,成为促发动脉粥样硬化的危险因素,而且还可能对脑细胞产生毒性而损伤神经系统。

(4)叶酸与某些癌症:研究发现,人类患结肠癌、前列腺癌及宫颈癌与膳食中缺乏叶酸有关。结肠癌患者的叶酸摄入量明显低于正常人,叶酸摄入不足的女性,其结肠癌发病率是正常人的5倍。

4. 过量　大剂量服用叶酸有可能产生毒副作用,如干扰抗惊厥药物的作用而引起患者惊厥发作,影响锌的吸收等。另外,大剂量叶酸还可能掩盖维生素 B_{12} 缺乏的症状,从而导致严重的、不可逆的神经损害。

5. 膳食参考摄入量及食物来源　膳食中叶酸用膳食叶酸当量(DFE)为单位表示。天然食物叶酸的生物利用率为50%,合成叶酸与膳食混合后生物利用率为85%,是天然食物叶酸利用率的1.7倍(85/50)。因此,当叶酸补充剂与天然食物混合摄入时,应以DFE计算叶酸摄入量,即膳食叶酸当量 DFE(μg)=膳食叶酸(μg)+1.7×叶酸补充剂(μg)。

叶酸广泛存在于动植物食品中,其良好的食物来源有动物肝脏、肾脏、蛋、酵母、豆类、深绿色叶菜类蔬菜及水果。

我国成人叶酸的推荐摄入量(RNI)为400μg DFE/d,孕妇和哺乳期妇女分别为600μg DFE/d、550μg DFE/d;成人可耐受最高摄入量(UL)为1000μg DFE/d。

知识链接

备孕和怀孕期间应补充叶酸

叶酸缺乏是造成孕妇流产、死胎、死产的重要原因之一,也是造成患儿终身残疾的主要原因之一。如在怀孕前3个月内缺乏叶酸,可导致胎儿神经管畸形。我国神经管畸形发病率2.74‰(北方约7‰,南方约1.5‰),每年约有8~10万名神经管畸形儿出生。

补充叶酸400μg/d 12周后,血浆叶酸浓度可达到有效水平,体内叶酸缺乏状态有所改善,能有效预防胎儿的神经管畸形。同时,叶酸还可以预防孕妇贫血。因此,女性在备孕时,就应该有规律地摄取叶酸,一旦受孕可充分满足胎儿对B族维生素的需求,也对有效预防胎儿缺陷和妈妈贫血有着重要意义。建议从孕前3个月开始每天补充400μg叶酸,并持续整个孕期。

（八）维生素 B_{12}

维生素 B_{12} 是具有氰钴胺素相似维生素活性的化合物总称,是唯一含有金属元素的维生素,分子结构中含有金属钴,又叫钴胺素。维生素 B_{12} 易溶于水或乙醇,化学性质非常稳定,但重金属和还原剂可以使其破坏。

1. 生理功能 维生素 B_{12} 在体内以甲基 B_{12}（甲基钴胺素）和辅酶 B_{12}（5-脱氧腺苷钴胺素）两种辅酶形式存在并参与生化反应。

（1）参与同型半胱氨酸甲基化转变成蛋氨酸:甲基 B_{12} 作为蛋氨酸合成酶的辅酶,从 5-甲基四氢叶酸获得甲基后转而供给同型半胱氨酸,并在蛋氨酸合成酶的作用下合成蛋氨酸。所以体内缺乏维生素 B_{12} 时,会引起血清同型半胱氨酸水平升高。

（2）参与甲基丙二酸-琥珀酸的异构化反应:甲基丙二酰辅酶 A 转化成琥珀酰辅酶 A 需要辅酶 B_{12} 参与。体内缺乏维生素 B_{12} 时,此反应不能进行,导致血清中甲基丙二酸堆积,尿中甲基丙二酸排出量增多。

2. 吸收与代谢 食物中的维生素 B_{12} 与蛋白质结合,进入人体消化道内,在胃酸、胃蛋白酶及胰蛋白酶的作用下,维生素 B_{12} 被释放,并与胃黏膜细胞分泌的一种糖蛋白内因子（IF）结合,维生素 B_{12}-IF 复合物在回肠被吸收。维生素 B_{12} 的贮存量很少,约 $2\sim3mg$ 在肝脏,主要从尿排出,部分从胆汁排出。

3. 缺乏与过量 维生素 B_{12} 的缺乏多因吸收不良引起,老年人和胃切除患者胃酸过少可引起吸收不良。还多见于素食者,因为维生素 B_{12} 只存在于动物性食物中。维生素 B_{12} 的严重缺乏会引起巨幼红细胞性贫血、高同型半胱氨酸血症,以及造成神经系统的损害。

目前尚缺乏由膳食或补充剂摄入过量维生素 B_{12} 而引起有害人体健康的报告,无法制定 UL。

4. 膳食参考摄入量及食物来源 维生素 B_{12} 主要来源于动物食品,如动物内脏、鱼类、肉类、贝壳类及蛋类,牛奶及奶制品中也含有少量。植物性食品中基本不含维生素 B_{12}。因此,对一些素食主义者,要注意补充适量的维生素 B_{12}。在一般的食品加工和贮藏过程中,维生素 B_{12} 的损失非常小。

我国成人维生素 B_{12} 的推荐摄入量（RNI）为 $2.4\mu g/d$,孕妇和哺乳期妇女分别为 $2.9\mu g/d$、$3.2\mu g/d$。

（七）生物素

生物素,又称维生素 B_7,是带有双环的水溶性维生素,包括含硫的噻吩环、尿素和戊酸三部分。生物素是脂肪和蛋白质的正常代谢不可缺少的物质。生物素易溶于热水,对热、光、空气较稳定。

1. 生理功能 生物素的主要生理功能是作为各种羧化酶的辅酶,参与体内的羧化反应,在脂类、糖、氨基酸和能量代谢中发挥重要作用,对胰岛素分泌、血糖（血脂、血压）调节、免疫促进等起调节作用。

2. 吸收与代谢 生物素从胃和肠道吸收。血液中生物素的 80% 以游离形式存在,分布于全身各组织,在肝、肾中含量较多。过量生物素以原形由尿液中排出,仅小部分代谢为生物素硫氧化物和双降生物素。

3. 缺乏与过量 生物素广泛分布于动植物食物中,并且人体肠道细菌也能合成,因此人体极少缺乏。生鸡蛋中因为含有抗生物素蛋白因子,故常吃生鸡蛋会导致生物素缺乏。磺胺药物和广谱抗生素用量多时,也可能会造成生物素缺乏。成人生物素缺乏症状,表现为脱发、厌食、精神抑郁、皮炎等。

生物素的毒性很低,目前还未发现生物素对人或动物有毒性作用。

4. 膳食参考摄入量及食物来源 生物素虽然广泛存在于天然食物中,但与其他大部分水溶性维生素相比含量较低。相对含量丰富的食物有谷类、坚果、蛋黄、酵母、动物内脏、豆类和某些蔬菜。谷物中生物素与蛋白质结合,不易降解,利用率较低。

我国成人生物素的适宜摄入量(AI)为 40μg/d。

(八)泛酸

泛酸是食物中分布很广的一种维生素,是由 β-丙氨酸与羟基丁酸结合而成,又称为遍多酸。泛酸在 pH 为 5~7 的水溶液中最为稳定,但遇酸或碱则易被热破坏。

1. 生理功能 泛酸的生理功能主要是其衍生物 4-磷酸泛酰巯基乙胺作为辅酶 A(CoA)和酰基载体蛋白(ACP)的活性成分。CoA 参与糖、脂肪和蛋白质代谢;ACP 在脂肪酸合成过程中作为酰基载体。

2. 吸收与代谢 大部分食物中的泛酸多以 CoA 或 ACP 的形式存在,其在小肠内被焦磷酸酶和磷酸酶水解为泛酰巯基乙胺后可被直接吸收,或进一步被泛酰巯基乙胺酶代谢为泛酸后吸收。食物中的泛酸主要在小肠主动吸收,高浓度时则被动扩散。

3. 缺乏与过量 由于泛酸在自然界广泛存在,人类因膳食因素单纯引起泛酸缺乏病十分少见。有关泛酸的缺乏症的报道多见于长期食用缺乏泛酸的半合成膳食,或为使用泛酸拮抗剂的结果。泛酸轻度缺乏可致疲乏、食欲差、消化不良、易感染等症状,重度缺乏则引起肌肉协调性差、肌肉痉挛、胃肠痉挛、脚部灼痛感。

单次过量摄入泛酸,未发现明显副作用,但长期单独服用过量的泛酸时,需要配合维生素 B_1,否则会引起神经炎。

4. 膳食参考摄入量及食物来源 泛酸在自然界中广泛存在,富含泛酸的食物有肉类、未精制的谷类制品、动物的肝、肾脏、蛋黄等。

我国成人泛酸的适宜摄入量(AI)为 5mg/d。

(九)维生素 C

维生素 C 又称抗坏血酸,具有较强的还原性,是人体内重要的水溶性抗氧化营养素之一。在自然界中存在 L-型和 D-型两种形式,后者无生物活性。维生素 C 是白色的片状结晶,有酸味,极易溶于水,微溶于乙醇。维生素 C 极不稳定,遇空气中氧、热、光和碱性物质,特别是当氧化酶及微量铜、铁等重金属离子存在时,很容易被氧化。一般食物在贮存过程中,维生素 C 都有不同程度的损失。

▶▶ **课堂讨论**

维生素 C 的性质活泼，极不稳定，在食物的贮存、加工烹饪过程中极易损失。那么，如何通过科学的加工、烹饪，最大程度地保留食物中的维生素 C 呢?

1. 生理功能

(1)抗氧化作用:维生素 C 是机体内一种很强的抗氧化剂,可直接与氧化剂作用。在组织中可被氧化型谷胱甘肽氧化成脱氢型抗坏血酸,然后又被还原型谷胱甘肽还原,保持二者之间的平衡,使体内氧化还原过程正常进行。维生素 C 可还原超氧化物、羟基、次氯酸以及其他活性氧化剂,清除自由基,防止脂质过氧化反应。如维生素 C 将食物中不易吸收的三价铁还原为易吸收的二价铁,促进铁的吸收利用;将无活性的叶酸还原为具有生物活性的四氢叶酸,参与一碳单位代谢;防止维生素 A、维生素 E、不饱和脂肪酸等的氧化;使尿黑酸氧化酶、脯氨酸羟化酶、赖氨酸羟化酶中的铁维持在还原状态,借以发挥催化作用;保持巯基酶的活性和谷胱甘肽的还原状态,从而发挥解毒作用等。

(2)参与羟化反应:羟化反应是体内许多重要物质合成或分解的必要步骤。维生素 C 参与的羟化反应包括:使脯氨酸、赖氨酸羟化为羟脯氨酸和羟赖氨酸,促进胶原蛋白合成,维持毛细血管的正常结构和功能,加快创伤愈合;促进胆固醇羟化为胆酸,降低血液胆固醇水平,防治动脉粥样硬化;参与大脑中神经递质去甲肾上腺素和 5-羟色胺的合成过程;促进药物和毒物羟化解毒等。

(3)增强免疫功能:维生素 C 能促进免疫球蛋白的合成,增加 T 淋巴细胞的数量和活力,增强机体对疾病的抵抗力。

(4)防癌作用:维生素 C 可阻断胃中亚硝胺的形成,降低食管癌、胃癌等的发病率;通过促进机体合成透明脂酸酶抑制物,阻止癌细胞的扩散等。

2. 吸收与代谢　食物中的维生素 C 在小肠被吸收,其吸收率随摄入量的增加而降低。维生素 C 在吸收前可被氧化成脱氢型抗坏血酸,脱氢型抗坏血酸比抗坏血酸以更快的速度通过细胞膜。抗坏血酸一旦进入小肠黏膜细胞或其他组织细胞,在脱氢型抗坏血酸还原酶的作用下很快被还原成抗坏血酸。胃酸缺乏时,维生素 C 的吸收减少。吸收后的维生素 C 分布在体内所有水溶性结构中,保持一定的贮存量。绝大部分维生素 C 代谢分解为草酸或与硫酸结合由尿液排出,另一部分以原形直接随尿排出体外,汗、粪便中也有少量排出。

3. 缺乏与过量　维生素 C 缺乏可导致坏血病。它是一种以胶原结构受损害、合并毛细血管广泛出血为特征的严重疾患。坏血病起病缓慢,自膳食中缺乏维生素 C 到发展成坏血病,一般需要 3~4 个月。早期症状为倦怠、疲乏、呼吸急促、牙龈出血、伤口愈合不良等。严重者可出现牙龈红肿、溃烂、牙齿松动,皮下毛细血管破裂出血导致皮下组织、肌肉、关节和腱鞘等处出血,甚至形成血肿或瘀斑,也可出现贫血、肌肉纤维衰退、心脏衰竭、严重内出血等,骨骼也会因为有机质形成不良而导致骨质疏松症。坏血病患者若得不到及时治疗,可发展到晚期,因发热、水肿、麻痹或肠坏疽而死亡。

维生素 C 毒性很小,但摄取过多可使正常人受到损害,出现恶心、腹泻、腹胀、铁吸收过度、红细胞破坏及泌尿道结石等不良反应。

知识链接

历史上的坏血病

古代印度三大医学家之一素什腊塔在他的著作中描述，坏血病患者"齿龈突然出血并逐渐腐烂，发黑，分泌黏液，发出臭气"。在近代早期，随着大航海潮流的掀起，坏血病给远洋航海的队伍带来极大的破坏。比如1519年，葡萄牙航海家麦哲伦率领的远洋船队从南美洲东岸向太平洋进发。三个月后，有的船员牙床破了，有的船员流鼻血，有的船员浑身无力。待船到达目的地时，原来的200多人活下来的只有35人。1492至1493年哥伦布西航途中，船上有很多人得了坏血病。当时人们认为该病有传染性，就建议把病人放逐在小岛上，等返航的时候，再把他们的尸体运回国，哥伦布不得已答应了。到了返航并再次经过该岛的时候，人们惊奇地发现那些水手不但活着，而且病也好了，精神抖擞。他们说，带上岛的食物吃完后，为了填饱肚子只能摘野果吃，结果病慢慢好了。此事在西方世界引起种种猜想。之后，不时有案例显示，摄入植物性的食物可以治愈坏血病。1510年哥伦布报告，当他前往印度西海岸的时候，一些患坏血病的船员被柑桔所治愈。南美的西班牙药剂师认为其他的水果，比如野生菠萝对坏血病也有疗效。

1912年，美国科学家卡西米尔·冯克综合以往的试验结果，发表了维生素理论，认为自然食物中有四种物质可以防治夜盲症、脚气病、坏血病和佝偻病，他称这些物质为维生素。1928年匈牙利生化学家圣捷尔吉·阿尔伯特在实验室中成功地从牛的异位肾上腺中分离出1g纯维生素C，他也因为维生素C和体内氧化反应的研究获得1932年的诺贝尔医学奖。

4. 膳食参考摄入量　《中国居民膳食营养素参考摄入量（2013）》建议维生素C的推荐摄入量（RNI）成人为100mg/d。多项研究显示，补充维生素C有益于预防冠心病、脑卒中、癌症等非传染性慢性病，故提出维生素C预防非传染性慢性病的建议摄入量（PI-NCD）为200mg/d。各人群的膳食维生素参考摄入量见表1-7-2。

表1-7-2　中国居民膳食维生素C参考摄入量（mg/d）

人群	RNI	PI-NCD	UL	人群	AI	PI-NCD	UL
0岁~	40(AI)	—	—	18岁~	100	200	2000
0.5岁~	40(AI)	—	—	50岁~	100	200	2000
1岁~	40	—	400	孕妇(早)	+0	200	2000
4岁~	50	—	600	孕妇(中)	+15	200	2000
7岁~	65	—	1000	孕妇(晚)	+15	200	2000
11岁~	90	—	1400	哺乳期妇女	+50	200	2000
14岁~	100	—	1800	—	—	—	—

5. 食物来源　维生素C的主要来源为新鲜蔬菜和水果，一般叶菜类含量比根茎类多，酸味水果比无酸味水果含量多。含维生素C较丰富的蔬菜有辣椒、菠菜、卷心菜、菜花、西兰花、芥菜、苋菜、蒜苗、豌豆苗、苦瓜等；含维生素C较多的水果有猕猴桃、柑橘、柠檬、荔枝、鲜枣、山楂和草莓等。常见食物中维生素C的含量见表1-7-3。

表 1-7-3 常见蔬菜与水果中维生素 C 的含量[mg/(100g 可食部)]

食物	含量	食物	含量
酸枣	900	野苋菜	153
枣(鲜)	243	辣椒(红,小)	144
沙棘	160	辣椒(青,尖)	62
中华猕猴桃	62	甜椒	72
柑橘	28	苜蓿	118
橙子	33	花椰菜	61
柠檬	22	西兰花	51
番石榴	68	大白菜	47
大山楂	53	苦瓜	56
草莓	47	豌豆苗	67
荔枝	41	蒜苗	35

案例分析

案例:

小张今年 30 岁,最近觉得无故疲劳,发现牙龈易出血,皮肤瘀斑。经医生询问,小张透露由于平时工作繁忙,他的饮食单一且不规律,长期偏食,不喜欢吃蔬菜,也很少吃水果。请问,小张可能出现的营养问题是什么?针对目前状况,他应该如何调整膳食?

分析:

小张很有可能是维生素 C 缺乏。

膳食指导意见:

(1)多摄入新鲜蔬菜和水果,至少达到每天摄入蔬菜 300~500g、水果 200~350g。纠正不良的饮食习惯,做到食物种类多样化、不偏食。

(2)适当食用强化维生素 C 的强化食品,如缺乏严重,也可考虑营养素补充剂。

(3)烹饪中尽量采用科学的烹饪方式,以减少维生素 C 的损失,如蔬菜先洗后切,加醋、慎用碱,适当勾芡等。

(4)水果鲜食,不以干果、罐头等代替。

技能训练项目 1-6 维生素 A 缺乏的判断与膳食建议

一、项目目标

1. 掌握维生素 A 缺乏的相关知识和判断方法,举一反三。

2. 能够给出综合建议。

二、项目描述

16 岁女孩,热衷减肥,偏食厌食,体型偏瘦。最近,傍晚看不清东西,出现畏光,流泪现象,皮肤干燥,期望得到建议,改善状况。

三、项目实施

（一）工作准备

1. 掌握维生素缺乏相应的主要症状知识。

2. 设计准备相应的表格,如患者基本情况调查表和膳食调查表等。

（二）工作程序

程序1　询问基本情况并记录

询问并记录最基本的信息,如年龄、身高、体重、民族、居住地区等。

程序2　了解个人健康状况基本资料

有无患病,肠道疾病,有无服用药物等。

程序3　进行相关表征询问和观察

根据患者症状对照维生素 A 缺乏的相关症状看是否符合。

程序4　询问获得相关信息

包括饮食结构,饮食习惯,判断是否摄入不足,或者其他原因造成吸收障碍等。

程序5　建议进行一些实验室指标的检查

必要的视力检测、暗适应能力检测、皮肤角质化生化检验、毕脱氏斑检查等。

(1)维生素 A 缺乏者经强光漂白后的眼睛在黑暗中观察到极弱光源所需的时间延长。

(2)正常人生理盲点面种约为 $1.8cm^2$,维生素 A 不足时,生理盲点扩大。

(3)在维生素 A 缺乏期间,眼结膜杯状细胞消失,上皮细胞变大且角化。

(4)血清视黄醇含量:<$0.70\mu mol/L$ 为不足,<$0.35\mu mol/L$ 为缺乏。

程序6　分析和判断

维生素 A 缺乏的判断要点如技能表 1-6-1 所示

技能表 1-6-1　维生素 A 缺乏的判断要点

营养评价	判断要点（必须包括一个或更多）
个人史	(1)吸收不良 (2)其他代谢疾病或消化疾病 (3)服用影响维生素 A 吸收的药物或食物
临床表现	(1)夜盲症、毕托氏斑、角膜软化、暗适应力低 (2)干眼症 (3)上皮干燥、增生、毛囊角化过度 (4)发育不良,毛发干燥、易脱落
食物/营养史	报告或观察: (1)长期富含维生素 A 的食物摄入不足 (2)喂养不当 (3)脂肪摄入不足 (4)节食或限制食物类别、偏食 (5)食物选择不当或不良的膳食行为
生化数据,临床检验	血清视黄醇<$0.70\mu mol/L$ 为不足,<$0.35\mu mol/L$ 为缺乏

程序7 膳食建议

确定病因,如果有其他疾病,积极治疗原发疾病;如果确定是维生素 A 缺乏引起的,补充维生素 A 对症治疗。调整膳食结构,摄入含维生素 A 丰富的食物,或选用维生素 A 强化食品和维生素 A 制剂等,并跟踪监测。

点滴积累 √

1. 维生素分为脂溶性维生素和水溶性维生素。脂溶性维生素包括维生素 A、维生素 D、维生素 E 和维生素 K;水溶性维生素包括维生素 B 族和维生素 C。

2. 维生素不能在体内合成或者所合成的量难以满足机体的需要,必须由食物供给。

3. 维生素既不是机体的组成成分,也不提供热量,主要功能是调节物质代谢、促进生长发育和维持生理功能。如果机体长期缺乏某种维生素就会导致相关的缺乏症。

目标检测

一、单项选择题

1. 男性,30 岁,暗光下视物不清 1 年,眼睛干燥,有酗酒史。检查发现:角膜干燥,皮脂腺和汗腺角化,皮肤干燥,暗适应时间延长。为纠正该营养问题,最好的食物来源是( )

   A. 动物肝脏　　　　B. 奶制品　　　　C. 坚果　　　　D. 水产品

2. 维生素有多种命名方法,下列两种命名法不一致的是( )

   A. 维生素 A-视黄醇

   B. 维生素 E-生育酚

   C. 维生素 D-生物素

   D. 维生素 C-抗坏血酸

3. 维生素 D 缺乏时可能发生( )

   A. 佝偻病　　　　B. 呆小症　　　　C. 夜盲症　　　　D. 癞皮病

4. 维生素 B_1 的缺乏症是( )

   A. 脚气　　　　B. 脚气病　　　　C. 干眼病　　　　D. 佝偻病

5. 维生素 B_2 的良好食物来源是( )

   A. 蔬菜　　　　B. 水果　　　　C. 大米　　　　D. 动物肝脏

6. 维生素 C 缺乏时可能发生( )

   A. 夜盲症　　　　B. 色盲症　　　　C. 白化病　　　　D. 坏血病

7. 维生素 K 缺乏时发生( )

   A. 凝血因子合成障碍症　B. 血友病　　　　C. 红细胞增多症　　　　D. 溶血

8. 食物中脂肪可促进( )的吸收

   A. 维生素 B_1　　　　B. 生育酚　　　　C. 叶酸　　　　D. 钴胺素

9. 反复淘洗大米,损失最多的营养素是( )

A. 蛋白质　　　　　　　B. 维生素 B_2　　　　　　C. 维生素 B_1　　　　　　D. 维生素 A

10. 下列有关维生素的叙述错误的是(　　)

 A. 分为脂溶性和水溶性

 B. 是一类无机物,所以不提供能量

 C. 有些可以自身合成

 D. 脂溶性维生素较难排泄,所以积蓄造成毒性

二、多项选择题

1. 预防维生素 B_1 缺乏最有效的办法是在膳食中搭配(　　)等

 A. 粗粮　　　　　　　B. 麦麸　　　　　　　C. 动物内脏

 D. 精米　　　　　　　E. 精面

2. 当体内缺乏(　　)时,会发生营养性巨幼红细胞性贫血

 A. 维生素 B_2　　　　　　B. 维生素 B_{12}　　　　　C. 叶酸

 D. 维生素 B_1　　　　　　E. 草酸

3. 下列食物中富含维生素 C 的是(　　)

 A. 猪肉　　　　　　　B. 鸡蛋　　　　　　　C. 猕猴桃

 D. 青椒　　　　　　　E. 柠檬

4. 当人体缺乏四氢叶酸时,可患下列的疾病有(　　)

 A. 巨幼红细胞贫血　　　B. 小细胞性贫血　　　C. 新生儿出血症

 D. 高同型半胱氨酸血症　E. 胎儿神经管畸形

5. 维生素 A 缺乏可引起(　　)

 A. 干眼病　　　　　　　B. 脚气病　　　　　　　C. 夜盲症

 D. 坏血病　　　　　　　E. 失明

第八节　人体对水的需要

导学情景 ╲

情景描述

  在日常生活中我们能看到各种各类的饮料,比如饮用水、碳酸饮料、乳饮料、果汁饮料、茶饮料、乳酸菌饮料等。有含糖的,有不含糖的。大量研究表明,过多摄入含糖饮料可增加龋齿、2 型糖尿病、超重或肥胖和血脂异常的发病风险,对健康不利,需要控制摄入量。

学前导语

  糖类与肥胖的关系已经不言而喻,对于儿童青少年来说,含糖饮料是添加糖的主要来源。《中国居民膳食指南(2016 版)》建议儿童青少年应足量饮水,首选白开水,不喝或少喝含糖饮料。

  那么水有哪些生理作用?如何合理饮水?怎么挑选合适的饮料?这都是我们本节内容需要重点了解的。

水也是一种营养素,然而由于水相对容易获取,人们往往忽视它的摄取,实际上水对人体至关重要,被称为"生命的源泉"。断食至所有体脂和组织蛋白耗尽50%才会死亡,而断水至失去全身水分10%就可能死亡。可见水对于生命的影响。

一、体内的水分布

水是人体成分中含量最多的一种。人体内水含量因年龄、性别、体型、职业不同而有差异。一般来讲,随年龄的增加,体内水含量下降。水广泛分布于细胞内、外液和各种组织中,但不同细胞和组织的含水量有较大的差异。代谢活跃的组织细胞中水分含量较高,反之则较低。

二、水的生理功能

(一)构成细胞和体液

水是人体含量最多的组成成分,是维持人体正常生理功能的重要营养素。水能维持生命、保持一部分组织细胞的形态与结构以及构成各种体液。

(二)参与体内物质代谢,协助物质运输

由于水具有很强的溶解性,可使各种水溶性有机物和无机物溶于其中,某些低水溶性甚至非水溶性的物质如蛋白质和脂肪等也能在适当的条件下分散于水中,形成乳浊液或胶体溶液。由于水有很强的流动性,在消化、吸收、循环、排泄过程中,可作为载体协助营养物质的吸收与转运及代谢产物的运输和排泄等,使人体新陈代谢和生理反应得以顺利进行。

(三)保持组织器官的形态

人体各种组织器官内的结合水在保持组织器官形态、硬度和弹性中起到不可替代的作用。

(四)调节体温

由于水的比热大,可以吸收代谢过程中产生的热能,使体温维持恒定。水的导热性强,可以使体内各组织器官间的温度趋于一致。当外界温度或体内产热过多,人体通过汗液蒸发来散发体内贮存的热量;而当环境温度降低时,则通过减少蒸发来保持体温。

(五)润滑作用

由于水的黏度小,可以对体内许多重要的易摩擦部位起到良好的滑润作用,以减少磨损。

(六)维持良好的消化吸收功能

食物进入胃肠道,必须依靠消化道器官分泌的消化液进行消化,包括唾液、胃液、肠液、胰液和胆汁,而这些消化液的主要成分是水。

三、水平衡

人体每日都会丢失一部分水,然后又能通过饮水、摄入食物等来补充水,以维持体内水平衡或称为体液平衡。

人体水的来源主要有三个途径:①饮用水,包括各种饮料,通常占人体所需水量的一半以上;②食物含有的水,大多数食物(如米饭、面等主食以及蔬菜水果等)中也含有一定量的水,约占人体

水来源的30%~40%;③体内物质代谢生成的水(代谢水),蛋白质、脂类和碳水化合物等物质在体内的氧化生成一定量的水。在正常情况下,人体所需的水分约10%来自体内生物氧化过程产生的代谢水。

体内水排出的途径有:①经肾脏以尿液的形式排出,约占50%;②经皮肤以汗液的形式排出,约占30%;③经呼吸道排出,约占15%;④经肠道以粪便的形式排出,约占5%。但是在运动、高温环境或某些疾病情况下(如腹泻、高热等),皮肤水分排出会增加,此时应注意水分的补充。

水的摄入不足或丢失过多,可以引起体内失水,称为脱水。临床上根据水与电解质丧失比例的不同分为高渗性脱水、低渗性脱水、等渗性脱水。缺水或长期饮水不足造成的脱水对人体健康有严重的危害。动物实验表明,当体内水分减少8%,即会出现严重的干渴感觉、食欲丧失、消化作用减慢,并因黏膜的干燥而降低对疾病的抵抗力。长期饮水不足还会使血液变得黏稠。但大量饮水而电解质摄入不足或者水在体内异常滞留也可能会导致水过量或水中毒,出现头昏眼花、虚弱无力、心跳加快等症状。当大脑细胞发生水中毒时可出现痉挛、意识障碍和昏迷,严重时甚至可危及生命。但正常情况下,水的摄入和排出受中枢神经系统控制,可通过多种途径来调节体液平衡,故正常人一般不会出现水过量和水中毒。水过量和水中毒主要见于患某些疾病(如肾、肝、心脏疾病)时。

四、水分需要量

人体对水的需求受年龄、体力活动、环境温度、膳食、疾病和损伤等多方面的影响,变化很大。中国居民水适宜摄入量见表1-8-1。

表1-8-1 中国居民水适宜摄入量(L/d)

人群	饮水量[a]		总摄入量[b]	
	男	女	男	女
0 岁~	—		0.7[c]	
0.5 岁~	—		0.9	
1 岁~	—		1.3	
4 岁~	0.8		1.6	
7 岁~	1.0		1.8	
11 岁~	1.3	1.1	2.3	2.0
14 岁~	1.4	1.2	2.5	2.2
18 岁~	1.7	1.5	3.0	2.7
孕妇	—	+0.2	—	+0.3
哺乳期妇女	—	+0.6	—	+1.1

注:a. 温和气候条件下,轻水平的身体活动。如果在高温或进行中等以上身体活动时,应适当增加水摄入量;b. 总摄入量包括食物中的水以及饮水中的水;c. 来自母乳(WHO指出,0~6月龄婴儿应进行纯母乳喂养,不需要额外补充水分)。

▶▶ 边学边练

目前饮用水和饮料品种繁多。面对琳琅满目的饮料,该如何选择呢? 假设你是营养咨询室的工作人员,面对咨询者的疑问,你该如何开展工作呢? 详见本章技能训练项目1-7饮料的选购指导。

技能训练项目 1-7　饮料的选购指导

一、项目目标

1. 了解饮料的种类及其营养特点。

2. 学会合理选择饮料。

二、项目描述

模拟咨询场景：一位 8 岁男孩的妈妈带着儿子来门诊咨询，孩子不喜欢喝白开水，该喝什么饮料好？

三、项目实施

（一）工作准备

1. 知识准备

（1）饮用水和饮料的种类：我国居民的饮用水包括自来水和包装饮用水。白开水是自来水或者天然水源经过煮沸后的饮用水，纯净、无细菌，原水中矿物质基本上不受损失。包装饮用水是以直接来源于地表、地下或公共系统的水为水源，经加工制成的密封于容器中可直接饮用的水。根据《饮料通则（GB/T 10789—2015）》，包装饮用水分为饮用天然矿泉水、饮用纯净水、其他类饮用水（饮用天然泉水、饮用天然水、其他饮用水）。人体补充水分的最好方式是饮用白开水。

饮料指经过定量包装，供直接饮用或者用水冲调饮用的，乙醇含量不超过质量分数 0.5% 的制品。一般可分为包装饮用水、果蔬汁类及其饮料、蛋白饮料、碳酸饮料（汽水）、特殊用途饮料、风味饮料、茶（类）饮料、咖啡（类）饮料、植物饮料、固体饮料以及其他类饮料等十一大类。

（2）饮用水和饮料的营养价值及特点，如技能表 1-7-1 所示。

技能表 1-7-1　水和饮料的营养成分组成及特点

种类	营养成分	营养特点	备注
白开水	水、矿物质（钾、钠、钙、镁等）	提供水和矿物质	卫生、方便、经济实惠
天然矿泉水、天然泉水、天然水	水、矿物质（钾、钠、钙、镁等）	提供水和矿物质	天然
纯净水	水（矿物质含量低）	提供水	去除了大多数矿物质
茶	水、生物活性成分（茶多酚、咖啡因、茶多糖等）	提供生物活性成分	长期饮茶有助于预防心脑血管疾病。浓茶有助提神，但过量饮用会引起兴奋。茶叶中的鞣酸会阻碍铁的吸收
咖啡	水、生物活性成分（咖啡因、绿原酸、单宁等）	咖啡因加速人体新陈代谢，使人保持头脑清醒	适量饮用（1~2 杯/日）可降低总死亡风险，2~4 杯/日可能降低心血管疾病。备注：咖啡摄入量通常以杯为单位，每杯 150ml，含 1.8g 咖啡

续表

种类	营养成分	营养特点	备注
碳酸饮料	水、糖、二氧化碳	高糖、高磷	能量高,儿童多饮易引起龋齿;碳酸、高磷阻碍钙的吸收
运动饮料	水、糖、钾、钠、钙、镁、B族维生素、维生素C、氨基酸等	供给能量、矿物质、维生素等,促进体能恢复	适用于职业运动员和健身人群
果汁(果汁饮料、果味饮料)	水、糖、维生素等	增加维生素C的摄入	①饮料含糖 ②果汁、果汁饮料、果味饮料中果汁含量差异大
乳饮料	水、蛋白质、糖等	补充蛋白质的摄入	①乳饮料应区别牛奶,蛋白质含量≥1% ②含糖
功能性饮料	水、糖、矿物质、维生素、生物活性成分等	不同配方,特点不同(如低钠高钙饮料、低糖饮料等)	针对不同人群配制,注意看营养标签的标示

2. 准备几种常见的饮料包装(含营养标签)　如瓶装矿泉水、瓶装纯净水、果汁、果汁饮料、果味饮料、乳饮料、碳酸饮料、运动饮料等。

(二)工作程序

程序1　了解个人健康状况基本资料

如男孩身高、体重,是否超重或肥胖?

程序2　询问爱好和日常喜好

询问日常喜好,如日常喝什么? 什么牌子? 为什么?

程序3　讲解各种饮料的营养价值、特点

可以结合准备的常见饮料包装上的配料表、营养成分表等信息,结合实例讲解各种饮料的营养价值、特点(如特殊用途饮料还需强调适用人群)以及可能存在的不利于身体健康的因素。

程序4　分析考虑要点

案例考虑要点:根据个人基本情况、营养状况、疾病状况、个人喜好等方面进行考虑。

饮料考虑要点:根据饮料主要功能、饮料的营养成分进行分析。

程序5　提出建议

对于儿童,建议首选白开水。其次为乳饮料、果蔬汁饮料等,不宜选用碳酸饮料、咖啡类饮料、酒精饮料等。

尽量少喝或不喝含糖饮料,可以用以下饮品替代含糖饮料:白开水、纯牛奶、包装饮用水、其他安全直饮水等。

点滴积累　∨

1. 水的来源主要是饮用水、食物水、代谢水。

2. 人体补充水分的最好方式是饮用白开水。

目标检测

单项选择题

1. 成年男性每日建议饮水量为(　　)
　　A. 1400ml　　　　　　B. 1500ml　　　　　C. 1600ml　　　　　D. 1700ml

2. 下列哪种情况不需要加大饮水量(　　)
　　A. 高热　　　　　　　B. 夏季高温　　　　C. 哺乳期　　　　　D. 老年人

3. 儿童补水最好的方式为(　　)
　　A　白开水　　　　　　B. 红茶　　　　　　C. 碳酸饮料　　　　D. 果汁饮料

4. 下列哪项不是水的主要功能(　　)
　　A. 抗氧化　　　　　　　　　　　B. 参与体内物质代谢
　　C. 调节体温　　　　　　　　　　D. 组织系统的湿润剂

5. 成年男性平均每天对水的需要量约为(　　)
　　A. 2000ml　　　　　　B. 2500ml　　　　　C. 3000ml　　　　　D. 3500ml

综合实践1　膳食调查与实践

膳食调查是进行营养状况评价的第一步,只有首先了解膳食状况,才能对被评估者给出合适的营养状况判断。通过膳食调查,可以确定个体或群体的营养水平,评判营养素得到满足的程度,发现膳食中存在的主要问题,从而为设计营养改进方案提供支撑,还可为诊断营养失调所引起的疾病、制定各地区的营养素供给量标准、修订全国的营养素供给量标准提供依据。

膳食调查常用的方法有称重法、记账法、询问法、化学分析法、食物频率法等。不同的方法各有优缺点和用途,通常根据膳食的目的确定调查方法。

（一）称重法

称重法是对某一伙食单位(集体食堂或家庭)或个人一日三餐中每餐各种食物的食用量进行称量,针对伙食单位的膳食调查可计算出每人每日营养素的平均摄入量,针对个人的膳食调查可计算出实际摄入量。该法能实际称量食物份额的大小或重量,还能看出一日三餐食物分配情况,比其他方法更为准确、细致。在针对个体,或人员少、组成简单的群体进行膳食调查时,可以得到比较精确的数据。缺点是花费人力和时间较多,不适合大规模的营养调查。

（二）记账法

记账法是最早的膳食调查方法,是其他膳食调查方法的发展基础。它根据账目的记录得到被调查对象的膳食情况从而进行营养评价,常和称重法一起使用。这种方法是由被调查对象或研究者记录一定时期内的食物消耗总量,最适合于建有伙食账目的集体食堂等单位,也可用于家庭伙食调查。

该法操作简单、费用低、所需人力少,适合大样本、长时间的调查。缺点是只能得到人均的膳食摄入量,难以分析个体膳食摄入情况。

(三) 24小时回顾法

24小时回顾法是通过询问的方法,使被调查对象回顾和描述在调查时刻以前24小时内摄入的所有食物的数量和种类,借助食物模型、家用量具或食物图谱对其食物摄入进行计算和评价。24小时回顾法是目前获得个人膳食摄入量资料的最常用的调查方法,近年来我国全国性的住户个体食物摄入状况调查均采用此方法。主要优点是所用时间短、应答者不需要较高文化,能得到群体和个体的膳食营养素摄入状况,便于与其他相关因素进行分析比较。缺点是应答者的回顾依赖于短期记忆,对调查者要严格培训,否则调查者之间的差别很难标准化。

(四) 食物频率法

食物频率法是估算被调查者在指定的一段时期内吃某些食物的频率的一种方法。通常以问卷形式进行,根据每日、每周、每月甚至每年所食各种食物的次数或食物的种类来评价膳食营养状况。该法简单、易行,但主要问题是可能存在回忆误差,导致结果不准确,主要用于膳食结构和相关疾病的关系分析,一般不用于计量调查。

(五) 化学分析法

化学分析法是将与调查对象所食的熟食相同的样品(通常是双份饭菜法,即制作两份完全相同的饭菜,一份供食用,另一份作为分析样品),在实验室中进行化学分析,测出其中的热能和各种营养素含量。优点是能够最可靠地得出食物中各种营养素的实际摄入量。缺点是操作复杂、代价高,仅适于较小规模的调查,如营养代谢试验等。

我们通过膳食调查综合实践学习膳食调查的基本方法,并能选择适当的膳食调查方法对有关人群进行膳食调查和评价。

实践1-1　食物摄入量调查——称重法

一、项目目标

1. 掌握称重法的基本方法。

2. 了解食物生重、熟重、生熟重量比值及实际消耗量的计算方法。

3. 了解食物的科学名称、地方俗称以及其他相关知识。

4. 能够使用称重法对个人、家庭或集体食堂开展膳食摄入量调查。

二、项目实施

(一) 工作准备

1. 器具准备:食物称量器具(台秤或电子秤)、盛装食物的容器等。

2. 了解被调查对象及其厨房。

3. 对调查期间的食谱、各种食物原料进行了解。

4. 准备称重记录表。

（二）工作程序

程序1 入户

携带食物称量器具、记录表、笔等到被调查对象（如小张家），说明目的和意义，并征得调查对象的同意和协助。

程序2 记录各种食物的重量

按照时间顺序，准确称出早餐、中餐、晚餐食物烹饪前生重以及废弃部分的重量，记录食物的名称、重量，三餐之外的零食、水果等也一并称重记录。不方便直接称重的食物，可以放在容器中称重，再称量空容器的重量，相减即得食物重量。

程序3 记录调味品

称量、记录调味品的名称和使用量。调味品可以连同包装一起称重，使用前称一次，使用后称一次，相减即得使用量；也可早餐前称一次，晚餐后称一次，二者之差为全天使用量。

程序4 称取摄入食品的重量

准确称取烹调后每份食品的熟重，待小张吃完后，及时称取吃剩饭菜的重量。剩余食物包括用膳者进食后的剩余和厨房内的剩余。

程序5 核对数据

与小张核对餐次、食品名称和数量，并请小张签字。

程序6 计算生熟比值和每日实际消耗实物量

根据烹饪前后计算食物的重量和生熟重量比值，再计算实际消耗的生食物重：

$$实际消耗食物生重＝实际消耗食物熟重×生熟比值$$

$$＝（熟食物重量－熟食物余量）×生熟比值$$

知识链接

食物的生熟比

由于食物在烹饪时会发生脱水或吸水，故在烹饪前后重量会发生变化。目前我国的食物成分表主要以食物原料为基础，这样比较准确。但在进行膳食调查时，有的食物可能只能得到熟重，这就需要通过食物的生熟重量比将熟重量换算成原料重（生重）。食物的生熟比即生食物重量与熟食物重量的比值。比如100g大米，做成米饭后重250g，则生熟比为0.4；若某人食用了该米饭100g，则原料大米的重量为100×0.4即40g。

程序7 统计每餐就餐人数

本案例中被调查对象是个人，就餐人数为1。

如果调查单位的进餐人员组成在年龄、性别、劳动强度上差别不大，如部队食堂、幼儿园食堂，也可不作个人进餐记录，只准确记录进餐人数，以食物总消耗量除以进餐人数，求出相当于每人每日食物的平均摄取量。如果没有能够记录被调查对象的一日三餐，则需根据餐次比计算人日数，用人日数代替人数。如果被调查家庭或单位人员的劳动强度、性别、年龄等组成不同，则不能以人数或人日数来平均,必须用混合系数的折算方法,算出相应的"标准人"每日营养素摄入量,再做比较和评价。

将以上数据填入称重法食物摄入量记录表中,如实践表 1-1-1 所示。

实践表 1-1-1　称重法食物摄入量记录表

日期:

餐别	食物名称	原料名称	生重（g）	废弃量（g）	可食重量（g）	熟重（g）	生熟比	熟食剩余量（g）	实际摄入量		就餐人数
									熟重（g）	生重（g）	
早餐	面条	挂面	150		150	417	0.36	67	350	126	
	肉炒豆芽	绿豆芽	150		150	160	0.94	20	140	131.6	1
		猪肉	30		30		0.19			26.6	
	无油煎蛋	鸡蛋	66	8.6	57.4	60	0.96	0	60	57.4	
	……										
午餐											
晚餐											
调味品		豆油	25							25	
		酱油	20							20	
		盐	5							5	
		蔗糖	8							8	

程序 8　计算每日摄入的生食物重量

将调查期间所消耗的食物按品种分类,求得小张每日的各类食物的消耗量。

如果被调查对象是群体,则视具体情况用人数或人日数或标准人日数来平均,得到平均摄入量。

知识链接

标　准　人

在营养调查或食谱设计时,有时候工作对象的年龄、性别、生理状态、劳动强度差别很大,无法用营养素平均需求量或摄入量来衡量,只能将各类人群都折合成标准人来计算或比较。方法是以从事轻体力劳动的休重 60kg 成年男子为标准人,以其能量供给量 9.41MJ 作为 1,其他类人员按其能量推荐摄入量与 9.41 之比得出该类人的标准人系数。标准人日等于标准人系数乘以人日数。将一个群体各类人的标准人日数相加后除以总人日数即得出该群体的标准人系数（混合系数）。人均食物或营养素摄入量除以混合系数为该人群标准人的食物和营养素摄入量。

实践 1-2 食物摄入量调查——记账法

一、项目目标

1. 掌握记账法的基本方法。

2. 掌握记账法的使用范围、优缺点。

3. 能够用记账法对家庭和集体食堂开展膳食摄入量调查。

二、项目实施

（一）工作准备

1. 准备食物成分表、计算器、相关表格等。

2. 确定调查单位和时间,如学校食堂。

（二）工作程序

程序 1　与膳食管理人员见面

调查现在到将来一段时间的膳食情况,可先向相关工作人员介绍调查的过程和膳食账目与进餐人员记录的要求,使其能够按照要求详细记录每日购入的食物种类、数量和进餐人数。同时也要登记调查开始时存余的食物和调查结束时剩余的食物。

程序 2　了解进餐人数

统计进餐人数,并按年龄、性别、劳动强度分别登记,生理状态(如孕妇、哺乳期妇女)可在备注中说明。比如该食堂某日进餐人数如实践表 1-2-1 所示。

实践表 1-2-1　XX 食堂用餐人数登记表

人员	男			女			总人日数	总标准人日数
	早	中	晚	早	中	晚		
PAL轻	20	20	10	10	10	0		
中	10	10	5	5	5	0		
重	2	2	0	1	0	0		

注:PAL 为体力活动水平

如果被调查对象个体间差别不大,如幼儿园膳食,进餐人数登记表可以简化。

程序 3　了解食物结存情况

首先应了解职工食堂结存食物的种类、重量,登记到实践表 1-2-2。

程序 4　了解食物的购进数量

对调查期间购进的各种食物的名称、重量进行登记。

程序 5　食物的消耗量记录和计算

食物的消耗量统计需每天准确分类记录。根据调查所得到的资料计算出调查期间该职工食堂所消耗的各种食物的总量,登记到食物消耗量登记表,注意不要疏忽小杂粮和零食的登记。

实践表 1-2-2　XX 食堂食物消耗量记录表

食物名称	大米	面粉	猪肉	……			
结存数量							
购入数量							
×月×日							
×月×日							
×月×日							
×月×日							
剩余数量							
废弃数量							
实际总消耗量							
备注							

废弃数量可以用称重法称重得到,也可以根据食物成分表中可食部数据计算而得。

程序 6　计算该食堂总人日数和总标准人日数

身体活动水平为轻、中、重的成年男子,能量推荐摄入量分别是 9.41MJ、10.88MJ、12.55MJ;身体活动水平为轻、中、重的成年女子,能量推荐摄入量分别是 7.53MJ、8.79MJ、10.04MJ。按照标准人系数的计算方法,用各自的能量推荐量除以 9.41,则前者的标准人系数分别为 1、1.16、1.33,后者的标准人系数分别是 0.80、0.93、1.07。三餐的餐次比设定为早餐、午餐、晚餐各占一日总能量摄入的 30%、40%、30%。则实践表 1-2-1 中的本日的总人日数为:

$$(20+10+2+10+5+1) \times 30\% + (20+10+2+10+5) \times 40\% + (10+5) \times 30\% = 37.7$$

本日的总标准人日数为:

$$(20×1+10×1.16+2×1.33+10×0.80+5×0.93+1×1.07) \times 30\% + (20×1+10×1.16+2×1.33+10×0.80+5×0.93) \times 40\% + (10×1+5×1.16) \times 30\% = 37.9$$

调查期间的总标准人日数等于每日总标准人日数之和。

知识链接

人　日　数

一个人吃早、中、晚三餐为一个人日,人日数是代表被调查者实际记录到的用餐天数,应根据餐次比(早、中、晚三餐所摄入的能量和食物量占全天摄入量的百分比)来折算。 比如,某被调查家庭早、中、晚三餐的能量分配为 30%、40%、30%,某家庭成员只在家吃了早饭和晚饭,那他在记录表中的人日数为 1×30% + 1×30% = 0.6。 该家庭所有成员的人日数之和为全家的总人日数。

程序 7　核对记录结果

核对食物数据和就餐人数,检查无误后,填写记录人和核对人。

程序 8　标号与归档

实践 1-3　食物摄入量调查和评价——24 小时回顾法

一、项目目标

1. 掌握 24 小时回顾法调查表的设计。

2. 掌握 24 小时回顾法技术要点和具体的实施程序。

3. 能够用 24 小时回顾法对家庭和集体食堂开展膳食摄入量调查。

二、项目实施

（一）工作准备

1. 准备食物成分表、食物模型、图谱、各种标准容器、调查表等。

2. 熟悉被调查者家中的容器和食物分量。

（二）工作程序

程序 1　入户说明来意

调查人员入户调查,首先说明来意,与被调查对象作简短沟通,使其了解调查的目的、意义,建立起信任,以取得对方的积极配合。简短让其回顾前一天所从事的活动,这将有助于调查对象对膳食的回忆,并为后面的调查设问做铺垫。

程序 2　说明调查内容

调查人员简要介绍调查内容,明确告诉被调查者回顾调查的时间周期。调查内容应包括调查者的基本信息、就餐时间、食物名称、原料名称、原料重量及就餐地点等。

程序 3　调查和记录

调查员按照 24 小时内进餐顺序分别询问食物和数量,摄入的所有食物(包括饮料,但不包括调味品)的种类和数量,在外用餐以及零食的种类和数量。对于每一餐次,调查人员可按照食物的几个大类,如米及其制品、面及其制品、其他谷类、薯类、豆类及其制品、蔬菜类及其制品、水果类及其制品等来帮助每个家庭成员完善回忆内容,避免遗漏。

程序 4　引导回顾记录要点

调查者应根据被调查者的回顾如实填写表格,如被调查者回顾不清时,应该设法利用食物图谱或常用容器等帮助其回忆。注意三餐之外的各种水果和零食的摄入量记录,如实践表 1-3-1 所示。

程序 5　弥补调查不足

调查结束时,称量各种调味品的消耗量,以求核实用。如果同时进行称重法调查,此步可省略。

表 1-3-1　24 小时膳食回顾调查表

姓名		性别		年龄	
职业			调查时间		
居住地址					
餐次	进餐时间	食物名称	原料名称	原料编码	原料重量
早餐					
加餐或零食					
午餐					
加餐或零食					
晚餐					
加餐或零食					
调味品					

程序 6　资料核查

调查完成后及时对调查表的内容进行检查与复核。

实践 1-4　膳食调查结果的计算与分析

一、项目目标

1. 熟悉膳食调查结果的计算过程。

2. 学会对膳食调查计算结果进行分析、评价。

二、项目实施

（一）工作准备

以一份称重法调查为例：

1. 调查对象个人资料。

姓名：张某　　　性别：女　　年龄：35　　　身高：160cm

体重：69kg　　BMI：27　　　劳动强度：轻体力劳动

2. 称重法调查情况，见实践表 1-4-1。

实践表 1-4-1　称重法调查情况

餐别	食物名称	原料名称	生重（g）	废弃量（g）	可食重量（g）	熟重（g）	生熟比	剩余量（g）	实际摄入量 熟重（g）	实际摄入量 生重（g）
早餐	面条	面粉	150		150	417	0.36	67	350	126
	韭菜炒里脊肉	韭菜	100		100	120	0.83	20	100	83
		里脊肉	30		30		0.25			25
	无油煎蛋	鸡蛋	60	7.8	52.2	50.1	0.96	0	50.1	52.2

餐别	食物名称	原料名称	生重（g）	废弃量（g）	可食重量（g）	熟重（g）	生熟比	剩余量（g）	实际摄入量	
									熟重（g）	生重（g）
午餐	米饭	籼米	100		100	250	0.4		250	100
	牛肉土豆	牛腩	50		50		0.53	0		50
		土豆	50		50	95	0.53	0	95	50
	蛇果	蛇果	220	20	200					200
晚餐	米饭	籼米	100		100	250	0.4	50	200	80
	油菜里脊肉	油麦菜	200		200	270	0.74	0	270	200
		里脊肉	100		100		0.37			100
	熟凤尾鱼	熟凤尾鱼	50		50	50		0	50	
	香蕉	香蕉	150	45	105					105
调味品		豆油	25							25
		盐	12							5
		蔗糖	8							8

3. 食物成分表。

（二）工作程序

程序1　核对膳食摄入记录

检查食物名称、重量。

程序2　计算食物摄入量并评价其膳食结构

食物归类合并，计算实际摄入量，完成实践表 1-4-2。与平衡膳食宝塔建议量比较，进行膳食结构评价。

实践表 1-4-2　食物实际摄入量与宝塔参考摄入量比较

食物	实际摄入量（g）	膳食宝塔参考摄入量（g）
盐	12	<6
油	25	25～30
奶及奶制品	0	300
大豆及坚果类	0	25～35
畜肉类	175	40～75
水产品	50	40～75
蛋类	60	40～50
蔬菜类	283	300～500
水果类	370	200～350
谷薯类	356	250～400

注：表中实际摄入量指实际摄入的食物所对应的市品重。《中国居民平衡膳食宝塔（2016 版）》未涉及添加糖，中国营养学会推荐"每天摄入不超过 50g，最好控制在 25g 以下"。

将张某的一日食物摄入量与平衡膳食宝塔建议的量进行比较，一方面评价食物的种类是否齐全,另一方面评价各类食物的消费量是否充足。

程序 3　计算各种营养素摄入量

按照食物实际名称查找中国食物成分表对应数值,计算能量和各营养素的摄入量,记录到实践表 1-4-3 中。

本案例中仅对能量和供能营养素进行了计算和评价,合理的范围应该是 RNI 的 ±10%。维生素和矿物质的摄入量计算方法与供能营养素相同,通常以一周食谱来进行评价,如果实际摄入量低于 EAR,必须增加摄入量;如果摄入量超过了 UL,为摄入过多;摄入量达到或超过 RNI,表示充足;摄入量介于 EAR 和 RNI 之间,则建议适当补充。

实践表 1-4-3　能量和供能营养素摄入量

原料名称	净生重（g）	能量（kcal）	蛋白质（g）	脂肪（g）	碳水化合物（g）
面粉	126	446	19.8	3.2	89.3
籼米	180	590.4	13.5	2	140.4
土豆	50	39.5	1.3	0.1	8.9
里脊肉	125	187.5	24.5	9.9	0
鸡蛋	52.2	74.6	6.4	5.5	0
牛腩	50	166	8.6	14.7	0
熟凤尾鱼	50	260	11.8	21.5	4.9
韭菜	83	14.9	2	0.3	3.7
油麦菜	200	16	2.2	0.8	4.2
蛇果	200	110	0.2	0.4	29.8
香蕉	105	86.1	1.2	0.2	21.8
豆油	25	225	0	25	0
蔗糖	8	32			8
合计		2248	91.5	83.6	311

程序 4　计算能量食物来源

实践表 1-4-4　能量的食物来源

食物种类	摄入量（kcal）	占总摄入量（%）
谷类	1036.4	46.1
薯类	39.5	1.8
豆类	0	0
其他植物性食物	227	10.1
动物性食物	688.1	30.6
纯能量食物	257	11.4

程序 5　计算三餐供能比

经计算,早餐供能比约为 28.8%,中餐约为 32.3%,晚餐约为 38.9%。（因本案例中豆油和蔗糖

为一日消耗的总重,计算三餐供能比时未做考虑)

程序6　计算三大营养素供能比

实践表 1-4-5　三大营养素供能比

	实际值	参考值
蛋白质	16.3%	10%~15%
脂肪	33.5%	20%~30%
碳水化合物	50.2%	50%~65%

程序7　计算蛋白质食物来源

经计算,蛋白质的食物来源为:谷类蛋白占 36.4%,豆类蛋白占 0%,动物性蛋白占 56.1%,其他食物蛋白占 7.5%。其中优质蛋白占 56.1%。

程序8　计算脂肪食物来源分配

经计算,动物性脂肪占脂肪摄入量的 61.7%,植物性脂肪占 38.3%。动物性脂肪供能占总能量摄入量的 20.1%。

程序9　初步分析和记录

本案例中,张某为成年女性,轻体力劳动者,其能量的 RNI 为 1800kcal,蛋白质的 RNI 为 55g,饱和脂肪酸供能比应低于 10%。

1. 三餐供能比例为早餐:中餐:晚餐=28.8%:32.3%:38.9%。三餐供能比基本合适。但张某本日能量总摄入量为 2248kcal,比 RNI 的高出 24.9%,摄入过多。

2. 三大营养素的供能比为蛋白质:脂肪:碳水化合物=16.3%:33.5%:55.3%,脂肪和蛋白质供能比偏高。

3. 优质蛋白的摄入比例为 56.1%,但是无豆类蛋白的摄入。蛋白质摄入量比 RNI 高出 66.4%,摄入过多。建议减少总蛋白和动物性蛋白的摄入,增加豆类蛋白摄入。

4. 动物性脂肪摄入量为 61.7%,植物性脂肪摄入量为 38.3%,动物性脂肪(含饱和脂肪酸较多)供能占总能量摄入量的 20.1%。动物性脂肪摄入过多,供能比过高,应减少摄入。

5. 根据"中国居民平衡膳食宝塔"描述,张某的膳食结构中缺少奶及奶制品、大豆及坚果类,糖、油脂、水产品、蛋类、蔬菜类、水果类的摄入量基本是合适的,但盐、畜肉类、谷薯类的摄入量过多,尤其是畜肉类的摄入,远远超过了宝塔推荐的范围,饮食结构欠平衡。

程序10　储存计算结果

创建文件名,一般以调查地点、日期等命名,主要是方便记忆或者看见文件名称即可知道是什么方面的文件。然后进行储存和备份,以防丢失。

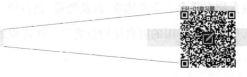

ER-01 练习题

第二章

食物营养与合理利用

人体所需要的能量和营养素主要从食物中获得。自然界供人类食用的食物有数百种,各种食物所含的营养素种类和数量不同,营养价值各异。因此,了解各种食物的营养价值,掌握食物间的合理搭配,调整膳食结构,对保障人体健康具有十分重要的意义。

第一节　膳食结构与膳食指南

导学情景 ∨

情景描述

"民以食为天"。有关一日三餐我们最关心的问题就是"吃什么、吃多少"。吃什么就是食物的种类问题,吃多少是数量的问题。营养过剩导致肥胖,影响身体健康;营养不足导致消瘦,也影响身体健康。所以要保持身体健康,我们就要达到平衡膳食,即膳食中所含的营养素种类齐全,数量充足,比例适当,可以最大限度地满足营养和健康需求。

学前导语

合理膳食的核心是营养素要"全面、平衡、适度"。那么,如何合理搭配食物,合理构建我们的膳食结构,才能使能量和各类营养素满足需求,体现合理营养、均衡膳食呢?本节我们就一起来共同探讨这一问题。

膳食结构是指膳食中各类食物的数量及其在膳食中所占的比重。根据膳食中的各类食物所能提供能量及各种营养素的数量满足人体需要的程度来衡量膳食结构的组成是否合理。膳食结构既反映了人们的饮食习惯、生活水平的高低,也反映出一个国家的农业生产、食品加工、食物流通状况,是社会经济发展的重要特征。

一、膳食结构的类型与特点

膳食结构类型的划分有许多方法,但最重要的依据仍是动物性和植物性食物在膳食构成中的比例。依据动、植物性食物在膳食中所占比重,以及能量、蛋白质、脂肪和碳水化合物的供给量作为划分膳食结构的标准,可将世界各国的膳食结构分为以下四种模式:

(一)东方膳食模式

该膳食模式以植物性食物为主,动物性食物为辅。大多数发展中国家如印度、巴基斯坦、孟加拉国和非洲的一些国家等属此类型。食物摄入特点是：谷物食品消费量大，动物性食品消费量小。动物性蛋白质一般占蛋白质总量的 10%~20%，植物性食物提供的能量占总能量近 90%。平均能量摄入为 2000~2400kcal，蛋白质仅为 50g 左右，脂肪仅 30~40g。该类型的膳食能量基本上能满足人体需要，但蛋白质、脂肪摄入量较低，主要来自于动物性食物的营养素（如铁、钙、维生素 A 等）摄入往往不足。营养缺乏病是这些国家人群的主要营养问题。但是从另一方面看，以植物性食物为主的膳食结构，膳食纤维充足、动物性脂肪较低，有利于冠心病、高脂血症等慢性病的预防。

（二）经济发达国家膳食模式

该膳食模式以动物性食物为主。这种膳食结构是多数欧美发达国家如美国、西欧、北欧诸国的典型膳食结构，属于营养过剩型的膳食。食物摄入特点是：粮谷类食物消费量小，动物性食物及糖的消费量大。人均日摄入能量高达 3300~3500kcal，蛋白质 100g 以上，脂肪 130~150g，以提供高能量、高蛋白、高脂肪、低膳食纤维为特点。与植物性膳食结构相比，肥胖、高血压、冠心病、糖尿病等营养过剩性慢病是此类型膳食结构国家人群所面临的主要健康问题。

（三）日本膳食模式

该膳食模式是一种动、植物性食物较为平衡的膳食结构。膳食中动物性食物与植物性食物比例比较适当，以日本为代表。食物摄入特点是：能量和脂肪的摄入量低于欧美发达国家，平均每天能量摄入为 2000kcal 左右，蛋白质为 70~80g，动物蛋白占总蛋白的 50% 左右，脂肪 50~60g。此类膳食模式既保留了东方膳食的特点，又吸取了西方膳食的长处，少油、少盐、多海产品。能量能够满足人体需要，又不至于过剩。蛋白质、脂肪和碳水化合物的供能比例合理。来自于植物性食物的膳食纤维和来自于动物性食物的营养素（如铁、钙等）均比较充足，同时动物脂肪又不高，有利于避免营养缺乏病和营养过剩型疾病，促进健康。

（四）地中海膳食模式

该膳食模式以地中海命名是因为该膳食结构的特点是居住在地中海地区的居民所特有的，意大利、希腊可作为这种膳食结构的代表。食物摄入特点：膳食富含植物性食物，包括水果、蔬菜、薯类、谷类、豆类、坚果等；食物加工程度低，新鲜度较高，该地区居民以食用当季、当地产食物为主；橄榄油是主要食用油；每天食用适量的鱼、禽，少量的蛋、奶酪和酸奶；以新鲜水果作为典型的每日餐后食品；甜食每周只食用几次；每月食用几次红肉（猪、牛、羊肉及其制品）；大部分成年人有饮用葡萄酒的习惯。脂肪提供能量占膳食总能量的 25%~35%，饱和脂肪所占比例较低（7%~8%）。地中海地区居民心脑血管疾病发生率很低，已引起了西方国家的注意，并纷纷参照这种膳食模式改进自己国家的膳食结构。

▶▶ 课堂活动

请结合中国居民传统膳食结构特点，讨论中国居民膳食结构的现状与问题。

二、中国居民膳食指南

膳食指南是根据营养学原则和百姓健康需要，结合当地食物生产供应情况及人民群众生活实践，给出的食物选择和身体活动的指导意见。各国的膳食指南均由政府或国家级营养专业团体研究制定,是国家实施和推动食物合理消费及改善人群营养健康行动的一个重要组成部分。我国于1989年首次发布了《我国居民膳食指南》,随着我们居民膳食结构和营养状况的变化,分别于1997年、2007年、2016年、2022年对《中国居民膳食指南》进行了四次修订。新版指南由一般人群膳食指南、特定人群膳食指南、平衡膳食模式等组成。一般人群膳食指南提出了适用于一般人群的八条平衡膳食准则;特定人群膳食指南包括孕妇乳母膳食指南、婴幼儿膳食指南、儿童膳食指南、老年人膳食指南和素食人群膳食指南,其中各特定人群的膳食指南是在一般人群膳食指南的基础上形成建议和指导。

（一）一般人群膳食指南

一般人群膳食指南适用于2岁以上的健康人群,共有8条指导准则:

准则一:食物多样,合理搭配

核心推荐

❖ 坚持谷类为主的平衡膳食模式。

❖ 平均每天摄入12种以上食物,每周25种以上,合理搭配。

❖ 每天摄入谷薯类食物200~300g,其中包含全谷物和杂豆类50~150g,薯类50~100g。

食物多样是平衡膳食模式的基本原则。各种食物所含的营养成分不完全相同。除母乳外,任何一种天然食物都不能提供人体所需的全部营养素。因此,只有多种食物组成的膳食才能满足人体对各种营养素的需要。因此,每天的膳食应包括谷薯类、蔬菜水果类、畜禽鱼蛋奶类、大豆坚果类等食物。建议平均每天摄入12种以上食物,每周25种以上,烹调油和调味品不计算在内。按照一日三餐食物品种数的分配,早餐至少摄入4~5个食物品种,午餐摄入5~6个品种,晚餐4~5个食物品种,加上零食1~2个品种。

谷类为主是平衡膳食的重要特征。谷类食物含有丰富的碳水化合物,是人体最经济的能量来源。建议一般成年人每天摄入谷薯类食物200~300g,其中全谷物和杂豆类50~150g,薯类50~100g。与精制米面相比,全谷物和杂豆可提供更多的B族维生素、矿物质、膳食纤维等。薯类含有丰富的淀粉、膳食纤维以及多种维生素和矿物质。因此,每天宜摄入一定量的全谷物、杂豆类和薯类食物。在烹调主食时,大米可与糙米、燕麦、小米、荞麦、玉米、红小豆、绿豆、芸豆、薯类等搭配食用,实现粗细搭配。

准则二:吃动平衡,健康体重

核心推荐

❖ 各年龄段人群都应天天进行身体活动,保持健康体重。

❖ 食不过量,保持能量平衡。

  坚持日常身体活动,每周至少进行5天中等强度身体活动,累计150分钟以上,主动身体活动最好每天6000步。

❖ 鼓励适当进行高强度有氧运动,加强抗阻运动,每周2~3天。

❖ 减少久坐时间,每小时起来动一动。

进食量与体力活动是保持健康体重的两个主要因素,食物提供人体能量,体力活动消耗能量。如果进食量过大而活动量不足,多余的能量就会在体内以脂肪的形式积存即增加体重,久之发胖;相反若食量不足,劳动或运动量过大,可由于能量不足引起体重过低或消瘦,造成劳动能力下降。体重过高或过低都是不健康的表现,会造成抵抗力下降,易患某些疾病。所以,应保持进食量和运动量的平衡,使摄入的各种食物既能满足机体需要,而又不造成体内能量过剩,使体重维持在适宜范围,健康成人的体质指数(BMI)应在 $18.5 \sim 23.9 \mathrm{kg/m^2}$ 之间。

目前,由于生活方式的改变,身体活动减少,进食量相对增加,我国超重和肥胖的发生率正在逐年增加,这是心血管疾病、糖尿病和某些肿瘤发病率增加的主要原因之一。运动不仅有助于保持健康体重,还能够降低患高血压、脑卒中、冠心病、糖尿病等慢性病风险;同时还有助于调节心理平衡,有效消除压力,缓解抑郁和焦虑症状,改善睡眠。各年龄段人群都应天天运动,应改变久坐少动的不良生活方式,减少久坐时间,每小时起来动一动,养成天天运动的习惯。建议成年人坚持日常身体活动,每周至少进行 5 天中等强度身体活动,累计 150 分钟以上;主动身体活动最好每天 6000 步。鼓励适当进行高强度有氧运动,加强抗阻运动,多动多获益。多动慧吃,保持健康体重。

▶▶ **课堂讨论**

如何做到食不过量?

适量的食物主要指每天摄入的各种食物所提供的能量,不超过也不低于人体所需要的能量,维持能量平衡。 中国营养学会推荐以下窍门帮您建立良好的习惯:

1. 定时定量进餐 以避免过度饥饿而引起的饱食中枢反应迟钝,进食过量。 避免进食过快,无意中过量进食。

2. 分餐制 提倡分餐制,根据个人的生理条件和身体活动量,进行标准化配餐,记录自己的食物份和量。

3. 每顿少吃一两口 如果能坚持每餐少吃一两口,对预防能量摄入过多进而引起的超重和肥胖有重要作用。 对于容易发胖的人,强调适当限制进食量,最好在感觉还差几口的时候就放下筷子。

4. 减少高能量加工食品的摄入 学会看食品标签上的"营养成分表",了解食品的能量值,少选择高脂肪、高糖含量的高能量食品。

5. 减少在外就餐。

您还有哪些好的窍门可以和大家分享呢?

准则三:多吃蔬果、奶类、全谷、大豆

核心推荐

❖ 蔬菜水果、全谷物、奶制品是平衡膳食的重要组成部分。

❖ 餐餐有蔬菜,保证每天摄入不少于 300g 的新鲜蔬菜,深色蔬菜应占1/2。

❖ 天天吃水果,保证每天摄入 200 ~350g 的新鲜水果,果汁不能代替鲜果。

❖ 吃各种各样的奶制品,摄入量相当于每天 300ml 以上液态奶。

❖ 经常吃全谷物、大豆制品,适量吃坚果。

蔬菜水果提供丰富的维生素、矿物质、膳食纤维和植物化学物。增加蔬菜水果摄入对保持心血管健康、增强抗病能力及预防某些癌症等方面,起着十分重要的作用。蔬果中还含有各种植物化学物、有机酸、芳香化合物和色素等成分,能够增进食欲,帮助消化,促进人体健康。不同品种蔬菜所含营养成分不尽相同,甚至悬殊很大,深绿色、红色、橘红色、紫红色等深色蔬菜中营养素和植物化学物含量丰富,尤其是富含 β-胡萝卜素,应特别注意多摄入,一般要求占蔬菜总量的1/2。

奶类提供优质蛋白质、维生素 B_2 和钙。增加奶类摄入有利于儿童青少年生长发育,促进成人骨骼健康。我国居民膳食提供的钙质普遍偏低,平均只达到推荐供给量的一半左右。每天摄入 300ml 奶或相当量乳制品可以较好补充不足。奶类品种繁多,液态奶、酸奶、奶酪和奶粉等都可选用。按照蛋白质比折算,100g 酸奶或 12.5g 奶粉或 10g 奶酪相当于 100ml 鲜牛奶。

全谷物保留了天然谷物的全部成分。与精制谷物相比,全谷物可提供更多的膳食纤维、B 族维生素、矿物质等营养成分及有益健康的植物化学物。推荐每天吃全谷物 50~150g,相当于一天谷物的 1/4~1/3。全谷物如小米、玉米、燕麦、全麦粉等都可以直接混搭,作为主食或粥类,一日三餐中至少一餐用全谷物,如早餐吃小米粥、燕麦粥、八宝粥等。午餐、晚餐中,可在小麦面粉中混合玉米粉或者选用全麦粉;白米中放一把糙米、燕麦等类烹制米饭。

大豆富含优质蛋白质、必需脂肪酸、维生素 E,并含有大豆异黄酮、植物固醇等多种植物化学物。多吃大豆及其制品可以降低绝经期女性和绝经后女性乳腺癌和骨质疏松症的发病风险。坚果富含脂类和多不饱和脂肪酸、蛋白质等营养素,适量食用有助于预防心血管疾病。但坚果脂肪含量高,若摄入过量易导致能量过剩。所以应摄入适量,推荐平均每周 50~70g。膳食指南中推荐我国居民经常吃豆制品,适量吃坚果,建议平均每天摄入大豆和坚果 25~35g。

准则四:适量吃鱼、禽、蛋、瘦肉

核心推荐

❖ 鱼、禽、蛋类和瘦肉摄入要适量, 平均每天 120~200g。

❖ 每周最好吃鱼 2 次或 300~500g, 蛋类 300~350g, 畜禽肉 300~500g。

❖ 少吃深加工肉制品。

❖ 鸡蛋营养丰富, 吃鸡蛋不弃蛋黄。

❖ 优先选择鱼, 少吃肥肉、烟熏和腌制肉制品。

鱼、禽、蛋、瘦肉等动物性食物是优质蛋白质、脂溶性维生素和矿物质的良好来源。动物性食物蛋白质含量高,氨基酸组成更适合人体需要,且利用率高;但其脂肪含量高,含有较多饱和脂肪酸,摄入过量可增加肥胖和心血管疾病的发病风险,应适当摄入。

鱼虾等水产类食物脂肪含量相对较低,且含有较多的不饱和脂肪酸,对预防血脂异常和脑卒中等疾病有一定作用,每周最好吃鱼 2 次。禽肉的脂肪含量也相对较低,其脂肪酸组成优于畜肉脂肪。蛋类各种营养成分齐全,营养价值高,尽管胆固醇含量高,但适量摄入也不会明显影响血清胆固醇水平和成为引起心血管疾病的危险因素。蛋黄是蛋类中维生素和矿物质的主要集中部位,并且含有丰富的磷脂,对健康十分有益。因此,吃鸡蛋不要弃蛋黄。畜肉脂肪含量高,饱和脂肪酸较多,尤其是肥肉,故应少吃肥肉,选择瘦肉。烟熏和腌制肉在熏制和腌制过程中,易遭受多环芳烃等有害物质的污染,过量摄入可增加某些癌症的发生风险,应少吃或不吃。动物内脏含维生素 A 极为丰富,还富含维生素 B_{12}、叶酸、铁、硒、锌等,适量摄入,可弥补日常膳食的不足,建议每月食用动物内脏食物 2~3 次,每次 25g 左右。

目前我国多数居民摄入畜肉较多,鱼等水产类较少,对居民营养健康不利,需要调整比例。建议成人平均每天摄入总量 120~200g,相当于每周吃鱼 2 次或 300~500g,蛋类 300~350g,畜禽肉类 300~500g。

准则五:少盐少油,控糖限酒

> **核心推荐**
>
> ❖ 培养清淡饮食习惯,少吃高盐和油炸食品。 成人每天食盐不超过 6g,每天烹调油 25~30g。
>
> ❖ 控制添加糖的摄入量,每天摄入不超过 50g,最好控制在约 25g 以下。
>
> ❖ 反式脂肪酸每天摄入量不超过 2g。
>
> ❖ 足量饮水,成年人每天 7~8 杯（1500~1700ml）,提倡饮用白开水和茶水;不喝或少喝含糖饮料。
>
> ❖ 儿童、青少年、孕妇、哺乳期妇女以及慢性病患者不应饮酒。 成人如饮酒,一天饮用酒的酒精量不超过 15g。

吃清淡膳食有利于健康,即不要太油腻,不要太咸,不要过多的动物性食物和油炸、烟熏食物。

我国居民食盐摄入量过多,钠的摄入量与高血压发病呈正相关,因而要降低食盐用量,培养清淡口味,逐渐做到量化用盐,推荐每人每日食盐用量不超过 5g。膳食钠的来源除食盐外还包括酱油、咸菜、味精等高钠食品,及含钠的加工食品等。应从幼年就养成清淡口味的饮食习惯。

烹调油除了可以增加食物的风味,还是人体必需脂肪酸和维生素 E 的重要来源,并且有助于食物中脂溶性维生素的吸收利用。但过多脂肪摄入会增加慢性疾病发生的风险。目前我国居民烹调用油摄入量过多,应减少烹调油和动物脂肪用量,每天的烹调油摄入量为 25~30g。经常更换烹调油的种类,食用多种植物油,减少动物油的用量。

添加糖是纯能量食物,不含其他营养成分,过多摄入会增加龋齿及超重肥胖发生的风险。因此,平衡膳食中不要求添加糖,若需要摄入,建议每天摄入量不超过 50g,最好控制在 25g 以下。

过量饮酒是造成肝损伤、痛风、结直肠癌、乳腺癌、心血管疾病的危险因素。此外,由于酒含有较多的能量,特别是高度白酒,经常饮酒会造成能量过剩;同时,酒会影响食物营养素的吸收,造成营养素缺乏。儿童少年、孕妇、哺乳期妇女、慢性病患者等不应饮酒。成人如饮酒,一天饮用酒的酒精量不超过 15g。

▶▶ 课堂活动

限盐妙招你我谈

2015 年中国成人慢性病与营养监测结果显示,中国人群每标准人日食盐的摄入量为 9.3g。 尽管比 2012 年全国城乡居民的食盐摄入量下降了 1.2g,但仍然远远高于建议的 5g 的摄入量标准。 高盐(钠)摄入可增加高血压、脑卒中、胃癌和全因死亡的发生风险。

那么,请问你有哪些限盐的小妙招? 请与同学探讨下如何将其应用于实践呢?

准则六:规律进餐,足量饮水

核心推荐

❖ 合理安排一日三餐,定时定量,不漏餐,每天吃早餐。

❖ 规律进餐、饮食适度,不暴饮暴食、不偏食挑食、不过度节食。

❖ 足量饮水,少量多次。 在温和气候条件下,低身体活动水平成年男性每天喝水 1700ml,成年女性每天喝水 1500ml。

❖ 推荐喝白水或茶水,少喝或不喝含糖饮料,不用饮料代替白水。

规律进餐是实现平衡膳食、合理营养的前提。一日三餐、定时定量、饮食有度,是健康生活方式的重要组成部分,不仅可以保障营养素全面充足摄入,还有益健康。饮食不规律、暴饮暴食、不合理节食等不健康的饮食行为会影响机体健康。应规律进餐,每天吃早餐,合理安排一日三餐,早餐提供的能量应占全天总能量的 25%~30%,午餐占 30%~40%,晚餐占 30%~35%。

水是一切生命必需的物质,在生命活动中发挥着重要功能。水的需要量主要受年龄、环境温度、身体活动等因素的影响。一般来说,在温和气候条件下,低身体活动水平的成年男性每天喝水 1700ml,成年女性每天喝水 1500ml。我国居民中饮水不足的现象较为普遍。因此,应做到每天足量、主动喝水,少量多次,推荐喝白水或茶水,少喝或不喝含糖饮料。

准则七:会烹会选,会看标签

核心推荐

❖ 在生命的各个阶段都应做好健康膳食规划。

❖ 认识食物,选择新鲜的、营养素密度高的食物。

❖ 学会阅读食品标签,合理选择预包装食品。

❖ 学习烹饪、传承传统饮食,享受食物天然美味。

❖ 在外就餐,不忘适量与平衡。

食物是人类获取营养、赖以生存和发展的物质基础,认识并会挑选食物容易满足营养需求。在生命的各个阶段都应做好健康饮食规划,保障营养素供应的充足性,满足个人和家庭对健康美好生活的追求。

不同类别食物中含有的营养素和有益成分的种类和数量不同,认识食物和会挑选换食物是健康生活的第一步。了解各种食物营养特点,按需选购备餐,按类挑选优质蛋白质来源和营养密度高的食物;优选当地、当季新鲜食物,按照营养和美味搭配组合。

购买预包装食品要看食品标签。在预包装食品外包装上,都会有食品标签信息,包括食品配料、净含量、适用人群和食用方法、营养成分表及相关的营养信息等。在购买食品时要注意这些内容,帮助比较和选择适合自己的食物。一看配料表,通过看配料表,可以了解该食品是由哪些原辅料制成的,因为按照"用料量递减"原则,配料表按配料用量高低依序列出食品原料、辅料、食品添加剂等。二看营养成分表。营养成分表清晰地表明每 100g(或每 100ml)食品提供的能量以及蛋白质、脂肪、饱和脂肪、碳水化合物、糖、钠等营养成分的含量值,及其占营养素参考值的百分比。三是要看营养声称。营养声称是对营养成分含量水平高或低、有或无的说明。如果食品中某营养素达到了一定限制性条件,预包装食品可作出某营养素来源或含有、高或富含、低含量、无或不含的含量声称,如高钙、低脂、无糖等;或者与同类食品相比的优势特点,比如增加了膳食纤维,或减少了盐用量等(具体详见技能训练项目 2-4)。这些可以很好低帮助选择食品。

烹调是膳食计划的重要组成部分,学习烹饪,做好一日三餐,既可最大化低保留食物营养价值、控制食品安全风险,又可尽享食物天然风味,实践平衡膳食。多回家吃饭,享受食物和亲情。

准则八:公筷分餐,杜绝浪费

核心推荐

❖ 选择新鲜卫生的食物,不食用野生动物。

❖ 食物制备生熟分开、熟食二次加热要热透。

❖ 讲究卫生,从分餐公筷做起。

❖ 珍惜食物,按需备餐,提倡分餐不浪费。

❖ 做可持续食物系统发展的践行者。

加强饮食卫生安全,是通过饮食能够得到足够的营养、增强体质、防止食物中毒和其他食源性疾病事件发生所采取的重要措施。个人和家庭日常生活应首先注意选择当地的、新鲜卫生的食物,不食用野生动物。食物制备生熟分开,储存得当。多人同桌使用公筷公勺,或采用分餐或份餐等卫生措施,避免食源性疾病发生和传播。份餐或分餐是养成良好饮食的开始,按科学的饮食搭配原则进行合理分餐,每人一份,搭配得当,是定量的好办法,有利于饮食卫生、减少浪费和满足营养需求。

勤俭节约是中华民族的传统美德,杜绝浪费、尊重劳动、珍惜食物是每个人必须遵守的原则。珍惜食物从每个人做起,按需购买食物、按需备餐、小份量食物、合理利用剩饭菜,不铺张不浪费。一个民族的饮食状况不仅传承了营养,也反映了文化传承和生活状态。在家烹饪,有助于食物多样选择、提高平衡膳食的可及性;在家吃饭,有利于在享受营养美味食物的同时,享受愉悦进餐的氛围和亲情。从每个家庭做起,传承健康生活方式,树饮食文明新风,促进公众健康和食物系统可持续发展。

（二）特定人群膳食指南

特定人群包括孕妇、哺乳期妇女、婴幼儿、儿童、青少年以及老年人以及素食人群,根据这些人群的生理特点和营养需要,制定了相应的膳食指南。0~2岁的婴幼儿喂养指南,全面地给出了科学喂养指导,其他特定人群是在一般人群膳食指南的基础上给予的补充说明。因此,在对2岁以上的特定人群营养指导时,应结合一般人群膳食指南和特定人群膳食指南的内容。

1. 中国孕妇、哺乳期妇女膳食指南

（1）备孕和孕期妇女膳食指南

> **核心推荐**
>
> ❖ 调整孕前体重至正常范围,保证孕期体重适宜增长。
>
> 　常吃含铁丰富的食物,选用碘盐,合理补充叶酸和维生素 D。
>
> ❖ 孕吐严重者,可少量多餐,保证摄入含必需量碳水化合物的食物。
>
> ❖ 孕中晚期适量增加奶、鱼、禽、蛋、瘦肉的摄入。
>
> ❖ 经常户外活动,禁烟酒,保持健康生活方式。
>
> ❖ 愉快孕育新生命,积极准备母乳喂养。

（2）哺乳期妇女膳食指南

> **核心推荐**
>
> ❖ 产褥期食物多样不过量,坚持整个哺乳期营养均衡。
>
> ❖ 适量增加富含优质蛋白质及维生素 A 的动物性食物和海产品,选用碘盐,合理补充维生素 D。
>
> ❖ 家庭支持,愉悦心情,充足睡眠,坚持母乳喂养。
>
> ❖ 增加身体活动,促进产后恢复健康体重。
>
> ❖ 多喝汤和水,限制浓茶和咖啡,忌烟酒。

2. 婴幼儿喂养指南

（1）0~6 月龄内婴儿母乳喂养指南

> **核心推荐**
>
> ❖ 母乳是婴儿最理想的食物,坚持 6 月龄内纯母乳喂养。
>
> ❖ 生后 1 小时内开奶,重视尽早吸吮。
>
> ❖ 回应式喂养,建立良好的生活规律。
>
> ❖ 适当补充维生素 D,母乳喂养无须补钙。
>
> ❖ 一旦有任何动摇母乳喂养的想法和举动,都必须咨询医生或其他专业人员,并由他们帮助做出决定。
>
> ❖ 定期监测婴儿体格指标,保持健康生长。

(2)7~24 月龄婴幼儿喂养指南

核心推荐

❖ 继续母乳喂养，满 6 月龄起必须添加辅食，从富含铁的泥糊状食物开始。

❖ 及时引入多样化食物，重视动物性食物的添加。

❖ 尽量少加糖盐，油脂适当，保持食物原味。

❖ 提倡回应式喂养，鼓励但不强迫进食。

❖ 注重饮食卫生和进食安全。

❖ 定期监测体格指标，追求健康生长。

3. 儿童膳食指南

核心推荐

❖ 食物多样，规律就餐，自主进食，培养健康饮食行为。

❖ 每天饮奶，足量饮水，合理选择零食。

❖ 合理烹调，少调料少油炸。

❖ 参与食物选择与制作，增进对食物的认知和喜爱。

❖ 经常户外活动，定期体格测量，保障健康生长。

(2)学龄儿童膳食指南

核心推荐

❖ 主动参与食物选择和制作，提高营养素养。

❖ 吃好早餐，合理选择零食，培养健康饮食行为。

❖ 天天喝奶，足量饮水，不喝含糖饮料，禁止饮酒。

❖ 多户外活动，少视屏时间，每天 60 分钟以上的中高强度身体活动。

❖ 定期监测体格发育，保持体重适宜增长。

4. 老年人膳食指南
(1)一般老年人膳食指南

核心推荐

❖ 食物品种丰富，动物性食物充足，常吃豆制品。

❖ 鼓励共同进餐，保持良好食欲，享受食物美味。

❖ 积极户外活动，延缓肌肉衰减，保持适宜体重。

❖ 定期健康体检，测评营养状况，预防营养缺乏。

（2）高龄老年人膳食指南

核心推荐

❖ 食物多样，鼓励多种方式进食。

❖ 选择质地细软，能量和营养素密度高的食物。

❖ 多吃鱼禽肉蛋奶和豆，适量蔬菜配水果。

❖ 关注体重丢失，定期营养筛查评估，预防营养不良。

❖ 适时合理补充营养，提高生活质量。

❖ 坚持健身与益智活动，促进身心健康。

以上各部分内容详见第三章：各类人群的营养及合理膳食。

5. 素食人群膳食指南

核心推荐

❖ 食物多样，谷类为主；适量增加全谷物。

❖ 增加大豆及其制品的摄入，选用发酵豆制品。

❖ 常吃坚果、海藻和菌菇。

❖ 合理选择烹调油。

❖ 定期监测营养状况。

素食人群是指不食畜禽肉、水产品等动物性食物为饮食方式的人群，主要包括全素和蛋奶素。完全戒食动物性食物及其产品的为全素人群；不戒食蛋奶类及其相关产品的为蛋奶素人群。

据估计，目前我国素数人群已超过5000万。由于膳食组成中缺乏动物性食物，如果素食者膳食安、排不合理，容易引起维生素B12、n-3多不饱和脂肪酸、铁、锌、蛋白质等营养素摄入不足，从而增加这些营养素缺乏的风险。因此，素食人群更应认真设计膳食，合理利用食物，搭配恰当，以确保满足营养需要和促进健康。建议素食人群尽量选择蛋奶素。所有素食者更应做到食物多样化，保证每周25种以上；谷类是素食者膳食能量主要来源，全谷物、薯类和杂豆可提供更多的蛋白质、维生素、矿物质、膳食纤维和其他膳食成分，应每天食用；大豆及其制品是素食者的重要食物，含有丰富的蛋白质、不饱和脂肪酸和钙；发酵豆制品中还含有维生素B12，建议素食者应比一般人摄入更多大豆及其制品，特别是发酵豆制品；蔬菜水果含有丰富的维生素C、β-胡萝卜素、膳食纤维、矿物质及植物化学物，应足量摄入；藻类含有n-3多不饱和脂肪酸及多种矿物质，菌菇、坚果也应经常适量食用；选择多种植物油，特别是亚麻籽油、紫苏油、核桃油等，以满足素食者n-3多不饱和脂肪酸的需要。定期监测营养状况，以及时发现和预防营养缺乏。

三、中国居民平衡膳食宝塔

为了更好地理解和传播中国居民膳食指南和平衡膳食的理念,中国营养学会根据《中国居民膳食指南(2022)》的核心内容,结合中国居民膳食的实际状况,把平衡膳食的原则转化成各类食物的重量和所占比例,修订了中国居民平衡膳食宝塔,如图2-1-1所示,还增加了中国居民平衡膳食餐盘、中国儿童平衡膳食算盘等。

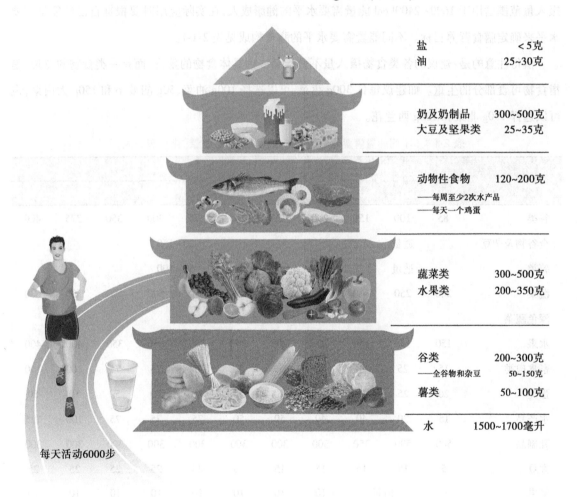

中国居民平衡膳食宝塔(2022)
Chinese Food Guide Pagoda(2022)

盐	<5克
油	25~30克
奶及奶制品	300~500克
大豆及坚果类	25~35克
动物性食物	120~200克
——每周至少2次水产品	
——每天一个鸡蛋	
蔬菜类	300~500克
水果类	200~350克
谷类	200~300克
——全谷物和杂豆	50~150克
薯类	50~100克
水	1500~1700毫升

每天活动6000步

图 2-1-1　中国居民平衡膳食宝塔(2022)

（一）中国居民平衡膳食宝塔

1. 平衡膳食宝塔说明　平衡膳食宝塔共分5层,膳食宝塔各层位置和面积不同,这在一定程度上反映出各类食物在膳食中的地位和应占的比重。5类食物包括谷薯类、蔬菜水果,畜禽鱼蛋类、奶类、大豆和坚果类以及烹饪用油、盐,其食物数量是根据不同能量需要而设计,宝塔旁边的文字注释,标明了在能量1600~2400kcal之间,一段时间内成人每人每天各类食物摄入量的建议值。谷薯类位居底层,建议每人每天摄入200~300g,其中包含全谷物和杂豆50~150g;另外薯类

50~100g,从能量角度,相当于 15~35g 大米;蔬菜和水果居第二层,是膳食指南中鼓励多摄入的食物。推荐成年人每天蔬菜摄入量至少达到 300g,水果 200~350g;鱼、禽、肉、蛋等动物性食物位于第三层,是膳食指南中推荐适量食用的食物。推荐成年人每天鱼、禽、肉、蛋摄入量共计 120~200g,每周至少 2 次水产品,每天一个鸡蛋;奶类、大豆和坚果合居第四层,建议每天吃相当于鲜奶 300ml 的奶类及制品和 25~35g 的大豆及坚果类;第五层塔顶是烹调油和食盐,每天烹调油 25~30g,食盐不超过 5g。

2. 平衡膳食宝塔的应用

(1)确定适合自己的能量水平,确定食物用量:平衡膳食宝塔中建议的每人每日各类食物适宜摄入量范围适用于 1600~2400kcal 能量需要水平的健康成人,在实际应用时要根据自己的能量需要水平来确定膳食营养目标。不同能量需要水平的膳食构成见表 2-1-1。

值得注意的是:建议的各类食物摄入量不是指某一种具体食物的重量,而是一类食物的总量,是指食物可食部分的生重。如建议每日 300g 蔬菜,可以选择 100g 油菜、50g 胡萝卜和 150g 大白菜,也可以选择 150g 韭菜和 150g 西兰花。

表 2-1-1　不同能量需要水平的平衡膳食模式和食物量[克/(天·人)]

食物种类(g)	不同能量摄入水平(kcal)										
	1000	1200	1400	1600	1800	2000	2200	2400	2600	2800	3000
谷类	85	100	150	200	225	250	275	300	350	375	400
全谷物及杂豆		适量				50~150					
薯类		适量				50~100					
蔬菜	200	250	300	300	400	450	450	500	500	500	600
深色蔬菜					占所有蔬菜的1/2						
水果	150	150	150	200	200	300	300	350	350	400	400
畜禽肉类	15	25	40	40	50	50	75	75	75	100	100
蛋类	20	25	25	40	40	50	50	50	50	50	50
水产品	15	20	40	40	50	50	75	75	75	100	125
乳制品	500	500	350	300	300	300	300	300	300	300	300
大豆	5	15	15	15	15	15	25	25	25	25	25
坚果	–	适量		10	10	10	10	10	10	10	10
烹饪油	15~20		20~25		25	25	30	30	30	35	35
食盐	<2	<3	<4	<5	<5	<5	<5	<5	<5	<5	<5

注:膳食宝塔的能量范围在 1600~2400kcal;薯类为鲜重

(2)确定和选择食物:按照同类互换、多种多样的原则调配丰富多彩的一日三餐。膳食宝塔包含的每一类食物中都有许多品种,所含营养成分往往大体相近,在膳食中可以互相替换。例如大米可与面粉或杂粮互换,馒头可与相适应量的面条、烙饼、面包等互换;大豆可与相当量的豆制品互换;瘦猪肉可与等量的禽肉互换;鱼可与虾、贝壳类互换;牛奶可与酸奶、奶酪等互换。为更好地做到食物多样化,建议选择小份量。

(3)合理烹调,清淡饮食,养成习惯:少油少盐,养成清淡饮食习惯,选择科学、合理的烹调方式,少用煎、炸、熏、烤等,多用蒸、煮、焖等。

(4)选用新鲜食物,充分利用当地资源:我国幅员辽阔,各地的饮食习惯及物产不尽相同,只有因地制宜充分利用当地资源才能有效地应用膳食宝塔。例如,牧区奶类资源丰富,可适当提高奶类摄取量;沿海城市可适当提高鱼及其他海产品摄入量;农村山区则可利用山羊奶以及花生、瓜子、核桃、榛子等资源。

(二)中国居民平衡膳食餐盘

中国居民平衡膳食餐盘是按照平衡膳食原则,在不考虑烹饪用油盐的前提下,描述了一个人一餐中膳食的食物组成和大致比例(图2-1-2)。餐盘更加直观,一餐膳食的食物组合搭配轮廓清晰明了。餐盘分成4部分,分别是谷薯类、动物性食品和富含蛋白质的大豆、蔬菜和水果,餐盘旁的一杯牛奶提示其重要性。此餐盘适用于2岁以上人群,是一餐中的食物基本构成的描述。

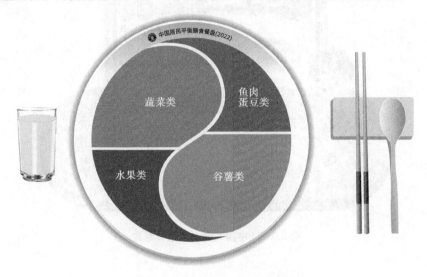

图 2-1-2　中国居民平衡膳食餐盘

如果按照1600~2400kcal能量需要水平,结合餐盘图中色块显示,蔬菜和谷物面积最大,是膳食中的重要部分;按照重量计算蔬菜为膳食总重量的34%~36%;谷薯类占总膳食重量的26%~28%;水果次之,占总膳食重量的20%~25%;提供蛋白质的动物性食品和大豆最少,占膳食总重量的13%~17%;一杯牛奶为300g。按照这个比重比例计划膳食,将很容易达到营养需求。

(三)中国儿童平衡膳食算盘

平衡膳食算盘是面向儿童应用膳食指南时,根据平衡膳食原则转化为各类食物份量的图形。此算盘份量为8~11岁儿童中等活动水平计算。算盘有6层,用不同颜色的算珠标示食物类别,浅棕色代表谷薯,绿色代表蔬菜,黄色代表水果,橘红色代表动物性食物,蓝色代表大豆、坚果和奶类,橘黄色代表油和盐(图2-1-3)。跑步的儿童身挎水壶,表达了鼓励喝白开水、不忘天天运动、积极活跃的生活和学习。平衡膳食算盘简单勾画了膳食结构图,给儿童一个大致膳食模式的认识,从小培养良好的饮食习惯,增强健康素养。

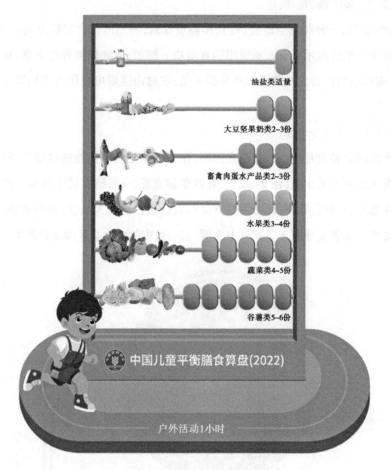

图 2-1-3 中国儿童平衡膳食算盘

点滴积累 V

《中国居民膳食指南（2022）》核心摘要：

1. 食物多样，合理搭配。

2. 吃动平衡，健康体重。

3. 多吃蔬果、奶类、全谷、大豆。

4. 适量吃鱼、禽、蛋、瘦肉。

5. 少盐少油，控糖限酒。

6. 规律进餐，足量饮水。

7. 会烹会选，会看标签。

8. 公筷分餐，杜绝浪费。

目标检测

一、单项选择题

1. 膳食模式是对膳食中各类食物（　　）概括性表达

    A. 数量　　　　　　　　　　　　B. 营养素的比例

    C. 碳水化合物含量　　　　　　　D. 数量及其所占比例

2. 平衡膳食宝塔的应用不包括（　　）

    A. 确定适合自己的能量水平，确定食物用量

    B. 宝塔建议的各类食物摄入量是指某一种具体食物的重量

    C. 按照同类互换、多种多样的原则调配丰富多彩的一日三餐

    D. 因地制宜，充分利用当地资源

3. 在常见的四种膳食结构中，下列说法错误的是（　　）

    A. 动植物食物平衡的膳食模式使得营养素摄入量既能满足人体需要，又不至于过剩

    B. 以植物性食物为主的膳食模式能量能够满足需要，但钙、铁、维生素 A、维生素 C 容易缺乏

    C. 以动物性食物为主的膳食模式属于能量过剩型膳食模式，易发生慢性病

    D. 地中海膳食结模式是一种较为健康的膳食模式，营养素摄入较为均衡

4. 中国儿童平衡膳食算盘分成 6 层，蓝色代表（　　）

    A. 谷类　　　　　　　　　　　　B. 畜禽肉类

    C. 大豆、坚果和奶类　　　　　　D. 蔬菜水果

5. 吃动平衡，健康体重不包括（　　）

    A. 推荐每周应至少进行 5 天中等强度身体活动，累计 150 分钟以上

    B. 食不过量，控制总能量摄入，保持能量平衡

    C. 定时定量进餐、尽量选择能量密度高、含糖量大的食品

    D. 减少久坐时间，每小时起来动一动

二、多项选择题

1. 膳食结构划分最重要的依据是（　　）在膳食构成中的比例

    A. 动物性食物　　　　B. 蛋白质　　　　C. 脂肪

    D. 能量　　　　　　　E. 植物性食物

2. 现代科学证明，适当运动可以（　　）

    A. 预防糖尿病　　　　B. 提高免疫力　　　C. 治疗灰指甲

    D. 预防所有已经知道的疾病　　　E. 延年益寿

3. 健康生活方式不包括（　　）

    A. 合理膳食　　　　B. 高强度运动　　　C. 心理平衡

　　　　D. 戒烟戒酒　　　　　　　　　　E. 使用补品

4. 关于"少盐少油,控糖限酒",下列说法正确的是有(　　　)

　　A. 成人每天食盐不超过 5g

　　B. 成人每天烹调油 25~30g

　　C. 控制添加糖的摄入量,成人每天摄入量 50g 为宜

　　D. 足量饮水,成年人每天 7~8 杯(1500~1700ml)

　　E. 成人如饮酒,男性一天饮用酒的酒精量不超过 25g,女性不超过 15g

5. 在 1600~2400kcal 能量需要水平下的食物摄入量,下列说法正确的是(　　　)

　　A. 坚果每人每周可摄入量 50~70g

　　B. 蔬菜每人每天摄入量 300~500g

　　C. 推荐每人每天鱼、禽、肉、蛋摄入量共计 120~200g

　　D. 食盐每人每天摄入量不超过 5g

　　E. 每人每天摄入谷类 200~300g,薯类 50~100g

第二节　谷薯类的营养与合理利用

导学情景　∨

情景描述

　　在《中国居民平衡膳食宝塔》中, 谷薯类位居宝塔底层。 在 1600~2400kcal 能量需要水平下, 推荐每人每天摄入谷类食物 200~300g, 其中全谷物和杂豆 50~150g, 薯类 50~100g。坚持谷物为主的平衡膳食模式。

学前导语

　　那么这些谷薯类对人体有怎样的作用呢? 我们该如何科学、合理的摄入这些食物? 让我们一起带着这些问题, 一起来学习谷薯类的相关知识。

一、谷类的营养与合理利用

　　谷类属禾本科植物,主要包括稻谷、小麦、大麦、小米、高粱、玉米、燕麦、荞麦等。谷类在我国人民的膳食中占有重要的地位,主要以大米和小麦为主。我国居民膳食中约 50%~70% 的能量、50% 的蛋白质由谷类食物提供。此外,谷类还提供较多的 B 族维生素及矿物质。

　　(一) 谷类的营养价值

　　1. 碳水化合物　谷类中的碳水化合物含量最为丰富,约为 70%~75%。主要为淀粉,占其总量的 90%,是供给人体所需能量最理想、最经济的来源。谷类淀粉中含有两种不同形式的淀粉:直链淀粉和支链淀粉。直链淀粉易溶于水,不易糊化,容易老化;而支链淀粉则相反,难溶于水,但加热容易糊化,较黏稠,提高消化率,使血糖升高的幅度较大,但冷却后抗老化能力强。各种谷物的口感不同,在很大程度上取决于两者的比例。如籼米中直链淀粉含量较高,支链淀粉较少;粳米的二者比例适

中;而糯米中含支链淀粉较多。

除淀粉之外,谷类种子中尚含有少量可溶性糖和糊精。一般来说,可溶性糖的含量低于3%,包括葡萄糖、果糖、麦芽糖和蔗糖。谷类食物含有较多的非淀粉多糖,包括纤维素、半纤维素、戊聚糖等,果胶物质含量比较少。谷粒中的膳食纤维含量为2%~12%,主要存在于谷壳、谷皮和糊粉层中。其中纤维素主要存在于谷皮部分,往往损失于精磨时的糠麸之中,胚乳部分的纤维素含量不足0.3%。因此,各种未精制的谷类都是膳食纤维的良好来源。

2. 蛋白质　谷类蛋白质的含量取决于谷类品种、土壤、气候、施肥、栽培及加工方法的差异,一般在为7.5%~15%。多数谷类蛋白质的必需氨基酸组成不平衡,第一限制氨基酸是赖氨酸,第二限制氨基酸往往是色氨酸或苏氨酸。因此,谷类蛋白质的营养价值较低。燕麦和荞麦的蛋白质是例外,其中赖氨酸含量充足,生物价值较高。

由于谷类食物在膳食中所占比例较大,也是膳食蛋白质的重要来源。因此,提高谷类蛋白质的营养价值显得尤为重要。可以将谷类与豆类、奶类、蛋类或肉类同食,通过蛋白质互补作用来有效提高谷类蛋白质的生物价值;还可以采用氨基酸强化的方法来提高谷类蛋白质的营养价值,如在大米、面粉中添加赖氨酸进行强化。

3. 脂类　谷类的脂肪含量较低,多数品种仅有2%~3%,主要集中于外层的谷胚、糊粉层和谷皮部分。脂肪酸组成主要为不饱和脂肪酸,占80%以上,亚油酸含量较高。

某些谷类品种或组分是油脂的重要来源,如高油玉米的胚中脂肪含量可达10%以上,可榨取玉米胚油;米糠和小麦胚也是高档油脂的来源。

4. 维生素　谷类的维生素主要集中在谷胚和糊粉层中,B族维生素含量比较丰富,特别是维生素 B_1 和烟酸含量较高,是膳食中这两种维生素的最重要来源。此外,尚含一定数量的维生素 B_2、泛酸和维生素 B_6。但随着加工精度的提高,含量迅速下降。

谷类中脂溶性维生素的含量不高。黄色籽粒的谷类含有一定量的类胡萝卜素。谷胚中维生素E 含量较高,其中以小麦胚芽含量较高,可达30~50mg/100g,玉米胚芽中含量次之。因此,全谷类食品也是维生素 E 的来源之一,而精白处理后的米面中维生素 E 含量极低。

5. 矿物质　谷物中矿物质含量在1.5%~3%左右,主要集中在谷皮和糊粉层中,胚乳中心部分的含量比较低。主要以磷、钙、镁、钾为主,但多以不溶性的植酸盐形式存在,吸收利用率低。例如,粮食中所含的植酸常常与钙、铁等形成不溶性的盐类,对钙、铁、锌等元素的吸收有不利影响。

（二）谷类的合理利用

1. 谷类要合理加工　由于维生素、矿物质、膳食纤维主要存在于谷粒表层和谷胚中,因此加工精度越高,营养素损失就越多。长期食用精白米、精白面对健康不利,可造成维生素和矿物质摄入不足。而全谷物保留了天然谷物的全部成分,因此提倡每天吃全谷物。可以将多种食材混合烹调,比如蒸米饭时加点小米、糙米,煮白米粥时加一把燕麦,磨豆浆时加一把紫米等,这样吃起来口感也更好。

知识链接

全谷类与健康

全谷物是指未经精细化加工或虽经碾磨、粉碎、压片等处理但仍保留了完整谷粒所具备的胚乳、胚芽、麸皮及其天然营养成分的谷物。稻米、小麦、大麦、玉米、小米、燕麦、高粱、荞麦、薏米等谷物如果加工得当都可作为全谷物的良好来源。

全谷（或称种子）中含有3个部分：麸皮、胚乳和胚芽。麸皮构成谷粒的外层，含有大量的B族维生素、微量矿物质和膳食纤维；胚乳位于谷粒的内部，含大部分的蛋白质和碳水化合物，小麦面粉便是研磨胚乳而得；胚芽位于谷粒的一端，富含脂肪、蛋白质、无机盐、B族维生素和维生素E。但在加工时，麸皮、胚芽易随加工精度的提高而损失。和精制谷物相比，全谷物含有更丰富的膳食纤维、脂肪、维生素、矿物质、多酚及其他植物化学物，对人体健康更有益。

根据全谷物与健康关系分析研究表明，增加全谷物或谷物纤维摄入以及用全谷物替代精制谷物，对预防2型糖尿病、心血管疾病、结直肠癌、肥胖具有潜在的有益作用。

2. 谷类要合理烹调　烹调可以使谷类淀粉糊化、蛋白质变性，有利于消化吸收，但是烹调过程会造成一些营养素的损失。如淘米时维生素 B_1 可损失 30%~60%，维生素 B_2 损失 20%~25%，矿物质损失 70%。淘洗次数越多，浸泡时间越长，损失越严重。所以淘洗大米有四忌：忌经长时间浸泡后再淘洗，忌用流动水冲洗大米，忌用温热水淘洗，忌用手搓洗。蒸煮过程中，B族维生素会有不同程度的损失，油炸、烘烤会使维生素损失更多。油炸的高温会使维生素 B_1 全部损失，维生素 B_2 损失 50%；烘烤会使赖氨酸损失 10%~15%，维生素 B_1 损失 10%~20%。因此，宜少吃油条、油饼、炸薯条、炸馒头等油炸谷薯类食物。另外，捞米饭时弃米汤，捞面条时弃面汤等常用的一些烹调方式也会造成营养素的大大损失。

3. 谷类要合理贮存　谷类在贮存期间自身营养素的含量会发生变化，尤其是贮藏环境湿度大、温度高、谷物本身水分含量大时，谷粒的呼吸作用增强，产生热量，促进霉菌的生长繁殖，造成谷物的腐败变质，失去营养价值。故谷类食物应在避光、通风、阴凉、干燥的环境中贮存。

4. 谷类要合理搭配　谷类食物蛋白质中赖氨酸含量普遍较低，宜与富含赖氨酸的豆类和动物性食物混合食用，以提高蛋白质的营养价值。另外，可在面粉或米粉中添加赖氨酸以提高蛋白质的营养价值，还可在精白米或面粉中加维生素 B_1、维生素 B_2、烟酸、钙、铁等进行营养强化。

二、薯类的营养与合理利用

薯类包括马铃薯、甘薯、芋头、山药、木薯等很多富含水分同时也富含淀粉的食品，是我国膳食的重要组成部分。在我国，除木薯外，其他几种薯类都是我国传统膳食中常见的品种。薯类除了提供丰富的碳水化合物、膳食纤维外，还含有较多的矿物质和B族维生素，与人类健康密切相关。

（一）薯类的营养价值

中国薯类产量位居世界第一位，居民食用最主要的是马铃薯和甘薯。

1. 马铃薯的营养价值 马铃薯，又名土豆、山药蛋、洋芋等，是全球第四大重要的粮食作物，仅次于小麦、水稻和玉米。我国马铃薯年均种植面积约为 462 万平方米，年均总产量约为 6692 万吨，居世界第一位。我国人均马铃薯消费量为 18kg 左右，既可作为主食，也可作为蔬菜或零食消费。马铃薯营养丰富，碳水化合物含量为 17.2%，蛋白质含量为 2.0%，脂肪含量为 0.2%，膳食纤维为 0.7%，此外还含有维生素 B_1、维生素 B_2、维生素 B_6、烟酸、胡萝卜素、维生素 C、矿物质等。矿物质中以钾含量最高，其次为磷、钙、镁、硫等。

2. 甘薯的营养价值 甘薯，又名红薯、番薯、地瓜、山芋等。我国年总产量约为 1.5 亿吨，占世界总产量 80% 以上。甘薯碳水化合物含量为 25%，含有较多可溶性糖，使其具有甜味。甘薯蛋白质含量为 1.3%，脂肪含量为 0.2%，膳食纤维为 1.3%，胡萝卜素的含量为马铃薯的 4 倍。

与谷物相比，薯类淀粉粒颗粒大，容易分离，也常被用来提取淀粉或者制作各种淀粉制品。薯类含有较为丰富的膳食纤维，可促进肠胃蠕动，防止便秘，且纤维质地细腻，对肠胃刺激小。

（二）薯类的合理利用

《中国居民膳食指南》中推荐 2 岁以上成人每人每天摄入薯类 50~100g。可以用薯类取代部分粮食，如将马铃薯、红薯等蒸、煮、烤后直接作为主食使用，也可以混合煮饭、熬粥。但是，薯类蛋白质的含量低于粮食，儿童不宜长期以薯类为主食，对其生长发育不利。可以将薯类通过合理的烹调加工后作为菜肴或零食食用，如炒土豆丝、山药炖排骨、土豆炖牛肉、红薯干等。但是不宜多吃油炸薯条或薯片。

> **知识链接**
>
> **薯类与健康**
>
> 根据薯类与健康分析关系研究表明，增加薯类的摄入可降低便秘的发病风险，但与结直肠癌、胃癌的发病风险无关。
>
> 油炸薯片和薯条是通过油炸方式制作而成，油脂含量过高，与普通薯类食物存在较大的差异。研究结果显示，过多油炸薯片和薯条的摄入可增加肥胖的发病风险。

部分薯类在食用时要注意合理食用和饮食安全。甘薯含有的能量较低而饱腹感强，微量营养素含量丰富，但是甘薯不宜一次食用过多，因为其含有较多的糖，会刺激胃酸的分泌，胃收缩后胃液返流至食管有烧心感。将甘薯洗净、切块后与粳米煮粥，对老年人更为适宜。

三、杂豆类的营养与合理利用

杂豆指除了大豆之外的红豆、扁豆、绿豆、豇豆、豌豆、芸豆等，而大豆指我们生活中常见的黄豆、黑豆和青豆。

杂豆中的碳水化合物含量丰富,以淀粉为主,含量在55%以上,适宜作为主食。而且杂豆中的淀粉属于慢消化淀粉,能延缓餐后血糖的上升速度,减少胰岛素的分泌。因此,用杂豆部分替代米饭和馒头等主食,对于控制血糖有一定的作用。豆皮中膳食纤维含量丰富,能增强饱腹感,促进肠道蠕动。

杂豆中蛋白质含量约为20%,虽然低于大豆的蛋白质含量,但比谷类蛋白质的含量要高得多,而且氨基酸组成与大豆相同,接近于人体的需要,尤其是富含谷类蛋白质缺乏的赖氨酸。因此,与谷类食物搭配食用,可以起到很好的蛋白质互补作用,提高整体的生物价,营养吸收利用率更高。绿豆粥、八宝粥、红豆米饭等都是非常好的主食搭配。另外,各种豆馅也是烹制主食的好搭配。

另外,杂豆脂肪含量很低,仅1%左右。杂豆中B族维生素含量比谷类高,也富含钙、磷、铁、钾、镁等矿物质。

技能训练项目2-1　食品营养质量指数评价

食物营养价值是指食物中能量、营养素满足人体需要的程度。如果能量过高而营养素含量过低,则会造成多余的能量负荷,导致肥胖、各种慢性病的发病率增加。因此,综合评价一种食物的营养价值时,需要将食物中的营养素与其提供的能量结合在一起,来判断食物能量和营养素之间的供求关系。本项目我们学习用营养质量指数(INQ)指标来综合评价食物的营养价值。

一、项目目标

掌握食品营养质量指数评价的方法和步骤,为食物营养咨询和指导、营养配餐等工作提供依据。

二、项目描述

现有一款市售的葡萄干面包,请您评价其营养质量指数。

三、项目实施

(一) 工作准备

1. 在进行评价之前,需要掌握食品营养质量指数评价的知识。

(1)营养质量指数:营养质量指数(index of nutritional quality,INQ)是一种结合能量和营养素对食物进行综合评价的指标。即营养素密度(该食物所含某营养素占推荐摄入量或适宜摄入量的比值)与能量密度(该食物所含能量占推荐能量摄入量的比值)之比。INQ能直观反映出食物能量与营养素供给之间的情况,也能比较不同食物提供同一种营养素的能力。

(2)INQ的评价标准

INQ=1,表示食物提供营养素的能力与提供能量的能力相当,二者满足人体需要的程度相等。

INQ>1,表示该食物提供营养素的能力大于提供能量的能力,特别适合需要控制体重的人群,为营养价值合格的食物。

INQ<1,表示该食物提供营养素的能力小于提供能量的能力,长期食用此食物,会发生该营养素不足或能量过剩的危险,为营养价值低的食物。

2. 查找食品标签或查食物成分表获得该食品的营养成分值。

3. 准备计算器、纸、笔、《中国居民膳食营养素参考摄入量》表。

（二）工作程序

程序 1　查找该食品能量和营养素对应的数值

根据产品标签,查找外包装上的标签数据,在营养成分表一栏查找能量、营养素并记录。例如葡萄干面包(100g)的能量为 260kcal,蛋白质为 6.6g,其他成分一起填写入技能表 2-1-1。

技能表 2-1-1　食物营养成分及营养质量指数比较

能量/营养素	RNI 或 AI	葡萄干面包	
		含量（每 100g）	INQ
能量/kcal	2250	260	—
蛋白质/g	65	6.6	0.88
脂肪*/g	62.5	3.7	0.51
碳水化合物*/g	337.5	50.1	1.28
维生素 A/μg	800	—	—
维生素 B_1/mg	1.4	0.05	0.31
维生素 B_2/mg	1.4	0.06	0.37
钙/mg	800	42	0.45
铁/mg	12	1.2	0.86

注:* 表示 RNI 值分别根据占能量的 25%、60%估算。

程序 2　根据消费对象查找相应的参考摄入量

假定消费对象为成年男子,轻体力活动水平。根据年龄、性别等,在准备好的《中国居民膳食参考摄入量表》中查找对应的 RNI 或 AI 数值,并填写入上表中。

程序 3　进行营养质量指数的计算

根据公式(INQ＝营养素密度÷能量密度)分别计算食物的营养质量指数。

例如,100g 面包蛋白质营养质量指数的计算如下,其他类推。

$$能量密度＝260÷2250＝0.1156$$

$$蛋白质密度＝6.6÷65＝0.1015$$

$$100g 面包蛋白质营养质量指数＝0.1015÷0.1156＝0.88$$

同理,计算其他营养素的 INQ,并把计算结果填写入技能表 2-1-1 中。

程序 4　进行评价

根根计算出的 INQ 值进行评价。以葡萄干面包为例,本产品中碳水化合物的 INQ>1,说明该面包是富含碳水化合物的食品;而其他营养素的 INQ 均小于 1,尤其是维生素 B_1、维生素 B_2、钙的 INQ 均较低。说明对于这些营养素而言,面包的营养质量不够,不能满足需要,应注意及时从其他来源的食物补充。

四、注意事项

INQ 的最大特点是可以按照不同人群的营养需求分别进行计算。在计算食物的 INQ 时,首先要确定消费对象。

同一个食物,对一组正常人群可能是合格的,而对肥胖人群可能是不合格的。因此要做到因人而异。

点滴积累 ⋁

1. 谷类食品为我国居民日常膳食提供 50%～70% 的热能和大量的 B 族维生素。

2. 薯类除了提供丰富的碳水化合物、膳食纤维外,还含有较多的矿物质和 B 族维生素。

3. 杂豆类含有丰富的蛋白质,尤其是含量较高的赖氨酸可以和谷物蛋白质互补。

目标检测

单项选择题

1. 谷类中氨基酸的含量较低的是(　　)

　　A. 色氨酸　　　　　　B. 赖氨酸　　　　　　C. 亮氨酸　　　　　　D. 蛋氨酸

2. 粮谷类相对其他食物含较多的(　　)

　　A. 钙　　　　　　　　B. 维生素 B_1　　　　C. 铁　　　　　　　　D. 维生素 C

3. 面粉中碳水化合物主要是(　　)

　　A. 双糖　　　　　　　B. 单糖　　　　　　　C. 低聚糖　　　　　　D. 淀粉

4. 下列含碳水化合物最多的是(　　)

　　A. 鸡蛋　　　　　　　B. 粮食　　　　　　　C. 鱼类　　　　　　　D. 果蔬类

5. 下列蛋白质含量最多的是(　　)

　　A. 燕麦　　　　　　　B. 大米　　　　　　　C. 小米　　　　　　　D. 玉米

第三节　蔬菜水果的营养与合理利用

导学情景 ⋁

情景描述

　　在中国居民平衡膳食宝塔中,位居宝塔第二层的是蔬菜水果。 在 1600～2400kcal 能量需要水平下,推荐每人每天摄入蔬菜 300～500g,水果 200～350g,推荐深色蔬菜占一半以上。

学前导语

　　蔬菜、水果到底含有哪些重要的营养物质? 如何加工、烹调这些食物能最大程度地减少营养物质的流失? 我们应该如何合理利用? 让我们带着这些问题来学习本节的内容。

　　蔬菜、水果是人类膳食中的重要食物来源。由于其种类繁多,风味各异且富含维生素、矿物质和膳食纤维等营养物质,对刺激肠胃蠕动、消化液分泌、促进食欲、调节体内酸碱平衡有很大的作用。

一、蔬菜的营养与合理利用

蔬菜的特点是含水量多,一般在65%～95%,富含维生素、矿物质、膳食纤维以及有机酸、芳香化合物、色素等。它们不仅为人体提供了重要的营养物质,也可以增进食欲,帮助消化,所以在膳食中占有重要的位置。

(一)蔬菜的营养价值

按照不同的来源和食用部位,蔬菜可以分为叶菜类、根茎类、瓜茄类、鲜豆类、菌藻类等。叶菜类如白菜、油菜、生菜、菠菜、空心菜、苋菜、茼蒿、芥兰类、芥菜类等,主要以植物的叶或叶柄为食用部分;根茎类如各类萝卜、各种薯类(土豆、山药、芋头等)、莲藕、大头菜、葛类、大蒜、洋葱等,主要以膨大的植物的根或茎为食用部分;瓜茄类如冬瓜、南瓜、苦瓜、青瓜、茄子等;鲜豆类如豆角、荷兰豆、扁豆等以成熟或未成熟的植物的果实为食用部分;各类蘑菇、木耳、发菜、海带、紫菜等菌藻类食物也归入蔬菜范围。各类蔬菜营养成分有一定差异。

1. 碳水化合物　蔬菜中的碳水化合物包括可溶性糖、淀粉和膳食纤维。大部分蔬菜的碳水化合物含量较低,仅为2%～6%。根茎类碳水化合物含量比较高,如马铃薯为16.5%,藕为15.2%。蔬菜中纤维素、半纤维素等膳食纤维含量较高,鲜豆类为1.5%～4.0%,叶菜类通常达1.0%～2.2%,瓜茄类较低,为0.2%～1.0%。有些蔬菜富含果胶,如花椰菜。一些蔬菜中还含有少量菊糖,如菊苣、洋葱、芦笋、牛蒡等。

2. 含氮物质　蔬菜中的含氮物质主要是蛋白质、氨基酸,此外还含有硝酸盐和亚硝酸等。鲜蔬菜的蛋白质含量通常在3%以下。在各种蔬菜中,鲜豆类和深绿色叶菜的蛋白质含量较高。其次是叶菜类、根茎类,瓜茄类蔬菜的蛋白质含量较低。蔬菜不是人类摄取蛋白质的主要来源。

3. 维生素　蔬菜是维生素最直接、最重要的来源。蔬菜中含有丰富的维生素C、β-胡萝卜素,还含有维生素B_1、维生素B_2、维生素B_6、烟酸、泛酸、生物素、叶酸、维生素E和维生素K等。维生素的具体含量受品种、栽培、储存和季节等因素的影响而变动很大。

维生素C含量较高的蔬菜有青椒和辣椒、油菜薹、菜花、苦瓜、芥蓝等。

蔬菜中胡萝卜素的含量与颜色有明显的相关性。深绿色叶菜和橙黄色蔬菜的含量最高,例如每100g绿菜花含胡萝卜素7.2mg,芥蓝为3.5mg,甘薯叶为5.9mg,胡萝卜为4.1mg。蔬菜中同时还含有番茄红素、玉米黄素等其他类胡萝卜素,也具有重要的健康意义。

蔬菜也是膳食当中维生素K的主要来源,其含量与叶绿素含量具有正相关性,绿叶蔬菜是维生素K的最好来源。

4. 矿物质　蔬菜富含矿物质,对人体调节膳食酸碱平衡十分重要。蔬菜中含有钙、磷、铁、钾、钠、镁等多种矿物质,其中以钾最多,钙、铁、磷的含量也较丰富,不但可以补充人体的需要,对机体的酸碱平衡也起着重要的作用。

含钾较多的有辣椒、蘑菇、香菇、豆菜类等蔬菜;含钙比较多的蔬菜有菠菜、马铃薯、冬苋菜、芹菜、韭菜、嫩豌豆等;含铁量比较高的蔬菜主要有黄花菜、菠菜、芹菜、小白菜等绿叶蔬菜;含锌比较多的蔬菜有大白菜、萝卜、茄子、南瓜、马铃薯等。

蔬菜中的铁为非血红素铁,其吸收利用率受膳食中其他多种因素的影响,生物利用率比动物性食品低。蔬菜中的维生素C可促进其吸收,但是一些蔬菜如菠菜、空心菜、茭白等含有较多草酸,会影响钙、铁等矿物质的吸收和利用。在烹调加工时应加以注意,可以用焯水方法除去大部分草酸,从而提高矿物质的生物利用率。

5. 其他保健成分　除营养素之外,蔬菜中还含有多种保健物质,如茄子、芹菜、芦笋、洋葱等蔬菜中的生物类黄酮,紫色、黑色蔬菜中的花青素,十字花科蔬菜中的硫代葡萄糖苷,大蒜、洋葱中的有机硫化物抗菌物质等。它们赋予某些蔬菜以特定的保健价值。

知识链接

蔬菜与健康

根据蔬菜与健康关系分析表明,蔬菜摄入总量增加可降低全因死亡率、心脑血管疾病发病率、死亡风险和患食管癌、结肠癌、肝癌、鼻咽癌的风险,但与糖尿病、肺癌、胃癌、直肠癌、乳腺癌的发病风险及癌症总死亡风险无关。

在蔬菜亚类中,绿色叶菜降低糖尿病及肺癌的发病风险,增加十字花科蔬菜的摄入量可降低肺癌、胃癌、乳腺癌的风险,提示该类蔬菜对癌症的预防作用优于其他蔬菜。

此外,葱类蔬菜可降低胃癌风险。

（二）蔬菜的合理利用

1. 保证餐餐有蔬菜　我国居民蔬菜摄入量低,水果摄入长期不足,成为制约平衡膳食和某些微量营养素不足的重要原因。循证研究发现,增加蔬菜摄入量有利于降低心血管疾病、食管癌和结肠癌的发病风险。因此中国营养学会提出膳食中尽量做到餐餐有蔬菜,保证在一餐的食物中,蔬菜重量大约占1/2,才能满足量的目标。

2. 蔬菜的合理选择

（1）品种要丰富:蔬菜种类繁多,每种蔬菜特点都不一样,所以挑选和购买蔬菜时要多变化品种,每天至少达到5种以上。

（2）多选择颜色鲜艳的蔬菜:建议深色叶蔬菜应占到蔬菜总摄入量的1/2以上。深色蔬菜是指深绿色、红色、橘色、紫色等蔬菜,如菠菜、油菜、韭菜、西兰花、胡萝卜、西红柿、红辣椒、南瓜、紫甘蓝、红苋菜等。深色蔬菜维生素含量一般要高于浅色蔬菜,尤其是富含 β-胡萝卜素;受光合作用的影响,一般叶菜类蔬菜的维生素含量要高于根茎类和瓜菜类。

（3）多食用新鲜蔬菜,少吃腌菜、酱菜等。

3. 蔬菜的合理烹调　为了减少加工、烹调中水溶性维生素及无机盐的损失和破坏,特别是维生素C,宜先洗后切以减少蔬菜与水和空气的接触面积;洗好的蔬菜放置时间不宜过长,避免维生素氧化破坏,也要避免将切碎的蔬菜长时间的浸泡在水中;烹调时要尽可能做到急火快炒、现做现吃。有实验表明,蔬菜煮3分钟,其中维生素C损失5%,10分钟损失30%;烹调时上浆挂糊,可有效减少维生素C的破坏;碱能破坏维生素等多种营养素,因此在炒菜时最好避免用碱。

▶▶ **课堂活动**

以下是家庭主妇李大姐在家中厨房烹调油菜的情景：

李大姐将买来的油菜简单冲洗后，在切菜板上切菜。为了去除油菜中可能污染的农药，她接了一盆水，将切碎的油菜泡进去。半小时后，开始炒菜。她将锅烧得冒烟，倒进两大勺油。她认为火旺油大，菜才好吃。她还在饭店学了一招，炒青菜时加点食用碱，可以保持菜的颜色碧绿好看。她除了向锅里加了一小勺碱外，还加了一碗水，这是因为她牙口不好，希望把菜煮得烂糊一些。

你能帮纠正李大姐烹调中的错误和误区吗？

二、水果的营养与合理利用

水果是味甜多汁的植物性食物的总称。其中以植物的带肉果实或种子为主，以木本植物的果实为多。多数水果含水分达 85%~90%，可食部分的主要成分是水、碳水化合物和矿物质，以及少量的含氮物和微量的脂肪。此外，还含有维生素、有机酸、多酚类物质、芳香化合物、天然色素等成分。一般来说，未成熟的水果比成熟的水果营养成分高。

（一）水果的营养价值

1. 水分　新鲜果品组织中含有大量的水分，一般果品的含水量为 70%~90%。果品中的水分以游离水、结合水和化合水三种不同的状态存在。游离水约占水分总量的 70%~80%。结合水与果品组织中的蛋白质、多糖类等胶体微粒结合在一起，或包围在胶体微粒周围形成水膜。化合水是存在于果品化合物中的水分，一般不会因干燥作用而损失。

2. 碳水化合物　水果中的碳水化合物是干物质的主要成分，包括单糖和双糖（果糖、葡萄糖、蔗糖）、淀粉、纤维素和果胶。鲜果中蔗糖和还原糖含量为 5%~20%，多在 10% 左右，但柠檬可低达0.5%。水果干制品的糖含量可高达 50% 以上。未成熟果实中淀粉含量较高，成熟之后转化为单糖或双糖。

纤维素和果胶都是水果的骨架物质，是细胞壁的主要构成成分。纤维素在水果果皮中含量最多，含纤维素、半纤维素多的水果质粗多渣，品质较差。果实中纤维素含量一般为 0.2%~4.1%，其中以芒果、菠萝、柿子、桃等果实中含量较高。水果种类不同，果胶的含量和性质有差异，水果中的山楂、柑橘、苹果等含有较多的果胶。纤维素和果胶不能被人体消化吸收，但可促进肠壁蠕动并有助于食物消化及粪便的排出，并对降低血脂、预防结肠癌有一定的作用。

3. 维生素　水果是膳食中维生素 C 和胡萝卜素的重要来源，有些水果还可以提供叶酸、维生素K 和维生素 B_6。各类水果中，柑橘类是维生素 C 的良好来源，包括橘、橙、柑、柚、柠，可以一年四季提供充足的鲜果和果汁。草莓、山楂、酸枣、鲜枣、猕猴桃等也是某些季节中维生素 C 的优良来源。

黄色和橙色的水果可提供类胡萝卜素。水果中常见的胡萝卜素是 α-胡萝卜素、β-胡萝卜素、番茄红素、玉米黄素和隐黄素等。果肉颜色浅的水果所含胡萝卜素甚少，大多数水果在胡萝卜素供应方面不及绿叶蔬菜和橙黄色蔬菜重要。

水果中维生素的含量受到种类、品种的影响，也受到成熟度、栽培地域、肥水管理、气候条件、采收成熟度、储藏时间等的影响。因此，即使同一品种，也可较大的差异。

4. 含氮物质　水果中含氮物质种类很多但是含量很少，一般含量在 0.3%～2%。其中 35%～75% 是蛋白质，部分是游离氨基酸，有的还含有一些活性胺类，如多巴胺、去甲肾上腺素、脱氧肾上腺素等。

5. 矿物质　水果中含有多种矿物质，如钙、磷、铁、硫、镁、钾、钠等，它们大多以硫酸盐、磷酸盐、有机酸盐和与有机物相结合的状态存在于植物体内。

6. 有机酸　水果中有机酸含量为 0.2%～3.0%。其中主要种类为柠檬酸、苹果酸、维生素 C，仁果、核果、浆果和热带水果以柠檬酸为主，蔷薇科水果则以苹果酸为主，而葡萄中含有酒石酸。一些水果中还含有少量的草酸、水杨酸、琥珀酸、奎宁酸等。

有机酸具有开胃和促进消化的作用，还能起到螯合和还原的作用，促进多种矿物质的吸收。

7. 单宁　水果类食品的涩味主要来自其中所含有的单宁物质。香蕉皮、柿子、石榴中单宁含量最高，因此具有明显的涩味。一般果实未成熟时单宁含量较多，涩味较强，随着果实成熟度的提高，单宁发生一系列的变化，使果实的涩味逐渐减少直至消失。单宁的涩味在一定程度时，具有强化酸味的作用。单宁在果实中糖和酸的比例适当时，能产生良好的口感。

此外，水果中还含有丰富的植物化学物，如黄酮类物质、芳香物质、香豆素、D-柠檬萜等，它们具有特殊生理活性，有益于机体健康。

知识链接

水果与健康

水果与健康关系证据分析显示，水果摄入可以降低心血管疾病和某些癌症（包括食管癌、胃癌、结直肠癌、肾癌与胰腺癌）的发病风险，预防成年人的肥胖和体重增长，但与糖尿病、代谢综合征、乳腺癌等的发病风险没有明显的关联；增加苹果、梨和香蕉的摄入可降低某些心血管疾病的风险，柑橘类水果摄入可降低食管癌的发病风险。

有的研究考虑水果摄入过多会对血糖控制不利，增加糖尿病的风险，因此要限制水果的摄入量。但大部分研究表明，过多的水果摄入，不会造成 2 型糖尿病发病风险的升高。

（二）水果的合理利用

2002 年世界卫生报告中提出的证据显示，水果摄入量过少是十大死亡高危因素之一。把水果作为日常饮食的一部分，可有助于预防重大慢性非传染性疾病。2012 年我国城乡居民平均每标准人日水果的摄入量仅为 40.7g，远未达到《中国居民膳食指南》推荐的目标量（200～350g）。

摄入充足的水果，可保证膳食纤维、微量营养素和一些植物化学物等重要的非营养物质的摄入，也有助于替代饱和脂肪酸、糖或盐含量较高的食品，对人类健康有重要作用。尽量做到天天吃水果，把水果放在看得见、拿得到的地方，这样随时可以吃到。也可以将水果放在餐桌上，成为饭前饭后必需的食物。尽量选择新鲜应季的水果，多选择不同的品种。

水果含有丰富的维生素、无机盐、大量的非营养物质，可以防病治病，但也会致病，食用时应予以注意,如梨有清热降火、润肺去燥等功效,对于肺结核、急性或慢性气管炎和上呼吸道感染患者出现的咽干喉疼、痰多而稠等有辅助疗效,但对产妇、胃寒及脾虚腹泻者不宜食用;红枣可增加机体抵抗力,对体虚乏力、贫血者适用,但龋齿疼痛、下腹胀满、大便秘结者不宜食用;在杏仁中含有苦杏仁苷、柿子中含有柿胶酚,食用不当可引起溶血性贫血、消化性贫血、消化不良等疾病。

▶▶ **边学边练**

合理烹调是保证膳食质量和营养水平的重要环节之一。 科学的烹饪可以提高食物的感官性状,增加人们的食欲,促进营养物质的消化吸收。 但是,不科学的烹饪会极大地破坏食物中的营养素,降低其营养价值。 有家庭主妇向营养师咨询如何最大限度地保留食物中的营养? 作为营养工作者的你该如何进行指导呢? 详见本章技能训练项目2-2 烹饪营养的指导。

技能训练项目2-2 烹饪营养的指导

一、项目目标

了解烹饪方法对蔬菜营养素和质量的影响,掌握蔬菜烹饪技巧。

二、项目描述

在烹饪过程中一定程度营养素的损失是在所难免的,但有些烹调中营养素的损失却是由于加工方法、烹调手段不当造成的。不少人在过分追求"色、香、味、形"等感官性状的同时,往往忽视营养素的保存。我们应该用现代营养学来指导烹饪实践,不仅要使菜品"色、香、味、形"俱佳,使人们在进食中得到享受,更重要的是尽量减少烹饪加工中营养素的损失,以提高食物在体内的利用率。作为营养师,您如何对家庭主妇进行科学烹饪的指导呢?

三、项目实施

(一) 工作准备

1. 准备油菜等蔬菜。

2. 准备食物成分表。

3. 知识准备:常用烹饪方法对营养素的影响。

(二) 工作程序

程序1 讲解营养特点

讲解食物的营养特点、营养素分布特点。

程序2 讲解原料的初加工方法

原料的初加工是烹饪中部可缺少的阶段,通过初加工,使原料最大限度转变为净料。不同原料,其初加工的方法与要求不尽相同。为了减少水溶性营养素的损失,应遵循"先洗后切"的原则。

程序3 讲解不同烹饪方法对营养素的影响

根据不同蔬菜的特点,选择最适宜的烹饪方法,如急火快炒、焯、凉拌等,尽量减少蔬菜中营养素的损失。

程序 4　介绍相关技巧

如采用一些保护性的措施来尽量保存食物中的营养素。

(1)先洗后切,切后即炒:新鲜蔬菜在烹调前必须经过水洗,切配等初加工阶段。应遵循先洗后切,切后即炒的原则,这样可以减少维生素及矿物质的损失。切后再洗,切后浸泡,切的过细过碎,或切后加盐放置一段时间并弃汁,都不利于营养素的保存。其中损失最大的是维生素 C,其次是其他水溶性维生素及矿物质。

(2)急火快炒:利用旺火、热油快速翻炒,广泛地用于动物性食物和植物性食物的烹调,尤其是富含维生素 C 的叶菜类。用旺火急炒方法可使维生素 C 的保存率达 60%~80%。而若用热水煮或蒸,或用中小火炒,则维生素 C 损失达到 50% 以上,甚至完全破坏。旺火急炒方法还可以在短时间内利用油的高温首先将原料中的氧化分解酶的活性破坏,减少其对维生素 C 的分解破坏。此外,还能减少水分的流失,保持蔬菜色鲜脆嫩。

(3)加醋、慎用碱:维生素在酸性环境中稳定,在碱性环境中易被破坏,因此在菜肴中尽可能地放点醋,尽量避免用碱。

(4)上浆挂糊:上浆挂糊不但可使原料中的水分和营养素不致大量溢出,减少损失,而且不会因高温使蛋白质变性、维生素被大量分解破坏。尤其在使用一些煎、炸等烹饪方式时,先用淀粉、蛋清等对原料进行上浆挂糊,显得尤为重要。

(5)勾芡:勾芡能使汤料混为一体,使浸出的一些成分连同菜肴一同摄入。

(6)炒好即食:蔬菜宜烹熟后立即食用,不要搁置时间过长,这样不但能保持菜的鲜美味,还能保存较多的维生素。煮后放置过长时间,还可能因细菌的硝酸盐还原作用而增加亚硝酸盐含量。

程序 5　示范和建议

对操作性强的烹饪方法进行示范指导。如凉拌是菜肴制作中能较好的保存营养素的方法之一。凉拌叶菜类,添加食醋有利于维生素 C 的保存,对钙、磷吸收和水溶性维生素的保存均有益处;加入植物油有利于胡萝卜素、番茄红素、维生素 E 的吸收;加入葱、姜、蒜既能杀菌又能提高维生素 B_1、维生素 B_2 的利用率。

提出一些注意事项,有些豆类蔬菜如四季豆含有植物红细胞血凝素和皂苷,如不充分加热煮熟会引起食物中毒。所以烹制这类蔬菜时,必须要充分加热、煮熟,急火快炒并不适用。

点滴积累 ∨

1. 蔬菜的特点是含水量多,富含维生素、矿物质、膳食纤维以及有机酸、芳香化合物、色素等。

2. 多数水果水分含量达 85%~90%,可食部分的主要成分是水、碳水化合物和矿物质,以及少量的含氮物和微量的脂肪。此外,还含有维生素、有机酸、多酚类物质、芳香化合物、天然色素等成分。

目标检测

单项选择题

1. 从营养学的角度看,菠菜食用前在沸水中烫一下是为了去除部分(　　)

  A. 植酸   B. 草酸   C. 磷酸   D. 鞣酸

2. 从蛋白质的角度来说,以下营养价值相对较低的食物是(　　)

  A. 苹果   B. 猪肉   C. 牛奶   D. 鸡蛋

3. 以下有利于营养素保留的做法是(　　)

  A. 蔬菜先切后洗   B. 大米反复搓洗

  C. 蔬菜现洗现切现煮   D. 水果削皮食用

4. 以下含维生素 C 最丰富的水果是(　　)

  A. 梨   B. 苹果   C. 猕猴桃   D. 蜜桃

5. 下列不属于深色蔬菜的是(　　)

  A. 紫甘蓝   B. 茄子   C. 胡萝卜   D. 菠菜

第四节　鱼、禽、肉、蛋的营养与合理利用

导学情景

情景描述

  中国居民平衡膳食宝塔的第三层为鱼、禽、肉、蛋等动物性食物。在 1600~2400kcal 能量需要水平下,推荐每人每天鱼、禽、肉、蛋摄入量共计 120~200g,每周至少吃水产品 2次,每天 1 个鸡蛋。在《中国居民膳食指南》中鱼、禽、肉、蛋等动物性食物是推荐适量食用的一类食物。

学前导语

  2015—2017 年中国居民营养与健康状况调查结果显示,全国平均每标准人日动物性食物的摄入总量为 132.7g,其中鱼虾类 24.3g,畜肉 72.0g,禽肉 13.0g,蛋类 23.4g。另一项来自中国健康与营养调查同样显示,从 2000 年到 2018 年,我国成人居民畜、禽、鱼、蛋类食物摄入量保持相对稳定水平。从调查结果来看,目前我国居民鱼、禽、肉、蛋类摄入比例不适当,畜肉摄入过高,鱼、禽肉摄入过低,与膳食指南推荐的还有一定差距,需要调整比例。

  这些动物性食物为我们提供哪些营养物质呢? 为什么膳食指南推荐适量食用这类食物呢? 让我们带着这些问题,一起来学习肉、禽、鱼、蛋类的营养价值与合理利用。

  肉、鱼、禽、蛋类都属于动物性食物,富含优质蛋白质、脂类、脂溶性维生素、B 族维生素和矿物质等,是平衡膳食的重要组成部分。

一、畜禽肉类的营养与合理利用

（一）畜禽肉类的主要营养成分及特点

畜禽肉包括家畜家禽的肌肉、内脏及其制品,膳食中人们常用的畜禽肉类有猪、牛、羊、兔、鸡、

鸭、鹅等。它们含有丰富的蛋白质、脂肪、矿物质和维生素。肉类食品,食用广泛,营养丰富,味道鲜美,消化吸收率高。

1. 蛋白质 畜禽肉中的蛋白质含量一般为 10%～20%,但因动物的种类、年龄、部位及肥瘦程度等不同而有差异。在畜肉中,牛、羊肉中蛋白质含量较高,可达 20%;猪肉较低,平均含量为 13.2%。禽肉的蛋白质含量为 16%～20%,其中鸡肉的含量最高,鹅肉次之,鸭肉相对较低。

畜禽肉蛋白质的氨基酸组成大致相同,含有人体八种必需氨基酸,多为完全蛋白质,比例也接近人体的需要,具有很高的生物效价。肉类蛋白质经烹调后,一些含氮浸出物即溶于肉汤中,这些含氮浸出物的主要成分是氨基酸、肌酐、肌肽、嘌呤碱等,是肉汤鲜香味的来源。

肉类的结缔组织中主要组成为胶原蛋白和弹性蛋白。胶原蛋白含有大量的甘氨酸、脯氨酸和羟氨酸,而缺乏色氨酸、酪蛋白和蛋氨酸,所以不是完全蛋白质。但它能促进皮肤细胞吸收和储存水分,有效地防止皮肤干裂,从而使皮肤显得丰满,充实而有光泽,并且还能延缓衰老。

2. 脂类 肉类中脂肪含量随动物的品种、年龄、肥瘦程度、部位等不同差异较大,肥肉的脂肪多于瘦肉。畜肉类脂肪含量较高,平均为 15%,猪肉最高,羊肉次之,牛肉最低。禽肉类脂肪含量在9%～14%之间。畜禽肉内脏脂肪含量在 2%～10%之间。

动物脂肪所含必需脂肪酸明显低于植物油脂,饱和脂肪酸含量一般较植物油高,因此其营养价值低于植物油脂。畜肉脂肪,多以饱和脂肪酸为主;禽肉脂肪酸构成以单不饱和脂肪酸为主,其次是亚油酸、棕榈酸,所含亚油酸占脂肪总量的 20%左右;内脏饱和脂肪酸含量高。

肉中还含有较高的胆固醇,胆固醇含量依肥度和器官不同有很大的差别。内脏胆固醇含量要高于肌肉,肥肉要高于瘦肉,其中脑中含量最高,一般每 100g 动物脑中可含 2400mg 以上,远高于蛋黄。肝、肾等内脏中含量也高,胆固醇含量可达 300mg/100g,约是肌肉中含量的 2～3 倍。

从畜、禽肉的脂肪酸组成来看,禽肉脂肪的质量要高于畜肉,且禽肉中结缔组织较柔软,脂肪分布也较均匀。所以,禽肉比家畜肉鲜嫩,味美,并且也易于消化。

3. 碳水化合物 肉类的碳水化合物含量都很低,在各种肉中主要是以糖原的形式存在于肌肉和肝脏,其含量与动物的营养及健壮情况有关。瘦猪肉中碳水化合物的含量为 1%～2%,瘦牛肉为2%～6%,羊肉为 0.5%～0.8%,兔肉为 0.2%左右。各种禽肉碳水化合物的含量都不足 1%。

4. 矿物质 畜禽肉矿物质的含量一般为 0.8%～1.2%,瘦肉中的含量高于肥肉,内脏高于瘦肉。肉类是铁的良好来源,铁在肉类中主要以血红素的形式存在,消化吸收率较高,不易受食物中其他成分的干扰。畜禽的肝脏和血液中含有丰富的铁,是补充铁的良好来源。动物的内脏中还含有丰富的锌、硒,如猪肾中硒的含量可达 157μg/100g,是肌肉中含量的 10 多倍。此外,畜禽肉中还含有较多的磷、硫、钾、钠、铜等。

5. 维生素 畜禽肉类的维生素主要以 B 族维生素和维生素 A 为主。内脏含量比肌肉多,尤其肝脏是维生素 A、维生素 B_{12}、叶酸等极丰富的来源。

（二）畜禽肉类的合理利用

1. 适量食用 畜禽肉类蛋白质含量丰富,其氨基酸组成适合人体需要,利用率高;但脂肪含量较多,能量较高。有些含有较多的饱和脂肪酸和胆固醇,摄入过多可增加肥胖和心血管疾病等的发病风险,应当适量摄入。

应注意将畜禽肉分散到每餐膳食中,不应集中食用。在烹制肉类时,可切成片、丝,荤素搭配食用,少烹制大块的红烧肉、大排、鸡腿等,做到适量摄入。

2. 选择肉类,禽肉应先于畜肉　从食物与人体健康的证据分析来看,畜肉过量摄入可增加男性全因死亡、2 型糖尿病和结直肠癌等疾病发生的风险。而禽肉的脂肪含量相对较低,脂肪酸组成优于畜肉,只要不过量食用,一般不会增加心血管疾病、2 型糖尿病、某些肿瘤等慢性病的发病风险。所以,禽肉选择应先于畜肉,尤其是对老年人及心血管疾病患者宜选用禽肉。

3. 吃畜肉,应当选瘦肉　畜肉类脂肪含量较多,但瘦肉中脂肪含量较低,且瘦肉中的蛋白质、矿物质、维生素等含量一般要高于肥肉。所以,吃畜肉,应当选瘦肉为好。

4. 适量食用动物内脏　内脏含有较多的维生素、铁、锌、硒,特别是肝脏,维生素 B_2 和维生素 A 含量丰富,适量摄入,可弥补日常膳食的不足。建议每月食用动物内脏 2~3 次,每次 25g 左右。

5. 合理烹调　少采用烟熏、烧烤、油炸等烹调方式。肉类中蛋白质、脂肪含量较高,在高温加热过程中容易产生杂环胺类、多环芳烃类等一些致癌性化合物污染食物,影响人体健康。

可采用炒、烧、爆、炖、蒸、煮、熘、焖等烹调方式,在滑炒或爆炒前可挂糊上浆,既可保持肉质鲜嫩可口,又可减少营养素的损失。

炖汤是我国南方常见的肉类烹调方式,如鸡汤、鸭煲等,但喝汤弃肉的习惯不可取。从对瓦罐鸡的肉和汤中部分营养素含量的比较分析(表 2-4-1)表明,鸡肉中的营养价值比鸡汤高得多。因此,既要喝汤,又要吃肉。

表 2-4-1　瓦罐鸡的肉和汤部分主要营养素含量比较(每 100g)

营养素	鸡肉	鸡汤	营养素	鸡肉	鸡汤
能量(kcal)	190	270	烟酸(mg)	0.5	0
蛋白质(g)	20.9	1.3	钙(mg)	16.0	2.0
脂肪(g)	9.5	2.4	铁(mg)	1.9	0.3
维生素 A(μgRE)	63.0	0	锌(mg)	2.2	0
维生素 B_2(mg)	0.21	0.07	钠(mg)	201	251

摘自:中国营养学会编著. 中国居民膳食指南(2016). 北京:人民卫生出版社

二、水产品的营养与合理利用

水产品类包括鱼类、软体类、甲壳类,种类繁多。根据生活环境不同,鱼类可分为海水鱼和淡水鱼。甲壳类包括小虾、对虾、龙虾、蟹类等。软体动物包括扇贝、牡蛎、蛤类等双壳类和章鱼、乌贼等无壳类软体动物。

水产品共同的营养特点是都含有丰富的优质蛋白质,脂肪含量相对较低,且含有较多的不饱和脂肪酸,含有丰富的脂溶性维生素及矿物质。水产品在膳食满足人体对营养素的需要中占有重要地位,是平衡膳食的重要组成部分。

（一）鱼类的主要营养成分

1. 蛋白质　鱼类是蛋白质的良好来源,含量一般在 15%~22%。鱼类蛋白质的氨基酸组成与人体需要接近,利用率高,生物价可达85%～90%。其中蛋氨酸和赖氨酸含量较多,营养价值高;鱼类蛋白质结构松软,肌纤维短。因此,鱼类蛋白比畜肉蛋白易于消化,是人体动物性蛋白质的良好来源。

鱼类组织中还含有较多的含氮浸出物,主要有游离氨基酸、肽、胺类、胍、嘌呤类等,赋予鱼特有的鲜味。

2. 脂肪　鱼类脂肪含量为1%～10%,平均5%左右。鱼的脂肪含量随鱼类品种的差异较大,一般青皮红肉鱼的脂肪要高于白肉鱼,鳗鱼脂肪含量高,可达10.8%,而鳕鱼脂肪含量在1%以下。脂肪在不同的部位差异也很大,一般主要集中在皮下及脏器周围,肌肉组织中含量少。

鱼类的脂肪多为不饱和脂肪酸,在室温下,呈液状,易消化吸收,消化率可达95%以上。单不饱和脂肪酸主要是棕榈油酸和油酸,多不饱和脂肪酸主要为亚油酸、亚麻酸、二十碳五烯酸(EPA)和二十二碳六烯酸(DHA),明显比其他动物脂肪多。鱼类多不饱和脂肪酸多为n-3系,且海水鱼类尤其是深海鱼中的含量更高。这些多不饱和脂肪酸有降低血脂,防止血栓形成,抑制癌细胞,抗糖尿病,增强脑细胞发育的作用。

3. 碳水化合物　鱼类中碳水化合物含量较低,约为1.5%,主要存在形式为糖原。除了糖原,鱼体内还含有黏多糖类,如硫酸软骨素、硫酸角质素、透明质酸、软骨素等,具有抗肿瘤、防止动脉粥样硬化等生理作用。

4. 矿物质　鱼类的矿物质含量为1%～2%,以硒、锌、碘的含量较高。此外,钙、钠、钾、氯、镁等含量也较多。海产鱼中富含碘,有些可达500～1000μg/kg,而一般淡水鱼中碘的含量为50～400μg/kg。

5. 维生素　鱼肉中含有一定量的维生素A、维生素D、维生素E等脂溶性维生素,也含有维生素B_1、维生素B_2、烟酸等水溶性维生素。鱼肝油是维生素A和维生素D的重要来源,也是维生素E的良好来源。海产鱼(如鲨鱼、鳕鱼)的肝脏可作为膳食及药用鱼肝油中维生素A的来源。但如短时间大量食用鱼的肝脏,可能会造成维生素A急性中毒。有些生鱼肉内含有硫胺素酶,能分解维生素B_1,所以大量食用生鱼可造成维生素B_1的缺乏。

6. 其他成分　鱼类不但营养丰富,也是极佳的美容食品。鱼肉中含有丰富的胶原蛋白和黏蛋白。胶原蛋白是一种大分子蛋白,在分子结构上有一定的空间,从而能充分维持生命的"结合水",保持皮肤光洁、无皱褶和富有弹性,防止毛发脱落,使头发有光泽,并有促使人体肌肉健美和骨骼发育的功效。

（二）贝类的营养价值

贝类蛋白质含量高、脂肪、碳水化合物含量低,含有丰富的钙、碘、锌、硒、铜、铁等矿物质,尤其是海蛎肉,是所有贝类中含锌量最高的食物。在贝类肉质中还含有丰富的牛磺酸,贝类中牛磺酸的含量普遍高于鱼类,其中尤以海螺、毛蚶和杂色蛤最高,含量可达500～900mg/100g。然而,贝类具有富集重金属的能力,对被重金属污染水域所产贝类的食用安全性需要加以高度注意。

（三）甲壳类的营养价值

甲壳类水产品有虾和蟹。虾蟹的肉质结构同鱼类一样,为横纹肌。蟹肉营养丰富,内含蛋白质、脂肪、维生素 A、维生素 B_1、维生素 B_2、烟酸、钙、磷、铁及谷氨酸、甘氨酸、脯氨酸、组氨酸、精氨酸等多种氨基酸。虾和蟹肉中胆固醇含量不高,但蟹黄和虾子中胆固醇含量高,每 100g 虾子中可达 940mg,每 100g 蟹黄中也高达 466mg。

甲壳类特有的甘味来自于肌肉中较多的甘氨酸、丙氨酸、脯氨酸及甜菜碱等甜味成分。

甲壳类水产品的壳中含有甲壳质。虾蟹甲壳中含有蛋白质约 25%,碳酸钙约 40%～45%,甲壳质为 15%～20%。甲壳质是唯一的动物性膳食纤维物质,具有多方面的生理活性,具有降低胆固醇,调节肠内代谢和调节血压的生理功效,并且具有排除体内重金属毒素的作用。

（四）其他水产资源的营养与合理利用

1. **海参** 我国食用海参的品种较多,有刺参、瓜参、梅花参等。每 100g 水发海参中含蛋白质 14.9g,脂肪 0.9g,碳水化合物 0.4g,钙 357mg、磷 12mg、铁 2.4mg 及少量维生素 B_1、维生素 B_2、烟酸等。海参特点是含胆固醇极低,脂肪含量相对少,是一种典型的高蛋白、低脂肪、低胆固醇食物,对高血压、高脂血症和冠心病患者尤为适宜。

2. **海蜇** 海蜇又名水母。鲜活的海蜇外观形似一顶降落伞,伞盖部分加工的制品即海蜇皮,伞盖下口腔及触须部分加工的制品为海蜇头。海蜇入菜滑嫩,清脆耐嚼,是人们喜爱的菜肴。

每 100g 海蜇含蛋白质 12g、脂肪 0.1～0.5g、碳水化合物 4g、钙 182mg、碘 132μg 以及多种维生素,是一种高蛋白、低脂肪、低能量的海洋食品。

海蜇有清热解毒、化痰软坚、降压消肿等功能,对气管炎、哮喘、高血压、胃溃疡等症均有疗效。

3. **鱼翅** 鱼翅是昂贵的海洋食品。天然鱼翅是鲨鱼的背鳍、胸鳍或尾鳍的干制品。干鱼翅中蛋白质含量高达 63.5%,但缺乏色氨酸和亮氨酸,主要为胶原蛋白,其蛋白属不完全蛋白,其蛋白质营养价值不高。

其实,从鱼翅的营养成分分析结果显示,价比黄金的鱼翅并无特别之处。无论从保护自然生态还是从营养学角度来说,都应抵制食用鱼翅。

4. **海带** 海带作为一种海洋植物,营养价值极为丰富。富含蛋白质、碳水化合物、矿物质及维生素,脂肪含量低。海带是矿物质碘的"天然仓库",每 100g 海带中含碘 340mg。富含钙,每 100g 钙的含量可达 445mg,对防治儿童佝偻病和妇女、老人的软骨病、骨质疏松症有一定的作用。因海带中含有丰富的碘、钙和谷氨酸类物质,谷氨酸类物质和钙均可促进神经细胞代谢,有益于消除疲劳。

海带中含有的岩藻多糖具有抗癌的作用;含有的硫酸多糖可吸收血液中的胆固醇,并将其排出体外,使血液中的胆固醇保持正常含量。海带素也能降低胆固醇的含量,这对防治动脉硬化、高血压、甲状腺肿大有一定作用。

海带表面的白色粉末是甘露醇,这种物质有利尿作用,对肾功能衰竭、脑水肿、急性青光眼、药物中毒、浮肿等病人有益。

海带中含有藻酸,能把体内过量的盐排出体外,不仅对高血压患者有益,对预防肾病也有一定作用,褐藻酸钠盐对预防白血病有一定作用。

（五）水产品的合理利用

1. 作为动物性食物可首选 水产品类除含较多优质蛋白质、矿物质、维生素外，脂肪含量相对较低，且含有较多的不饱和脂肪酸，有些鱼类富含 EPA、DHA，对预防血脂异常和心血管疾病等有一定作用，建议成人每天平均摄入水产品 40~75g。

2. 防止腐败变质 鱼类营养丰富、水分含量高，污染的微生物多，且体内酶的活性高，比畜禽肉类更容易腐败变质。特别是青皮红肉鱼，如鲐鱼、秋刀鱼等组氨酸含量高，所含的不饱和脂肪酸极易氧化，能产生脂质过氧化物，对人体有害。因此，打捞的鱼类需及时保存或加工处理，防止腐败变质。还有些鱼类即使刚刚死亡，体内往往已产生毒素，如黄鳝、甲鱼、乌龟、河蟹、青蟹、小蟹、各种贝类等，已死亡者均不得销售和加工。

3. 防止寄生虫污染 未煮熟的鱼是肝吸虫风险较高的食物；而肺吸虫在石蟹、喇蛄中常见。所以在烹调加工时一定要注意烧熟煮透。

4. 防止食物中毒 有些鱼含有极强的毒素，如河豚的卵、卵巢、肝脏、血液中含有极毒的河豚毒素，若加工处理方法不当，食用后可引起急性中毒而死亡。

▶▶ **边学边练**

张某一家三口人，冰箱里常年堆满肉禽鱼蛋类食物，每周末购物时都随意购置一堆。根据《中国居民膳食指南》和平衡膳食宝塔的建议，他们该如何确定合适的采购量？ 详见本章技能训练项目 2-3 肉禽鱼蛋类可食部和废弃率的计算。

三、蛋类的营养与合理利用

经常食用的蛋类有鸡蛋、鸭蛋、鹅蛋、鹌鹑蛋以及蛋的加工制品。蛋类各种营养成分比较齐全，营养价值高。各种蛋类在结构与营养成分上大致相同。

（一）蛋的结构

蛋由蛋壳、蛋清和蛋黄三部分构成。

1. 蛋壳 蛋壳重量约占全蛋的 11%。蛋壳主要由外蛋壳膜、石灰质蛋壳、内蛋壳膜和蛋白膜所构成。外蛋壳膜覆盖在蛋壳的表面，是一种透明的水溶性黏蛋白，有防止微生物通过蛋壳气孔侵入蛋内和蛋内水分蒸发的作用。石灰质蛋壳主要是由碳酸钙所组成，有许多微小的气孔，这些气孔是造成蛋类腐败的主要因素之一。蛋壳内部有一层薄膜，紧附于蛋壳的一层叫内蛋壳膜，附于内蛋壳膜里面的一层叫蛋白膜。它们是白色的具有弹性的网状膜，对微生物均有阻止通过的作用。

蛋壳颜色由白到棕色，深度因鸡的品种而异。颜色是由于卵壳卟啉的存在，有些鸡血液中的血红蛋白代谢可产生卵壳卟啉，蛋壳呈浅红色，而有些鸡不能产生卵壳卟啉，蛋壳呈白色，颜色完全由遗传基因决定的。从对不同蛋壳颜色的鸡蛋的营养成分分析来看，蛋壳的颜色与蛋的营养价值并无关。因此在选购鸡蛋时，无须注重蛋壳的颜色。

2. 蛋清 蛋清为黏稠透明的半流体。外层为中等黏度的稀蛋清，内层包围在蛋黄周围的为胶质冻样的稠蛋清。蛋中稠蛋清与蛋的质量和贮藏性有很大关系。含量高的质量好,耐贮藏。新鲜的蛋浓稠,蛋白含量较多。蛋白浓稠与否是衡量蛋白质量的重要标志之一。

3. 蛋黄　蛋黄由蛋黄膜、蛋黄液和胚胎组成。蛋黄膜的作用是防止蛋黄内容物和蛋清相混,即把蛋黄和蛋清分开。新鲜蛋的蛋黄膜具有弹性,随着时间的延长,弹性逐渐消失,最后形成散黄。胚胎位于蛋黄膜的表面,专供受精孵化之用。蛋黄液为黄色的浓稠物构成,因品种不同,颜色有橙黄、淡黄和乳白色几种。

（二）蛋类的主要营养成分

1. 蛋白质　鸡蛋的蛋白质含量为13%左右,其中蛋黄(15.7%)比蛋清(12.3%)含量高,是完全蛋白质,含有人体必需的各种氨基酸,并且相互间的比值适合人体需要,利用率可达到95%以上。鸡蛋蛋白的氨基酸模式与人体的氨基酸模式最为接近,在进行各种食物蛋白质营养质量评估时,常以它作为参考蛋白质。

2. 脂肪　蛋的脂肪含量占10%~15%,主要集中在蛋黄中,蛋清中几乎没有。蛋黄中脂肪含量可达30%左右,其中中性脂肪约占62%~65%,磷脂占30%~33%,固醇占4%~5%。脂肪酸组成以单不饱和脂肪酸(油酸)为主,约占50%左右,亚油酸占10%,其余主要是硬脂酸、棕榈酸和棕榈油酸。蛋类脂肪呈乳融状,易被人体消化吸收。蛋中胆固醇含量也高,主要集中在蛋黄,每100g鸡蛋黄中可达1510mg。

3. 碳水化合物　蛋中碳水化合物含量低,为1%~3%,蛋黄略高于蛋清。

4. 矿物质　蛋类所含的矿物质主要在蛋黄中,含量为1.1%~1.5%,其中钙、磷、铁、锌、硒含量丰富。蛋清部分矿物质含量较低。蛋黄中虽含铁丰富,但蛋黄中同时还含有卵黄高磷蛋白,对铁的吸收有干扰作用,故蛋黄中铁的生物利用率较低,仅为3%左右。

5. 维生素　蛋中含有丰富的维生素,主要集中在蛋黄中,有维生素 A、维生素 D、维生素 E、维生素 K 及维生素 B_1、维生素 B_2 和烟酸等。

（三）蛋类的合理利用

1. 把握"适量摄入"的度　蛋类营养组成全面,营养价值高,但胆固醇含量也高,因此建议适量摄入。建议成人每天平均摄入蛋类40~50g,一周不超过7个鸡蛋。

2. 建议摄入全蛋　蛋黄是蛋类中的维生素、矿物质的主要集中部位,并且富含磷脂和胆碱,对健康十分有益。因此,吃鸡蛋不要弃蛋黄。而且从食物与人体健康的证据分析,适量摄入不会明显影响血清胆固醇水平和成为引起心血管疾病的危险。

3. 不要生吃蛋　生蛋清中含有抗生物素和抗胰蛋白酶,影响生物素的吸收利用,以及抑制胰蛋白酶的活力,妨碍蛋白质的消化。所以蛋不能生吃,应以熟食为宜。

另外,鸡、鸭、鹅都易受到沙门菌等致病菌感染,特别是鸭、鹅等水禽的感染率更高,为防止由细菌引起的食物中毒,一般不允许用水禽蛋作为糕点原料。水禽蛋必须煮沸10分钟以上方可食用。

4. 选择合适的烹调方式　蛋常用的烹调方法有:整蛋煮、煎蛋、油炒、蒸蛋羹。与其他食物相比,蛋在烹调加工过程中营养素损失不多,温度一般不大于100℃,对营养价值影响小,仅 B 族维生素有一些损失。煮蛋时蛋白质变得软而松散,容易消化吸收,利用率高。蛋是一种很会吸油的食物,同样一个蛋,炒蛋吸油后的热量可能是白煮蛋的 1.7 倍。所以需要控制体重的人,最好采用水煮或蒸的方式,少用煎或炒的方式。

除此蛋还可以做成咸蛋、松花蛋等。咸蛋是用 1∶10 的盐水炮制或黏土敷裹在表面约 30 余天,成分基本与鲜蛋相同,但钠含量大大升高。松花蛋在制作中加碱使蛋清呈暗褐透明,蛋黄褐绿,B 族维生素破坏严重,其他营养成分改变较少。

5. 蛋在选购和处理时应注意的原则

(1)选择外壳完整无破损的蛋。

(2)食用前应冷藏于 7℃ 以下,保存期不超过 3~4 周。另外注意洗过的蛋已失去保护膜,空气及细菌透过蛋壳上小气孔进入使保存期限大大缩短。

(3)烹调之前必须将蛋的外壳清洗干净,若发现有裂痕、小孔或血点不能食用。

(4)烹调时至少要加热至蛋的每个部分均达 60℃ 以上,蛋白完全凝固且蛋黄变得很稠的状况。

技能训练项目 2-3　肉禽鱼蛋类可食部和废弃率的计算

一、项目目标

掌握肉禽鱼蛋类可食部和废弃率的计算方法。

二、项目描述

张某一家三口人,冰箱里常年堆满肉禽鱼蛋类食物,每周末购物时都随意购置一堆,希望知道可食用部分及废弃率,并期望得到一周购买量的建议。

三、项目实施

(一)工作准备

1.《中国食物成分表》,用于食物可食部和废弃率的查询。

2. 准备肉禽鱼蛋类等新鲜食物,并清洗干净。

3. 食物秤,精确度为克级,并调试完好。

4. 刀、剪、盆等用具,用于肉禽鱼蛋类食物的前处理和盛装。

(二)工作程序

程序 1　设计记录表格

设计记录表,用于记录肉禽鱼蛋类食物的名称、重量、废弃率等,也同样用于数据的核对和处理。

程序 2　肉禽鱼蛋类食物称重

利用食物秤将准备好的各种肉禽鱼蛋类食物一一称重,并将称重数据记录到表中。

程序 3　去掉不可食用部分,并称重

将食物的不可使用部分去掉,并称量废弃部分的重量。

程序 4　计算可食部分重量和可食部

$$可食部(EP)=(食物重量-废弃部分的重量)÷食物重量×100\%$$

程序 5　废弃率计算

$$废弃率=废弃部分重量÷食物总重量×100\%$$

程序 6　填写记录表

应用以上方法,计算准备的各种肉禽鱼蛋类食物的可食部重量和废弃率,并记入技能表 2-3-1。

技能表 2-3-1　肉禽鱼蛋类食物可食部重量和废弃率的计算记录表

记录人:　　　　　　　　　　　　　　　　　　　　　　　　　　　日期:　　年　　月　　日

食物名称	食物重量/g	可食部重量/g	废弃量/g	废弃率/%

程序 7　一周肉禽鱼蛋类食物购置建议

根据判断结果和实际喜好情况,给出合适的购置毛重或净重肉禽鱼蛋类食物的建议。

点滴积累 ∨

1. 畜禽肉类富含优质蛋白质、脂肪、脂溶性维生素和矿物质。畜肉的脂肪和胆固醇含量较高,以饱和脂肪酸为主;禽肉含有较多的单不饱和脂肪酸。

2. 鱼类味道鲜美,肉质细嫩,易于消化吸收,含优质的蛋白质、丰富的维生素、微量元素及多种活性物质。

3. 蛋类含有最优质的蛋白质,蛋黄中含有丰富的脂肪、矿物质、维生素,营养价值高。

目标检测

单项选择题

1. 畜禽肉、鱼、蛋类主要提供(　　)

   A. 蛋白质、脂肪、维生素、矿物质　　　　B. 能量、蛋白质、矿物质、维生素

   C. 能量、脂肪、矿物质、维生素　　　　　D. 蛋白质、碳水化合物、维生素、脂肪

2. 畜肉类食品的脂肪酸组成主要是(　　)

   A. 不饱和脂肪酸　　　B. 饱和脂肪酸　　　C. 碳水化合物　　　D. 含氮浸出物

3. EPA、DHA 的良好食物来源是(　　)

   A. 海水鱼　　　　　　B. 鸡蛋　　　　　　C. 牛肉　　　　　　D. 杏仁等坚果类

4. 蛋黄中含有(　　)使蛋黄具有良好的乳化性质

   A. 维生素　　　　　　B. 蛋白质　　　　　C. 脂肪酸　　　　　D. 磷脂

5. 蛋黄中的铁吸收率不高是因为其(　　)

   A. 与脂肪酸结合　　　B. 与磷蛋白结合　　　C. 与维生素 D 结合　　　D. 与胆固醇结合

第五节　乳类、大豆及坚果的营养与合理利用

导学情景 ∨

情景描述

中国居民平衡膳食宝塔的第四层是乳类、大豆和坚果。 在 1600~2400kcal 能量需要水平下，推荐每人每天摄入相当于鲜奶 300g 的奶类及奶制品；摄入大豆和坚果 25~35g。 在《中国居民膳食指南》中，奶类和大豆是推荐多吃的食物，建议把牛奶、大豆当作膳食重要组成部分。

学前导语

中国健康与应用调查数据显示，2018 年中国成年居民日均奶类及其制品的消费量仅为 27.9g，远不及《中国居民膳食指南》推荐摄入量的 1/10。 在连续 3 天的 24 小时膳食调查中，成年居民近 80%未消费奶类，且只有 4%的居民日均摄入量达到 200g 以上。 其中，农村居民摄入量更低。

那如何达到推荐量呢？ 有哪些注意事项呢？ 让我们一起进入课程的学习。

一、乳及乳制品的营养与合理利用

奶类是营养成分齐全、组成比例适宜、容易被消化吸收、营养价值高的食品，提供优质蛋白质、维生素 A 和维生素 B，牛奶含钙、磷、钾等矿物质，而且容易被人体吸收，是膳食钙质的主要来源。

现代乳品工业已成为食品工业的重要支柱，主要为牛奶，其次为羊奶。市场上常见的主要产品形式有液态奶、酸奶、奶酪、奶粉等。

（一）牛乳的营养价值

乳的成分十分复杂，含有上百种化学成分。主要包括水分，蛋白质，脂肪，碳水化合物，各种矿物质，维生素等。

1. 蛋白质　牛奶中蛋白质平均含量为 3%，其必需氨基酸比例符合人体需要，属于优质蛋白质。乳类蛋白质生物价为 85，容易被人体消化吸收。蛋白质组成以酪蛋白为主，占 80%；乳清蛋白占 20%。牛奶酪蛋白和乳清蛋白含量的构成比与人乳恰相反（人乳中乳清蛋白占 70%，酪蛋白占 30%），不适合婴儿的生长发育的需要，因此需要调制成近似母乳的配方食品后再供婴儿食用。

2. 脂肪　牛乳约含脂肪 3%~4%。随饲料的不同、季节的变化，乳中脂含量及脂成分略有变化。牛奶脂肪呈极小的脂肪球状，熔点较低，易消化，吸收率达 98%。静置时聚集成奶油浮于上层，奶脂中含一定量的低中级脂肪酸、必需脂肪酸和卵磷脂，并有脂溶性维生素，营养价值较高。

3. 碳水化合物　主要为乳糖。乳糖是哺乳动物乳汁中所特有的糖，在牛乳中含量约为 4%~5%，甜度很低，只有蔗糖的 1/5。人乳中乳糖含量最高，可达 7%，羊乳次之，可达 6%左右，牛乳含量最少。

乳糖能促进钙、铁、锌等矿物质的吸收；此外，乳糖在肠中经消化酶作用分解为葡萄糖和半乳糖，

有助于肠乳酸菌的繁殖,抑制致腐败菌的生长。婴儿出生后,消化道内含有较多的乳糖酶,随年龄的增长,乳类食用量减少,乳糖酶的含量和活性也逐渐下降。有些成人因缺少乳糖酶,不能分解乳糖而造成腹泻。

4. 矿物质　牛乳中的矿物质包括钙、钾、钠、磷、氯、镁、硫、铜等。牛奶中成碱元素(如钙、钾、钠)多于成酸元素(如氯、硫、磷),因此牛奶属碱性食品,有助于维持体内酸碱平衡。我国居民长期缺钙,而牛奶恰是钙的“富矿”,每100ml牛奶含钙100mg以上,且具有较高的生物利用率,所以奶被列为钙的最佳食物来源。但牛奶中铁含量少,约0.1~0.2mg/100g,故婴儿从第6个月后需及时增添含铁及维生素C的食品,如蛋黄、猪肝泥、青菜泥等。

5. 维生素　牛奶中含有多数的所有维生素,包括维生素A、维生素D、维生素E、维生素K以及维生素B_1、维生素B_2、维生素B_6、维生素B_{12}、烟酸、泛酸、叶酸等。

(二)乳制品的常见种类及营养价值

1. 液态奶　奶生产后,经过巴氏消毒直接供饮用的称为鲜奶。最常见的鲜奶如牛奶和羊奶。鲜奶经巴氏消毒后除维生素C和B族维生素略有损失外,其余营养成分和性质与刚挤出的奶汁差别不大。

2. 酸奶　酸奶是在消毒鲜奶中接种乳酸菌并使其在控制的条件下生长繁殖而制成的一种液态奶。酸奶经乳酸菌发酵后,乳糖、蛋白质和脂肪都有部分分解,更容易被人体消化吸收,是膳食中钙和蛋白质的良好来源。另外,通过发酵,乳糖转化为乳酸,对缺乏胃酸者、乳糖不耐症患者或老年人更为有益。维生素A、维生素B等的含量与鲜奶含量相似,但叶酸含量却增加了1倍,胆碱也明显增加。此外,发酵后的酸奶酸度增加,有利于对其所含的维生素进行保护。乳酸菌能阻止肠内有害菌的繁殖,增强机体的消化功能,增进食欲,防止便秘,使消化道保持良好的机能状态。

3. 奶粉　奶粉是液态奶经消毒、浓缩、干燥处理而成的奶制品,其储存期较长,食用方便。在经杀菌、浓缩、喷雾干燥等工艺处理后,热敏性营养素会有损失,如维生素C损失20%,维生素B_1损失30%,维生素B_2损失10%左右。蛋白质消化性有所改善,但生物价没有改变。

根据食用目的,可制成全脂奶粉、低脂奶粉、脱脂奶粉及调制奶粉等。调制奶粉(母乳化奶粉)是以牛奶为基础,参照人乳营养组成的模式和特点,进行调制和改善,将蛋白质中乳清蛋白和酪蛋白的比例加以调整,减少酪蛋白的含量,增加乳清蛋白的含量,使奶粉中蛋白质接近母乳蛋白质的组成;同时减少钙、磷、钠的含量,添加亚油酸、乳糖,强化维生素A、D、B_1、B_2、C及微量元素铁、铜、锌、锰等,用以作为婴儿的母乳代用品。

4. 炼乳　炼乳是一种浓缩乳制品,按照是否加糖可以分为甜炼乳和淡炼乳。淡炼乳因受加工影响,维生素遭受一定的破坏,因此常用维生素加以强化。按适当比例冲调后,营养价值基本与鲜奶相同。淡炼乳在胃酸的作用下,可形成凝块,便于消化吸收,适合婴儿与鲜奶过敏者食用。

甜炼乳中糖含量可达45%左右,因糖分过高,需用大量的水冲淡,营养成分相对下降,不宜供婴儿食用。

5. 干酪　干酪也称奶酪,为一种营养价值很高的发酵乳制品,是在原料乳中加入适当量的乳酸菌发酵剂或凝乳酶,使蛋白质发生凝固,加盐,压榨排除乳清之后的产品。奶酪含有丰富的营养成分,奶酪的蛋白质、脂肪、钙、维生素A、维生素B_2是鲜奶的7~8倍。在奶酪生产中,大多数乳糖随乳清排出,余下的也都通过发酵作用生成了乳酸。因此奶酪是乳糖不耐症和糖尿病患者可选择的奶制品之一。

（三）乳及乳制品的合理利用

1. 每天摄入相当于液态奶 300g 牛奶及其制品是膳食中蛋白质、钙、维生素 A、维生素 D 和维生素 B_2 的重要供给来源之一，与人类健康密切相关。综合研究结果显示增加摄入可促进成人骨密度增加。应多吃各种奶制品，液态奶、奶粉、酸奶、奶酪等。平时我们可以选择不同奶制品，丰富饮食多样性。

达到每天相当于 300g 液态奶，实际并不难。例如，早餐饮用牛奶一杯约 200ml，午饭加一杯酸奶约 150ml 即可。对于儿童来说，早晨可以食用奶酪 2~3 片，或课间饮用一瓶牛奶。交通不发达地区，用奶粉冲调饮用也是不错的选择；超重或肥胖者宜选择饮用脱脂奶或低脂奶。

2. 对于乳糖不耐受的人，可首选酸奶 对于乳糖不耐受的人，除了选择酸奶外，也可选择低乳糖奶制品。在牛奶加工工艺中选用乳糖水解酶技术，生产低乳糖奶制品。通过预先添加乳糖酶，使牛奶中的绝大部分乳糖预先分解成易于吸收的葡萄糖和半乳糖。

另外，也可以通过少量多次摄入的方式来改善乳糖不耐受。建议饮奶时宜与其他谷物食物用食，不空腹饮奶，可有效防止牛奶快速进入大肠导致的嗳气或腹泻的症状。

3. 注意奶及奶制品的饮食卫生 刚挤出的牛奶不可直接食用。刚挤出来的牛奶未经消毒，含有很多细菌，包括致病菌。因此鲜奶应经巴氏消毒法或超高温瞬时灭菌法（UHT）进行杀菌处理方可食用。

一般来说，市售各种包装液态奶已经高温灭菌，无需加热可直接饮用。UHT 奶可以常温保存，但开封后应尽快食用，未食用完的则必须密封后冷藏保存。

酸奶可直接食用，无需加热，储存应冷藏。

二、大豆的营养与合理利用

大豆包括黄豆、青豆、黑豆等。我国大豆制品也有上百种，如豆浆、豆腐、豆腐皮、腐竹、素鸡、烤麸、香干等，这些属于非发酵豆制品；发酵豆制品包括腐乳、臭豆腐、豆豉、纳豆、豆瓣酱等。豆粉则是代替肉类的高蛋白食物，可制作成多种食品。

（一）大豆的营养价值

1. 蛋白质 大豆含有较高的蛋白质，占其总重的 35%~40%，是植物性食物中含蛋白质最多的。大豆蛋白不仅量多，而且大豆蛋白是一种优质蛋白质，氨基酸配比比较平衡，蛋白质的消化率和氮的代谢平衡几乎与牛肉相同。而且含有 8 种必需氨基酸，尤其富含谷类蛋白缺乏的赖氨酸，是与谷类蛋白质互补的天然理想食品。

2. 脂肪 大豆中脂肪含量丰富，约为 15%~20%，因此可以作为食用油脂原料。脂肪酸组成中不饱和脂肪酸高达 85%，亚油酸占 50% 以上，还有丰富的磷脂，所以豆油营养价值较高。

3. 碳水化合物 除了以上营养素，大豆还含有 34% 左右的碳水化合物，主要是纤维素、半纤维素、果胶、甘露聚糖等，以及蔗糖、水苏糖、棉籽糖等。其中约有一半是不能被人体消化吸收利用的棉籽糖和水苏糖，它们是大豆低聚糖的主要成分。它们存在于大豆细胞壁，在肠道细菌作用下发酵产酸产气，引起腹胀，故称之为胀气因子。不要认为它们不能被吸收就是没用的"废物"，大豆低聚糖可以促进肠道中有益菌的生长,抑制有害菌的繁殖,从而起到维护肠道健康的作用。此外,大豆低聚糖还具有降低血脂和胆固醇、防止便秘的作用,对中老年人、肥胖及糖尿病患者有很好的保健作用。

4. 矿物质　大豆富含矿物质,常量元素钙、磷、钾比大多数植物食品含量都高,尤其是钾,每100g 中可达 1200~1500mg。微量元素铁、锌的含量也比较高,但由于大豆中含有较多的植酸,会影响铁、锌等矿物质的生物利用率。

5. 维生素　大豆中含有胡萝卜素、维生素 B_1、维生素 B_2、烟酸、维生素 E 等。相对于谷类而言,胡萝卜素和维生素 E 的含量较高,尤其是种皮颜色越深,胡萝卜素含量越高。干豆中几乎不含维生素 C。

6. 其他有益成分　大豆中还含有多种有益于健康的成分,如大豆异黄酮、植物固醇等。

(1)大豆异黄酮:大豆异黄酮与雌激素的分子结构非常相似,人们称其为"植物雌激素"。在妇女绝经前后,由于卵巢功能减退,体内雌激素水平下降,导致出现一系列病症,包括骨质疏松、冠心病及阿尔茨海默病等。适量补充雌激素可改善这些症状,延缓疾病的发展。直接从大豆中获取"植物雌激素",可作为纠正雌激素减少的辅助治疗手段。大量的研究结果显示大豆异黄酮的摄入可降低骨质疏松的发病风险。

但大豆异黄酮在加工及烹调过程中容易损失。所以从这个角度来说,以全豆制作的食品最佳,因为它们中的大豆异黄酮基本上没有受到损失,如整粒大豆、豆粉、豆浆、豆豉等。由于大豆异黄酮属于水溶性物质,故而豆油中含量极低。发酵豆制品如腐乳、豆豉、酸豆乳中的大豆异黄酮量不会损失,并且经过发酵后,其生理活性还会有所提高。同时,发酵豆制品中还含有更多的 B 族维生素和活性肽类,因此经常吃发酵豆制品是有益保健的膳食习惯。

(2)植物固醇:大豆中含有丰富的植物固醇,含量远高于谷类、薯类、蔬菜、水果类等其他植物性食物,是植物固醇的良好来源。植物固醇进入人体后,在肠道内同胆固醇竞争,从而减少胆固醇的吸收,促进胆固醇的降解代谢,进而减少胆固醇过高所带来的一系列疾病。还有研究显示植物固醇在预防前列腺肥大、抑制肿瘤、抑制乳腺增生和调节免疫等方面也有一定的效果。

(二) 豆制品的营养价值

我国传统的豆制品种类很多,根据工艺不同主要分为发酵和非发酵豆制品两大类。

未发酵的有豆浆、豆腐、豆腐干、腐竹等,制作中经各种处理,降低了食物纤维,提高了消化率,但部分 B 族维生素溶于水而被丢弃。

发酵的包括腐乳、臭豆腐、豆瓣酱、豆豉等。其蛋白质被部分分解,并使氨基酸游离,味道鲜美,且维生素 B_{12}、维生素 B_2 含量增加。

1. 豆浆　大豆经过清洗、浸泡、磨碎、过滤、煮沸后即成为豆浆。豆浆中蛋白质利用率可达到90%以上,但必须经过彻底加热后才能食用。这是因为经过彻底加热才能破坏大豆中胰蛋白酶抑制剂。豆浆含有丰富的营养成分,在蛋白质的供给上不亚于牛乳,且铁的含量还超过鲜乳的很多倍。

2. 豆腐　将煮沸的豆浆加入适量的硫酸钙,或者卤水,就可以使蛋白质凝固,压榨去除其中的部分水分就成为豆腐。豆腐中蛋白质消化吸收率比豆浆还要高,可达95%。

3. 豆芽　豆芽是由大豆或绿豆经水泡后发芽而成。在豆类中几乎不含有维生素 C,但经过发芽后维生素 C 含量增加,尤其是绿豆芽,每 100g 中可含 20mg。豆芽质地脆嫩,可作为冬、春季维生素 C 的良好食物来源。此外,豆芽还有清热解毒、利水消肿等功能。

4. 大豆蛋白制品 大豆蛋白制品是应用现代科学技术对大豆进行深加工的产品,有大豆粉、浓缩大豆蛋白、分离大豆蛋白和组织蛋白等品种。它们常作为营养食品和保健食品的配料,在食品工业中有重要作用。其中分离大豆蛋白的蛋白质含量在 90% 左右;组织化蛋白由于产品有肉的口感,也称人造肉。

(三)大豆及其制品的合理利用

大豆及其制品含有丰富的优质蛋白质、必需脂肪酸、B 族维生素、维生素 E 和膳食纤维等,而且含有磷脂、低聚糖,以及异黄酮、植物固醇等多种植物化学物质。多吃大豆及其制品可以降低乳腺癌及骨质疏松的发病危险,建议把大豆当作膳食的重要组成部分,每天平均摄入大豆 15~25g。豆制品种类丰富,可以按照豆类食物交换代量表(表 2-5-1)进行同类互换,如早餐可以安排豆浆,午餐、晚餐可用豆腐、豆腐干、豆腐丝做菜,既可变换口味,又能满足营养需求。

表 2-5-1 豆类食物交换代量表(以蛋白质含量计)

食物(可食物部)	质量/g
大豆	50
豆浆	730
南豆腐	280
北豆腐	145
豆腐干	110
豆腐丝	80
素鸡	105
内酯豆腐	350

▶▶ **课堂活动**

请同学们估算并评价下自己的膳食中大豆及豆制品的摄入情况。今后该如何调整餐盘,有什么好的建议?请与同学们分享。

三、坚果的营养与合理利用

坚果以种仁为食用部分,因外覆木质或革质硬壳,故称坚果。按照脂肪含量不同,坚果可分为油脂类坚果和淀粉类坚果,前者富含油脂,如核桃、榛子、杏仁、松子、花生、葵花子、腰果等;后者淀粉含量高而脂肪含量少,如板栗、莲子等。

(一)坚果的营养价值

坚果类蛋白质含量多在 12%~22% 之间,是植物蛋白的补充来源,瓜子类含量更高,如西瓜子、南瓜子的蛋白质含量在 30% 以上。油脂类坚果脂肪含量高,通常可达 40% 以上,是食用油和人体必需脂肪酸的良好来源,其脂肪酸绝大部分是不饱和脂肪酸,对降低心血管疾病的发病风险有一定作用。坚果中富含矿物质,有钾、钠、钙、镁、锌、铜、铁等,黑芝麻中铁含量丰富,榛子中含有丰富的锰。坚果类还是维生素 E 和 B 族维生素的良好来源,包括维生素 B_1、维生素 B_2、烟酸和叶酸等。油脂类坚果中含有大量维生素 E,如黑芝麻中维生素 E 的含量可多达 50.4mg/100mg。坚果类还富含膳食纤维。素食者常吃坚果有助于摄取缺乏的营养素,以获得均衡营养。

下面介绍几种常见的坚果的营养价值。

1. **花生** 花生含有蛋白质、脂肪、糖类、维生素 A、维生素 B_6、维生素 E、维生素 K、水分及矿物质钙、磷、铁等营养成分,可提供 8 种氨基酸及不饱和脂肪酸。蛋白质含量高达 30% 左右,可与鸡蛋、牛奶、瘦肉等媲美,且易被人体吸收。由于营养价值高,延年益寿,也被称为"长寿果"。花生皮含有大量 B 族维生素及可以止泻的单宁成分,具有补血的功效。

2. **葵花子** 葵花子含丰富的脂肪,其中含有丰富的亚油酸,尚有磷脂、β-谷甾醇等甾醇;又含蛋白质、糖类和柠檬酸、酒石酸、绿原酸等有机酸及胡萝卜素等。

3. **腰果** 腰果是泰国普吉岛上最著名的产品,主要含有脂肪、蛋白质、碳水化合物、膳食纤维、钙、铁、钠、钾等营养成分。腰果可预防脑卒中、心脏病、心肌梗死,还能补充体力、消除疲劳、改善肤色等,易疲倦的人可以经常食用。

4. **核桃** 核桃与扁桃、腰果、榛子一起,并列为世界四大干果,是重要的木本油料作物。核桃含有蛋白质、脂肪、糖类、维生素 A、维生素 B_1、维生素 B_2、维生素 E 和锌、镁、铁、钙、磷等元素,所含油脂比例达到 60% 以上。核桃的第一大功效是补脑、健脑,被称为"益智果",在国内也享有"长寿果"的美称。其含有的磷脂能增强机体抵抗力,并可促进造血和伤口愈合。核桃仁还有镇咳平喘的作用。

5. **板栗** 板栗素有"干果之王"的美誉,果肉金黄,味道甜香,是中国的特产。果实中淀粉的含量高达 70% 左右,还含蛋白质 5.7%,脂肪 2%,灰分 1.3% 及 B 族维生素等。板栗壮腰补肾,养胃健脾,活血止血,是做药膳的上等原料。板栗红烧童子鸡就具有滋补功效,尤其适用于咳嗽气喘、消化不良者。栗子粥,能增进食欲、补肾、强壮筋骨,非常适合老年人。

6. **榛子** 榛子果仁中富含脂肪(50%~60%)、蛋白质(16%~18%)、碳水化合物(约 16%)、膳食纤维、维生素 B_1、维生素 B_2、维生素 E、胡萝卜素等。榛子富含的天冬氨酸和精氨酸可增强精氨酸酶活性,排除血液中的氨,从而增强免疫力,防止癌变。榛子中还含有一种抗癌化学成分——紫杉醇,是红豆杉的活性成分,可治疗乳腺癌、卵巢癌等癌症,是很宝贵的医用原料。《开宝本草》记载:"榛仁性甘味平,无毒,有调中、开胃、明目之功效"。因此,榛子是集保健、营养、食疗于一身的天然功能性食物资源。

(二)坚果的合理利用

坚果营养全面、丰富,对人体健康有好处。坚果中主要含有蛋白质、脂肪、碳水化合物,还含有维生素、微量元素、膳食纤维等。其中还含有单不饱和脂肪酸、多不饱和脂肪酸,包括亚麻酸、亚油酸等人体的必需脂肪酸。适量食用有助于预防心血管疾病。

但坚果属高能量食物,虽有益但应适量摄入,推荐平均每周摄入 50~70g(平均每天 10g 左右),若摄入过多,其能量应计算入一日三餐的总能量中。

坚果可以作为零食食用,也可烹调入菜,如西芹腰果等,还可以和大豆、杂粮麦片等一起做成五谷杂粮粥,和主食类食物一起搭配食用。

点滴积累 ▽

1. 乳类含有丰富的优质蛋白质、脂肪、乳糖、维生素和矿物质，尤其钙含量丰富，生物利用率高，是一种营养价值很高的食品，是老、幼、病、弱者的营养滋补品，特别是对儿童的生长发育具有重要意义。

2. 大豆中蛋白质含量为35%～40%，且为优质蛋白质；脂肪含量可达15%～20%，富含必需脂肪酸；且具有多种健康功效。

3. 坚果中除了含有丰富的必需脂肪酸、植物蛋白质外，还含有维生素 E、烟酸、维生素 B_6、叶酸、镁、锌、铜和钾等多种营养成分。

目标检测

单项选择题

1. 关于牛奶，说法错误的是（　　）

    A. 牛奶蛋白质为优质蛋白质　　　　　B. 牛奶中含有丰富的乳糖

    C. 牛奶中含有丰富的钙、铁　　　　　D. 牛奶中含有人体需要的多种维生素

2. 大豆中含有丰富的脂肪，且脂肪酸组成以（　　）为主

    A. 饱和脂肪酸　　　B. 不饱和脂肪酸　　　C. 氨基酸　　　D. 磷酸

3. 坚果是以种仁为食用部分，下列品种属于坚果的是（　　）

    A. 腰果　　　B. 杏干　　　C. 蜜枣　　　D. 桃

4. 大豆中的胀气因子主要是（　　）

    A. 蛋白质　　　B. 碳水化合物　　　C. 草酸　　　D. 脂肪

5. 下列说法错误的是（　　）

    A. 蛋类、奶类、豆类中富含维生素 B_{12}　　　B. 动物性食物铁吸收利用率高

    C. 动物肝脏、蛋黄富含维生素 B_2　　　D. 长期酗酒可导致维生素 B_1 和 B_2 缺乏

第六节　烹调油和调味品的营养与合理利用

导学情景 ▽

情景描述

中国居民平衡膳食宝塔的第五层为烹调油和盐，推荐成人每天烹调油不超过 25～30g，食盐不超过 5g。《中国居民平衡膳食指南》第五条推荐：少盐少油，控糖限酒。

学前导读

但不可否认，我们在烹调膳食时，烹调用油和调味品起到了重要的作用，它们不仅赋予食物特殊的风味，促进人们的食欲，帮助身体吸收消化，而且还有其特定的营养价值。那如何合理使用烹调用油和调味品，既能改善膳食的味道，又满足饮食健康的需求呢？

一、盐

咸味是食物中最基本的味道,膳食中咸味的来源是食盐。食盐是烹饪中最常用的调味料,主要成分是氯化钠,还含有少量的氯化钾、氯化镁、氯化钡、硫酸钙、硫酸镁、硫酸钠及铁、磷、碘等矿物元素。

食盐在烹饪调味中起着极其重要的作用,它能够增强菜肴的风味和调和滋味。食盐含的钠和氯均为人体必需营养素,但摄入过多的钠盐是高血压的重要危险因素之一。食盐摄入过多可导致体内钠潴留,血压升高。过多摄入食盐还可改变血压昼高夜低的规律,变成昼高夜也高。因此,发生脑卒中的危险性就大大增加。高盐(钠)摄入还可增加胃癌的发病风险,与直肠癌、2 型糖尿病、哮喘等其他疾病也可能存在相关关系。

《中国居民膳食指南》推荐每人每日盐的食用量以不能超过 5g 为宜,但目前中国居民平均每天烹调用盐为 9.3g,高于建议值。那么,如何采取合理的措施来限制盐的摄入呢? 现在很多家庭开始使用限盐勺、限盐罐,学习量化,逐渐减少用量。除此之外,还有一些小妙招来减盐:如烹调时多用醋、柠檬汁、香料、姜等调味,来替代一部分盐和酱油;选用新鲜食材,用蒸煮等烹调方式,尽量保留原味;不是每道菜都需要加盐,最后一道汤可以不加盐。另外,我们还要小心食物中"看不见"的盐。有很多盐不一定是白色的,它们隐藏在加工食品和调味品中。如味精、鸡精、酱油、豆瓣酱、辣椒酱、苏打、调味包、汤料包等,都是高盐高钠;普通食品如腊肉、奶酪、挂面、火腿、虾皮、榨菜等都含有盐;话梅、薯片、椒盐花生等零食中也含有盐。所以,在考虑每天盐的摄入量时,不要忽略了这些"看不见"的盐。我国颁布的《预包装食品营养标签通则》中规定,在食品标签的营养成分表上应强制标示钠含量,所以在购买加工食品时,仔细查看"营养成分表",就可以知道这份食品中的钠含量。一般而言,超过钠 30%NRV 的食品需要注意少购少吃。

在烹饪中,盐的加入时机也很有讲究。在烹调根茎类菜,质地紧密、纤维素高的原料时,要早放盐,以使之入味;瓜果类则要晚放盐,因为此类原料含大量水分,盐放早了,水分和水溶性营养素会大量溢出,外形、口感都不好,所以要在装盘前放盐;在处理肉类原料时,为了使肉类炒得嫩,在炒至八成熟时放盐最好,因为盐放早了,蛋白质遇盐凝固,肉就会变硬、老,口感粗糙。

二、油

食用油是人们生活的必需品,在增进食物色、香、味、形等方面的同时,提供人体热能和必需脂肪酸,促进脂溶性维生素的吸收。一般分为植物油和动物油两大类:动物油包括猪油、牛油、羊油、鸡油等,植物油包括菜籽油、花生油、芝麻油、豆油、棉籽油、玉米油、葵花籽油、米糠油等。

食用油中的主要营养成分是脂肪,占 99%以上,其次还含有维生素 E 以及少量的钾、钠、钙和微量元素。植物油中含有较多的不饱和脂肪酸(包括单不饱和脂肪酸、多不饱和脂肪酸)以及丰富的维生素 E。动物油中含有较高的饱和脂肪酸,维生素 E 含量不如植物油高,但含有少量的维生素 A,其他营养成分与植物油相似。

尽管食用油是提供人体热能和必需脂肪酸、促进脂溶性维生素吸收的重要食物,但摄入过多可使人发胖,且容易导致心、肝、肾、肠等器官的表面堆积大量脂肪,加速血管硬化,从而引起高血压、冠心病等。推荐每天的烹调油摄入量不超过 25~30g 为宜。

三、糖

糖是一种甜味食品,既可直接食用,又可调节菜肴的色、香、味。在食品加工过程中,可用作甜味剂、增稠剂,还可提高制品的渗透压。糖还有辅助发色的作用,通过糖的焦糖化作用和美拉德反应,可使烤制品在烘焙时形成金黄色表皮和良好的风味。另外利用砂糖粒晶莹闪亮的质感、糖粉的洁白如霜,撒在或覆盖在制品表面还起到装饰美化的效果。

但精制糖过量摄入会引起肥胖、动脉硬化、高血压、糖尿病以及龋齿等疾病。长期高糖饮食,会使人体内环境失调,进而给人体健康造成种种危害。因此建议精制糖的摄入量应占总能量的10%以下。

案例分析

案例描述:

有同学可能会说,我平时都不吃糖,但真的是这样吗? 现在我们一起揪出隐藏在各种食品中的精制糖:一罐355ml的可乐,含糖量8%~12%,折合糖30~40g;葡萄汁饮料含糖量16%,喝一瓶500ml的葡萄汁,同时也将摄入40g的糖;乳酸菌饮料中含糖量约为15%,一瓶200ml的乳酸菌饮料喝下肚,酸酸甜甜,味道甚好,但不知不觉已喝下30g的糖了;制作面包时,一般加糖量为15%~20%,而制作蛋糕、蛋挞时糖的加入量就更多了。 这样一算,你是不是不经意间已经摄入很多糖了呢?

案例分析:

精制糖要达到少于"总能量的10%",是不是还得忌口呢? 在日常生活的细节中,我们要严格控制精制糖的摄入,如尽量不喝各种甜饮料,喝豆浆、咖啡尽量少加或不加糖;直接吃水果,控制市售果汁;不要养成喝粥加糖的习惯;小心各种"营养麦片"与"糊粉"类产品中加的糖;焙烤食品尽量控制食用数量等。 你还有什么妙招来控糖呢?

四、酒

(一)酒的分类

1. 按酿造方法分 酒的种类,按酿造方法分为三大类,即发酵酒、蒸馏酒与配制酒。

(1)发酵酒:用谷物、果汁等为原料,经发酵而得的低度酒,包括葡萄酒、啤酒、米酒和果酒等。

(2)蒸馏酒:把上述发酵原酒或发酵醪以及酒醅等通过蒸馏而得的高度蒸馏酒液,包括中国的白酒、法国的白兰地、威士忌、荷兰金酒、伏特加、朗姆酒、特其拉酒等。

(3)配制酒:配制酒主要是以发酵原酒或蒸馏酒为酒基,配以一定的物料呈色、香、味,经过规定的工艺过程调配而成,包括鸡尾酒、利口酒、药酒等。

2. 按酒精含量(酒度)分 可分为低度酒、中度酒和高度酒。

（1）低度酒的酒精含量在 20%（V/V）以下。

（2）中度酒的酒精含量为 20% ~ 40%（V/V）。

（3）高度酒的酒精含量一般在 40%（V/V）以上。

（二）酒的营养成分与其他非营养成分

酒的主要化学成分是乙醇，是形成酒类特有口感的物质基础。此外，还含有少量的糖、微量的肽类或氨基酸等，这些都是酒的能量来源。每克乙醇可提供 7kcal 的能量。

除此，酒还含有有机酸、酯、醇、醛、酮及酚类等其他非营养化学成分，这些成分含量较少，但直接或间接地赋予了酒的色泽、香型、风味、口感等各种品质特性。

（三）酒的合理利用

乙醇被认为是一把"双刃剑"，少量的乙醇具有舒张血管作用，而大量的乙醇具有收缩血管的作用。美国人群研究结果发现，每天饮用相当于含有 14 ~ 28g 酒精饮料的成年人患冠心病的风险更小，但在大量饮酒的人中发病率和死亡率比不饮酒的人高。每天摄入酒精 30g 以上者血压随饮酒量的增加而显著增高。

过量饮酒是造成肝损伤、痛风、结直肠癌、乳腺癌、心血管疾病的危险因素。此外，经常饮酒会造成能量过剩；同时，酒也会影响食物营养素如维生素 B_1 的吸收，造成营养素缺乏。因此，儿童少年、孕妇、哺乳期妇女以及慢性病患者不应饮酒。成人如饮酒，一天饮用酒的酒精量不超过 15g。

点滴积累 ∨

1. 《中国居民膳食指南》推荐每人每日盐的食用量以不能超过 5g 为宜，食用油每人每日食用量以不能超过 25g 为宜。

2. 长期高糖饮食，给人体健康造成种种危害，建议精制糖的摄入量应占总能量的 10% 以下。成人每日摄入量不应超过 50g，尽量控制在 25g 以下。

3. 如饮酒成人一天饮用酒的酒精量不超过 15g。

目标检测

单项选择题

1. 中国营养学会推荐每人每日盐的食用量以不能超过（　　　）为宜

　A. 3g　　　　　　　　B. 6g　　　　　　　　C. 9g　　　　　　　　D. 12g

2. 中国营养学会建议精制糖的摄入量应占总能量的（　　　）为宜

　A. 10% 以下　　　　　B. 10% ~ 15%　　　　C. 20% ~ 30%　　　　D. 50% ~ 65%

3. 过量饮酒是造成肝损伤、痛风、结直肠癌、乳腺癌、心血管疾病的危险因素。中国营养学会建议成人男性一天饮用酒的酒精量不超过（　　　），女性不超过（　　　）

　A. 25g,15g　　　　　B. 50g,25g　　　　　C. 25g,10g　　　　　D. 50g,20g

第七节　其他营养相关食品的合理利用

导学情景 V

情景描述

由于各地区的经济发展不平衡，以及管理、营养知识普及等多方面的原因，当前我国居民中仍然存在着不可忽视的营养不良问题。特别是在老、少、边、远的贫困地区，营养不良现象较为严重。为了弥补食品中某些营养素的不足或缺乏，预防一些慢性非传染性疾病，有必要对一些食品进行营养强化。

新修订的《食品安全法》第七十四条规定：国家对保健食品、特殊医学用途配方食品和婴幼儿配方食品等特殊食品实行严格监督管理。

学前导语

什么是强化食品，什么是特殊食品？我们如何科学、合理地选购这些食品？让我们带着这些问题，一起来学习其他营养相关食品的相关知识。

一、营养强化食品

（一）营养强化食品的概念

在现代营养科学的指导下，根据不同地区、不同人群的营养缺乏状况和营养需要，以及为弥补食品在正常加工、储存时造成的营养素损失，在食品中选择性地加入一种或多种营养素或某些天然食物成分，用以提高食品营养价值的过程称为食品营养强化。加入到食品中的天然或人工合成的营养素和其他营养成分称为营养强化剂，所用的对象食品称为载体，而经过强化处理的食品称为强化食品。

营养强化是营养干预的主要措施之一，特别是对某些地方性营养缺乏病具有很重要的意义。食品营养强化不需要改变人们的饮食习惯就可以增加人群对某些营养素的摄入量，从而达到纠正或预防人群营养素缺乏的目的。其次，与膳食营养素补充剂或保健食品比较，营养强化食品价格低廉，适于大面积推广。

（二）营养强化的主要目的

1. 弥补食品在正常加工、储存时造成的营养素损失　如向精白米面中添加维生素 B_1。

2. 适应不同人群的营养需要，预防营养不良　在一定的地域范围内，有相当规模的人群出现某些营养素摄入水平低或缺乏，通过强化可以改善其摄入水平低或缺乏导致的健康影响，如缺碘地区人群食用碘盐后甲状腺肿的发病率大幅度降低。

某些人群由于饮食习惯和（或）其他原因可能出现某些营养素摄入量水平低或缺乏，通过强化可以改善其摄入水平低或缺乏导致的健康影响。如常见的钙强化麦片、饼干、牛奶等，消费人群主要是儿童、青少年、孕妇及老年人。

3. 补充和调整特殊膳食用食品中营养素和(或)其他营养成分的含量　如在婴幼儿配方奶粉中强化铁、DHA 等。

（三）食品营养强化的基本要求

1. 有明确的针对性　进行食品营养强化前必须对本国本地区的食物种类及人们的营养状况做全面细致的调查研究，从中分析缺少哪种营养成分，然后根据本国、本地区人们摄食的食物种类和数量，选择需要进行强化的食物载体以及强化剂的种类和用量。对于地区性营养缺乏症和职业病等患者的强化食品更应仔细调查，针对所需的营养素选择好适当的载体进行强化。

2. 符合营养学原理　人体所需各种营养素在数量之间有一定的比例关系，应注意保持各营养素之间的平衡。营养强化剂的使用不应导致人群食用后营养素及其他营养成分摄入过量或不均衡，不应导致任何营养素及其他营养成分的代谢异常。

3. 符合食品安全国家标准　《食品营养强化剂使用标准(GB14880—2012)》规定了营养强化剂在食品中的使用规定，包括使用范围、使用量、允许使用的化合物来源等。

4. 尽量减少食品营养强化剂的损失　添加到食品中的营养强化剂应能在特定的储存、运输和食用条件下保持质量的稳定。

5. 保持食品原有的色、香、味等感官性状　食品大多有其美好的颜色、气味和口味等感官性状，而食品营养强化剂也多具有本身特有的色、香、味。因此，食品强化的过程不应损害食品的原有感官性状而影响消费者的接受性。例如，用大豆粉强化食品时易产生豆腥味，实际生产中多采用大豆浓缩蛋白或分离蛋白。

6. 经济合理、利于推广　食品营养强化的目的主要是提高人们的营养和健康水平。通常，食品的营养强化需要增加一定的成本，但应注意营养强化食品的销售价格不能过高，否则不易向公众推广普及。要使营养强化食品经济上合理和便于推广，科学地选择载体食品是关键。食品营养强化时，应当选择广大居民普遍食用、经济上能够承受的食品作为载体。

知识链接

营养强化食物载体的选择要求

食物载体选择标准主要包括以下几个方面：

1. 食物的消费覆盖率高。　载体食物的消费覆盖率高主要体现在应用人群广泛程度较大，特别是能覆盖营养素缺乏最普遍的农村和贫困人群，而且这种食物能够达到工业化生产规模。

2. 食物的摄入量均衡。　稳定的或者相似的消费量是便于比较和方便准确地计算营养素添加量的基础，尤其是能避免由于大量摄入如软饮料和零食等食物而发生营养素过量的可能性。

3. 我国居民膳食指南中提倡减少食用的食品不宜作为强化的载体。　为了配合国家的减盐行动，避免居民过多摄入食盐，《食品营养强化剂使用标准（GB14880—2012）》中取消了食盐作为营养强化剂载体。　关于食用盐中碘的使用，依据《食用盐碘含量（GB26878—2011）》执行。

二、保健食品

（一）保健食品的概念

世界各国对保健食品的称谓及其包括的食品种类不尽相同,但其含义基本上是一致的。我国
2016年2月4日通过的《保健食品注册与备案管理办法》(国家食品药品监督管理总局令第22号)
中对保健食品的定义为:保健食品是指声称具有特定保健功能或者以补充维生素、矿物质为目的的
食品,即适宜于特定人群食用,具有调节机体功能,不以治疗疾病为目的,并且对人体不产生任何急
性、亚急性或者慢性危害的食品。

1. 保健食品与一般食品的区别　在新版的《食品安全法》中,保健食品与婴幼儿配方食品、
特殊医学用途配方食品一起称为特殊食品。它是食品的一个种类,具有一般食品的共性,即应
当无毒无害,符合应当有的营养要求,具有相应的色、香、味等感官性状。但又不同于一般的
食品:

(1)保健食品含一定量功效成分(生理活性物质),能调节人体机能,具有特定的保健功能;而一
般食品不强调特定功能,只提供营养成分。

(2)保健食品一般有特定食用范围(特定人群);而一般食品没有。

(3)保健食品一般具有规定的每日服用量;而一般食品无规定的食用量。

2. 保健食品与药品的区别

(1)保健食品是用于调节机体机能,提高人体抵御疾病的能力,改善亚健康状态,降低疾病发生
的风险,不以治疗疾病为目的;而药品是指用于预防、治疗、诊断人的疾病,有目的地调节人的生理机
能并规定有适应证或功能主治、用法和用量的物质。

(2)保健食品按照规定的食用量食用,不能给人体带来任何急性、亚急性和慢性危害;药品可以
有毒副作用。

(3)使用方法不同:保健食品仅口服使用;药品可以注射、涂抹等用法。

(4)可以使用的原料种类不同:有毒有害物质不得作为保健食品原料。

（二）保健食品的种类

1. 用于补充维生素、矿物质等营养物质的保健食品(营养素补充剂)　以补充维生素、矿物质而
不以提供能量为目的的产品。其作用是补充膳食供给的不足,预防营养缺乏和降低发生某些慢性退
行性疾病的危险性。允许保健食品声称的保健功能目录见表2-7-1。

表2-7-1　营养素补充剂保健功能目录

保健功能	备注
补充维生素、矿物质	包括补充:钙、镁、钾、锰、铁、锌、硒、铜、维生素A、维生素D、维生素B_1、维生素B_2、维生素B_6、维生素B_{12}、烟酸、叶酸、生物素、胆碱、维生素C、维生素K、泛酸、维生素E

2. 具有调节机体功能的保健食品(功能性保健食品)　目前,关于保健食品的申报功能为27项
(表2-7-2)。

表 2-7-2 保健食品的功能范围

保健功能	适宜人群	不适宜人群
增强免疫力	免疫力低下者	
抗氧化	中老年人	少年儿童
辅助改善记忆	需要改善记忆者	
缓解体力疲劳	易疲劳者	少年儿童
减肥	单纯性肥胖人群	孕妇及哺乳期妇女
改善生长发育	生长发育不良的少年儿童	
提高缺氧耐受力	处于缺氧环境者	
对辐射危害有辅助保护功能	接触辐射者	
辅助降血脂	血脂偏高者	少年儿童
辅助降血糖	血糖偏高者	少年儿童
改善睡眠	睡眠状况不佳者	少年儿童
改善营养性贫血	营养性贫血	
对化学性肝损伤有辅助保护功能	有化学性肝损伤危险者	
促进泌乳	哺乳期妇女	
缓解视疲劳	视力易疲劳者	
促进排铅	接触铅污染环境者	
清咽	咽部不适者	
辅助降血压	血压偏高者	少年儿童
增加骨密度	中老年人	
调节肠道菌群	肠道功能紊乱者	
促进消化	消化不良者	
通便	便秘者	
对胃黏膜有辅助保护功能	轻度胃黏膜损伤者	
祛痤疮	有痤疮者	儿童
祛黄褐斑	有黄褐斑者	儿童
改善皮肤水分	皮肤干燥者	
改善皮肤油分	皮肤油分缺乏者	

（三）保健食品的管理

新《食品安全法》中，将保健食品划归为特殊食品，实行严格监督管理，从注册管理、生产管理、市场监督、广告管理以及违法处罚等多方面进行了规范。

1. **保健食品的申报** 保健食品的申报采用注册和备案"双轨制"管理。

（1）注册管理：使用保健食品原料目录以外原料的保健食品和首次进口的保健食品（属于补充维生素、矿物质等营养物质的保健食品除外）实行注册管理，国家药品监督管理局负责保健食品注册管理。

依法应当进行注册的保健食品,注册时应当提交保健食品的研发报告、产品配方、生产工艺、安全性评价、保健功能评价、标签、说明书等材料及样品,并提供相关证明文件。国家食品药品监督管理部门经组织技术评审,对符合安全和功能声称要求的,准予注册;对不符合要求的,不予注册并书面说明理由。

(2)备案管理:使用的原料已经列入保健食品原料目录的保健食品和首次进口的属于补充维生素、矿物质等营养物质的保健食品,实行备案管理。其中,首次进口的保健食品中属于补充维生素、矿物质等营养物质的,应当报国家食品药品监督管理部门备案。其他保健食品应当报省、自治区、直辖市人民政府食品药品监督管理部门备案。

依法应当备案的保健食品,备案时需提交产品配方、生产工艺、标签、说明书、产品安全性证明资料、保健功能证明资料等。

知识链接

可作为保健食品的原料

一、营养素补充剂原料

营养素补充剂原料,包括钙、镁、钾、锰、铁、锌、硒、铜等矿物质及维生素 A、维生素 D、维生素 B_1、维生素 B_2、维生素 B_6、维生素 B_{12}、烟酸、叶酸、生物素、胆碱、维生素 C、维生素 E、泛酸、维生素 K 等维生素。

二、功能性保健食品的原料

可分为三类:

1. 普通食品的原料　普通食品的原料,食用安全,可以作为保健食品的原料。

2. 既是食品又是药品的物品　主要是中国传统上有食用习惯、民间广泛食用,但又在中医临床中,共 87 个。

丁香、八角茴香、刀豆、小茴香、小蓟、山药、山楂、马齿苋、乌梢蛇、乌梅、木瓜、火麻仁、玳玳花、玉竹、甘草、白芷、白果、白扁豆、白扁豆花、龙眼肉(桂圆)、决明子、百合、肉豆蔻、肉桂、余甘子、佛手、杏仁(甜、苦)、沙棘、牡蛎、芡实、花椒、赤小豆、阿胶、鸡内金、麦芽、昆布、枣(大枣、酸枣、黑枣)、罗汉果、郁李仁、金银花、青果、鱼腥草、姜(生姜、干姜)、枳椇子、枸杞子、栀子、砂仁、胖大海、茯苓、香橼、香薷、桃仁、桑叶、桑椹、化橘红、桔梗、益智仁、荷叶、莱菔子、莲子、高良姜、淡竹叶、淡豆豉、菊花、菊苣、黄芥子、黄精、紫苏、苏子、葛根、黑芝麻、黑胡椒、槐米、槐花、蒲公英、蜂蜜、榧子、酸枣仁、鲜白茅根、鲜芦根、蝮蛇、橘皮、薄荷、薏苡仁、薤白、覆盆子、藿香。

3. 可用于保健食品的物品　这些品种经国家食品药品监督管理部门批准可以在保健食品中使用,但不能在普通食品中使用,共 114 个。

人参、人参叶、人参果、三七、土茯苓、大蓟、女贞子、山茱萸、川牛膝、川贝母、川芎、马鹿胎、马鹿茸、马鹿骨、丹参、五加皮、五味子、升麻、天门冬、天麻、太子参、巴戟天、木香、木贼、牛蒡子、牛蒡根、车前子、车前草、北沙参、平贝母、玄参、生地黄、生何首乌、白及、白术、白芍、白豆蔻、石决明、石斛（需提供可使用证明）、地骨皮、当归、竹茹、红花、红景天、西洋参、吴茱萸、怀牛膝、杜仲、杜仲叶、沙苑子、牡丹皮、芦荟、苍术、补骨脂、诃子、赤芍、远志、麦门冬、龟甲、佩兰、侧柏叶、制大黄、制何首乌、刺五加、刺玫果、泽兰、泽泻、玫瑰花、玫瑰茄、知母、罗布麻、苦丁茶、金荞麦、金樱子、青皮、厚朴、厚朴花、姜黄、枳壳、枳实、柏子仁、珍珠、绞股蓝、胡芦巴、茜草、荜茇、韭菜子、首乌藤、香附、骨碎补、党参、桑白皮、桑枝、浙贝母、益母草、积雪草、淫羊藿、菟丝子、野菊花、银杏叶、黄芪、湖北贝母、番泻叶、蛤蚧、越橘、槐实、蒲黄、蒺藜、蜂胶、酸角、墨旱莲、熟大黄、熟地黄、鳖甲。

2. 产品标签及说明书 保健食品的标签、说明书应包括产品名称、原料、辅料、功效成分或者标志性成分及含量、适宜人群、不适宜人群、保健功能、食用量及食用方法、规格、贮藏方法、保质期、注意事项等内容及相关制定依据和说明等。

标签及说明书主要内容不得涉及疾病预防、治疗功能，并声明"本品不能代替药物"。

（四）正确选择和食用保健食品

1. 检查保健食品包装上是否有保健食品标志及保健食品批准文号 蓝帽子是保健食品的专用标志，与批准文号上下排列，位于外包装左上角。保健食品批准文号格式：2003 年以前由卫生部批准，格式为卫食健字（年份）第 ****号和卫食进字（年份）第 ****号；2003 年 7 月后由国家药品监督管理局批准，格式为国食健字 G20 ******和国食健字 J20 ** ****。

2. 检查保健食品包装上是否注明生产企业名称及其生产许可证号 可以在国家药品监督管理局网站查询保健食品包装上标示的产品名称、保健功能、生产企业名称、生产地址、食用方法及食用量、产品规格、保质期、适宜人群、不适宜人群等是否与网上登记的信息一致。

3. 食用保健食品要依据其功能有针对性的选择，切忌盲目使用 保健食品有适宜人群和不适宜人群，要在医生的指导下，结合自身的健康状况，有针对性地选择。

4. 保健食品不能代替药品，不能将保健食品作为灵丹妙药。

5. 食用保健食品应按标签说明书的要求食用。

6. 保健食品不含全面的营养素，不能代替其他食品，要坚持正常饮食。

三、特殊医学用途配方食品

特殊医学用途配方食品是随着时代的进步、医学的发展、社会的需求而逐步发展起来的特殊食品类别，为某些疾病或特殊健康状况人群提供营养支持，在全世界呈蓬勃发展之势。据不完全统计，至 2015 年，全世界每年消费特殊医学用途配方食品为 560 亿~640 亿元，市场每年以 6%的速度递增。欧美年消费量占据全球较大比重，为 400 亿~500 亿元，年增速约 4.5%；日本和韩国的市场规模为 150 亿~220 亿元，增速为 4.8%。澳大利亚每年在医用食品相关领域的消费数量超过 4000 万美元，新西兰的消费量为 250 万~400 万美元。中国消费特殊医学用途配方食品市场规模占全球的1%，总量约为 6 亿元；但在最近几年实现快速发展，平均年增速超过 37%。

（一）特殊医学用途配方食品的概念及分类

特殊医学用途配方食品是指为了满足进食受限、消化吸收障碍、代谢紊乱或特定疾病状态人群对营养素或膳食的特殊需要，专门加工配制而成的配方食品。该类产品必须在医生或临床营养师指导下，单独食用或与其他食品配合食用。包括适用于 0~12 月龄的特殊医学用途婴儿配方食品和适用于 1 岁以上人群的特殊医学用途配方食品。

1. 适用于 0~12 月龄的特殊医学用途婴儿配方食品 包括无乳糖配方食品或者低乳糖配方食品、乳蛋白部分水解配方食品、乳蛋白深度水解配方食品或者氨基酸配方食品、早产或者低出生体重婴儿配方食品、氨基酸代谢障碍配方食品和母乳营养补充剂等。

2. 适用于 1 岁以上人群的特殊医学用途配方食品 包括全营养配方食品、特定全营养配方食品、非全营养配方食品。

（1）全营养配方食品：是指可作为单一营养来源满足目标人群营养需求的特殊医学用途配方食品，适用于需对营养素进行全面补充且对特定营养素没有特别要求的人群。

全营养配方食品依据适用的各人群的生理特点及营养需要，对能量、蛋白质、脂肪、碳水化合物、各种维生素及矿物质等必需营养素含量的最大值和最小值作严格要求。如要求 1~10 岁人群食用的全营养配方食品每 100ml 所含有的能量应不低于 250kJ（60kcal），蛋白质的含量应不低于 0.5g/100kJ（2g/100kcal）。其中，优质蛋白质所占比例不少于 50%，必需脂肪酸中亚油酸供能比应不低于 2.5%，α-亚麻酸供能比应不低于 0.4%。

（2）特定全营养配方食品：是指可作为单一营养来源满足目标人群在特定疾病或者医学状况下营养需求的特殊医学用途配方食品。

常见特定全营养配方食品有：糖尿病全营养配方食品，呼吸系统疾病全营养配方食品，肾病全营养配方食品，肿瘤全营养配方食品，肝病全营养配方食品，肌肉衰减综合征全营养配方食品，创伤、感染、手术及其他应激状态全营养配方食品，炎性肠病全营养配方食品，食物蛋白过敏全营养配方食品，难治性癫痫全营养配方食品，胃肠道吸收障碍、胰腺炎全营养配方食品，脂肪酸代谢异常全营养配方食品，肥胖、减脂手术全营养配方食品。

特定全营养配方食品适用于特定疾病或医学状况下需对营养素进行全面补充的人群，并可满足人群对部分营养素的特殊需求。特定全营养配方食品要求其能量和营养成分含量应以全营养配方食品为基础，依据疾病或医学状况对营养素的特殊要求适当调整，以满足目标人群的营养需求。

如糖尿病全营养配方食品需要调整宏量营养素的比例、部分微量营养素的限量，并强调产品的低食物血糖生成指数等，为患者提供全面而均衡的营养支持。糖尿病全营养配方食品需满足如下技术要求：①应为低血糖生成指数（GI）配方，GI≤55；②饱和脂肪酸的供能比应不超过 10%；③碳水化合物供能比应为 30%~60%，膳食纤维的含量应不低于 0.3g/100kJ（1.4g/100kcal）；④钠的含量应不低于 7mg/100kJ（30mg/100kcal），不高于 42mg/100kJ（175mg/100kcal）。

如恶性肿瘤（恶病质状态）病人用全营养配方食品应适当提高蛋白质的含量并调整与机体免疫功能相关的营养素含量，来应对手术期、恶液质期的恶性肿瘤（恶病质状态）患者由于肿瘤的消耗、阻碍进食和消化以及肿瘤对食欲的影响、患者精神抑郁等因素而出现的营养不良，为患者提供每日所需的营养物质。恶性肿瘤(恶病质状态)病人用全营养配方食品应满足如下技术要求:①蛋白质的含量应不低于 0.8g/100kJ(3.3g/100kcal);②n-3 脂肪酸(以 EPA 和 DHA 计)在配方中的供能比应为 1%~6%,同时对亚油酸和 α-亚麻酸的供能比不再做相应要求;③可选择添加营养素(精氨酸、谷氨酰胺、亮氨酸),如果添加精氨酸,其在产品中的含量应不低于 0.12g/100kJ(0.5g/100kcal);如果添加谷氨酰胺,其在产品中的含量应为 0.04~0.53g/100kJ(0.15~2.22g/100kcal);如果添加亮氨酸,其含量应不低于 0.03g/100kJ(0.13g/100kcal)。

(3)非全营养配方食品:是指可满足目标人群部分营养需求的特殊医学用途配方食品,不适用于作为单一营养来源。根据国内外法规、使用现状和组成特征,常见的包括营养素组件、电解质配方、增稠组件、流质配方和氨基酸代谢障碍配方等。适用于需要补充单一或部分营养素的人群。

由于该类产品不能作为单一营养来源满足目标人群的营养需求,需要与其他食品配合使用,故对营养素含量不作要求。非全营养特殊医学用途配方食品应在医生或临床营养师的指导下,按照患者个体的特殊状况或需求而使用。

(二) 特殊医学用途配方食品的监督管理

1. 食品身份　在新食品安全法中,特殊医学用途配方食品与保健食品、婴幼儿配方食品一起纳入"特殊食品"。在新《食品安全法》第七十四条中规定"国家对保健食品、特殊医学用途配方食品和婴幼儿配方食品等特殊食品实行严格监督管理"。

特殊医学用途配方食品属于特殊膳食用食品。当目标人群无法进食普通膳食或无法用日常膳食满足其营养需求时,特殊医学用途配方食品可以作为一种营养补充途径,起到营养支持作用。但此类食品不是药品,不能替代药物的治疗作用,产品也不得声称对疾病的预防和治疗功能。

2. 特殊医学用途配方食品的体系标准　近几年,为从产品实际和临床需求出发,我国相继出台了《特殊医学用途婴儿配方食品通则(GB 25596—2010)》《特殊医学用途配方食品通则(GB 29922—2013)》及《特殊医学用途配方食品良好生产规范(GB 29923—2013)》,分别规范了特殊医学用途婴儿配方食品及特殊医学用途配方食品的定义、分类、标签标示及对应产品的营养素含量,并对特殊医学用途配方食品的生产过程提出了要求。

特殊医学用途配方食品实行注册制。新《食品安全法》第八十条规定"特殊医学用途配方食品应当经国务院食品药品监督管理部门注册。"为规范特殊医学用途配方食品注册行为,加强注册管理,保证特殊医学用途配方食品质量安全,原国家食品药品监管总局制定颁布了《特殊医学用途配方食品注册管理办法》,于 2016 年 7 月 1 日起实施。该办法规定了特殊医学用途配方食品申请与注册条件和程序、产品研制要求、临床试验要求、标签和说明书要求,以及监督管理和法律责任等相关内容。

综上,两项"通则"、一项"规范"以及一项"办法"的出台使得我国特殊医学用途配方食品的发展和管理有据可依。

知识链接

特殊医学用途配方食品的标签标注有严格的规定

1. 标签和说明书内容应当一致，涉及特殊医学用途配方食品注册证书内容的，应当与注册证书内容一致，并标明注册号。标签已经涵盖说明书全部内容的，可不另附说明书。

2. 特殊医学用途配方食品的名称应当反映食品的真实属性，使用食品安全国家标准规定的分类名称或者等效名称。

3. 标签、说明书应当真实准确、清晰持久、醒目易读，不得涉及疾病预防、治疗功能。应当使用规范的中文标注产品名称、产品类别、配料表、配方特点、感官、适宜人群、不适宜人群、食用方法和食用量、不良反应、净含量和规格、生产日期和保质期、贮藏条件、注意事项及警示说明等内容。

4. 标签和说明书应当按照食品安全国家标准的规定在醒目位置标示下列内容：①请在医生或者临床营养师指导下使用；②不适用于非目标人群使用；③本品禁止用于肠外营养支持和静脉注射。

技能训练项目2-4　食品营养标签的解读

一、项目目标

1. 掌握食品营养标签表达的产品信息。

2. 能够根据营养标签表达的产品信息，科学合理选购食品。

二、项目描述

现有某品牌营养麦片的食品营养标签如技能表2-4-1所示。

技能表2-4-1　营养成分表

项目	每100g	NRV%
能量	1464kJ	17%
蛋白质	10.9g	18%
脂肪	5.7g	10%
碳水化合物	57.5g	19%
膳食纤维	11.3g	45%
维生素D	2.3μg	46%
钙	2.5mg	15%

营养麦片富含膳食纤维、丰富钙质及帮助钙质吸收的维生素D。

膳食纤维有助于维持正常的肠道功能。

请完成：

（1）在营养标签中你得到了哪些信息？

（2）你能指出该产品表达错误的营养标签信息吗？

（3）根据该产品的营养特点，请小组讨论并撰写产品宣传资料。

三、项目实施

（一）知识准备

食品营养标签是指向消费者提供食品营养成分信息和特性的说明,包括营养成分表、营养声称和营养成分功能声称。食品营养标签是食品标签的一个组成部分。

1. **营养成分表**　营养成分表是食品标签上关于该食品主要营养成分的说明,以一个“方框表”的形式表示(特殊情况除外),方框可为任意尺寸,并与包装的基线垂直,表题为“营养成分表”,包括食品营养成分名称、含量和占营养素参考数值(NRV)的百分比。

(1)需要标示的食品营养成分:根据《预包装食品营养标签通则(GB28050—2011)》的要求,我国强制标示的内容包括能量、核心营养素(蛋白质、脂肪、碳水化合物、钠),常称为“1+4”(即能量+4种核心营养素)。当标示其他成分时,应采取适当形式使能量和核心营养素的标示更加醒目,且顺序在能量及核心营养素之后;如对其他营养成分进行营养声称或营养成分功能声称时,在营养成分表中还应标示出该营养成分的含量及其占营养素参考值(NRV)的百分比;使用了营养强化剂的预包装食品,在营养成分表中还应标示强化后食品中该营养成分的含量值及其占营养素参考值(NRV)的百分比;食品配料含有或生产过程中使用了氢化和(或)部分氢化油脂时,在营养成分表中还应标示出反式脂肪(酸)的含量。

(2)含量的标示:能量和营养成分的含量应以每100克(g)和(或)每100毫升(ml)和(或)每份食品可食部中的具体数值来标示。当用份标示时,应标明每份食品的量。份的大小可根据食品的特点或推荐量规定。

(3)营养素参考值(NRV):专用于食品营养标签,用于比较食品营养成分含量的参考值,《预包装食品营养标签通则(GB28050—2011)》规定能量的 NRV 是 8400kJ,蛋白质的 NRV 是 60g,脂肪的 NRV≤60g,碳水化合物的 NRV 是 300g,钠的 NRV 是 2000mg。NRV%指能量或营养成分含量占相应营养素参考值(NRV)的百分比。如案例中营养麦片每 100g 提供能量 1464kJ,它达到能量 NRV(8400kJ)的 17%(1464÷8400×100% = 17%)。

2. **营养声称**　指食品营养标签上对食物营养特性的确切描述和说明,包括含量声称、比较声称和营养成分功能声称。

(1)含量声称:含量声称指描述食物中能量或营养成分含量水平的声称,声称用语包括“含有”“高”“低”“无”等。如牛奶是钙的良好来源、低脂高钙奶、低乳糖奶、高膳食纤维饼干等。

(2)比较声称:比较声称指与消费者熟知的同类食品的营养成分含量或能量值进行比较后的声称。声称用语包括“增加”“减少”等。所声称的能量或营养成分含量差异必须≥25%。

3. **营养成分功能声称**　营养成分功能声称指某营养成分可以维持人体正常生长发育和生理功能等作用的声称。只有当食品的能量或营养成分“含量显著”时,才能进行营养成分功能声称;营养成分功能声称不得暗示或声称营养素有预防和治疗疾病的作用。如“蛋白质有助于构成或修复人体组织”;“膳食纤维有助于维持正常的肠道功能”等。使用营养成分功能声称用语,必须同时在营养成分表中标示该营养成分的含量及占 NRV 的百分比,并满足营养声称的条件和要求。

（二）工作程序

程序1　解读营养成分表的信息

1. 食品营养成分项目　根据《预包装食品营养标签通则（GB28050—2011）》规定，我国强制标示的内容应包括能量及蛋白质、脂肪、碳水化合物、钠四种核心营养素。但本例的《营养成分表》中的项目并没有核心营养素"钠"。此为该产品的营养标签中严重错误之处。

2. 含量　每100g麦片中能量及各种营养素的含量：能量1464kJ、蛋白质10.9g、脂肪5.7g、碳水化合物57.5g、膳食纤维11.3g、维生素D2.3μg、钙2.5mg。

需要注意的是：有些产品营养成分的含量不是以每100g计算的，而是以"每袋""每罐""每粒"或"每15g"计算的，要注意这一点。

3. NRV%　利用NRV%，我们还可以计算出营养素的质量指数（INQ），如蛋白质的INQ可以用食品蛋白质的NRV%除以能量的NRV%。以上述麦片为例，其蛋白质INQ＝18%÷17%＝1.06。前面我们讲过，如果INQ>1，就可以认为它提供蛋白质的能力要大于提供能量的能力，营养价值较高。

其他营养素的INQ值，请同学们以此计算评价。

程序2　解读营养声称及营养成分功能声称信息

营养声称指营养标签上对食物营养特性的确切描述和说明。本案例中"营养麦片富含膳食纤维、丰富钙质及帮助钙质吸收的维生素D"。营养成分功能声称指某营养成分可以维持人体正常生长发育和生理功能等作用的声称。如"膳食纤维有助于维持正常的肠道功能"就是对膳食纤维的营养成分功能声称。

由于对膳食纤维、钙及维生素D进行了声称，所以在营养成分表中必须对其含量及NRV%进行标示。

营养声称必须满足声称条件，在《预包装食品营养标签通则（GB28050—2011）》中严格规定了能量和营养成分含量声称、比较声称的要求和条件，详见技能表2-4-2、技能表2-4-3。

技能表 2-4-2　能量和营养成分含量声称的要求和条件

项目	含量声称方式	含量要求[a]	限制性条件
能量	无能量	≤17kJ/100g（固体）或100ml（液体）	其中脂肪提供的能量≤总能量的50%
	低能量	≤170kJ/100g 固体 ≤80kJ/100ml 液体	
蛋白质	低蛋白质	来自蛋白质的能量≤总能量的5%	总能量指每100g/ml 或每份
	蛋白质来源，或含有蛋白质	每100g 的含量≥10% NRV 每100ml 的含量≥5% NRV 或 每420kJ 的含量≥5% NRV	
	高，或富含蛋白质	每100g 的含量≥20% NRV 每100ml 的含量≥10% NRV 或 每420kJ 的含量≥10% NRV	
脂肪	无或不含脂肪	≤0.5g/100g（固体）或100ml（液体）	
	低脂肪	≤3g/100g 固体或≤1.5g/100ml 液体	
	瘦	脂肪含量≤10%	仅指畜肉类和禽肉类

续表

项目	含量声称方式	含量要求[a]	限制性条件
脂肪	脱脂	液态奶和酸奶:脂肪含量≤0.5%;乳粉:脂肪含量≤1.5%。	仅指乳品类
	无或不含饱和脂肪	≤0.1g/100g(固体)或100ml(液体)	指饱和脂肪及反式脂肪的总和
	低饱和脂肪	≤1.5g/100g(固体) ≤0.75g/100ml(液体)	①指饱和脂肪及反式脂肪的总和;②其提供的能量占食品总能量的10%以下
	无或不含反式脂肪酸	≤0.3g/100g(固体)或100ml(液体)	
胆固醇	无或不含胆固醇	≤5mg/100g(固体)或100ml(液体)	应同时符合低饱和脂肪的声称含量要求和限制性条件
	低胆固醇	≤20mg/100g(固体)或≤10mg/100ml(液体)	
碳水化合物(糖)	无或不含糖	≤0.5g/100g(固体)或100ml(液体)	
	低糖	≤5g/100g(固体)或100ml(液体)	
	低乳糖	乳糖含量≤2g/100g(ml)	仅指乳品类
	无乳糖	乳糖含量≤0.5g/100g(ml)	
膳食纤维	膳食纤维来源或含有膳食纤维	≥3g/100g(固体) ≥1.5g/100ml(液体)或 ≥1.5g/420kJ	膳食纤维总量符合其含量要求;或者可溶性膳食纤维、不溶性膳食纤维或单体成分任一项符合含量要求
	高或富含膳食纤维或良好来源	≥6g/100g(固体) ≥3g/100ml(液体)或 ≥3g/420kJ	
钠	无或不含钠	≤5mg/100g或100ml	符合"钠"声称的声称时,也可用"盐"字代替"钠"字,如"低盐""减少盐"等
	极低钠	≤40mg/100g或100ml	
	低钠	≤120mg/100g或100ml	
维生素	维生素×来源或含有维生素×	每100g中≥15% NRV 每100ml中≥7.5% NRV或 每420kJ中≥5% NRV	含有"多种维生素"指3种和(或)3种以上维生素含量符合"含有"的声称要求
	高或富含维生素×	每100g中≥30% NRV 每100ml中≥15% NRV或 每420kJ中≥10% NRV	富含"多种维生素"指3种和(或)3种以上维生素含量符合"富含"的声称要求
矿物质(不包括钠)	×来源,或含有×	每100g中≥15% NRV 每100ml中≥7.5% NRV或 每420kJ中≥5% NRV	含有"多种矿物质"指3种和(或)3种以上矿物质含量符合"含有"的声称要求
	高,或富含×	每100g中≥30% NRV 每100ml中≥15% NRV或 每420kJ中≥10% NRV	富含"多种矿物质"指3种和(或)3种以上矿物质含量符合"富含"的声称要求

[a] 用"份"作为食品计量单位时,也应符合100g(ml)的含量要求才可以进行声称

技能表 2-4-3　能量和营养成分比较声称的要求和条件

比较声称方式	要求	条件
减少能量	与参考食品比较,能量值减少 25% 以上	
增加或减少蛋白质	与参考食品比较,蛋白质含量增加或减少 25% 以上	
减少脂肪	与参考食品比较,脂肪含量减少 25% 以上	
减少胆固醇	与参考食品比较,胆固醇含量减少 25% 以上	参考食品(基准食品)应为消费者熟知、容易理解的同类或同一属类食品
增加或减少碳水化合物	与参考食品比较,碳水化合物含量增加或减少 25% 以上	
减少糖	与参考食品比较,糖含量减少 25% 以上	
增加或减少膳食纤维	与参考食品比较,膳食纤维含量增加或减少 25% 以上	
减少钠	与参考食品比较,钠含量减少 25% 以上	
增加或减少矿物质(不包括钠)	与参考食品比较,矿物质含量增加或减少 25% 以上	
增加或减少维生素	与参考食品比较,维生素含量增加或减少 25% 以上	

【摘自《预包装食品营养标签通则(GB28050—2011)》】

请同学们对照声称的要求和条件,讨论本案例中的营养声称是否符合要求,如何修正?

程序 3　根据获得的产品信息,撰写产品宣传资料

本产品富含膳食纤维,有助于维持肠道正常的生理功能,有益消化系统健康;还含有钙质及富含帮助钙质吸收的维生素 D,有益骨骼健康。

点滴积累 ∨

1. 保健食品是指声称具有特定保健功能或者以补充维生素、矿物质为目的的食品,即适宜于特定人群食用,具有调节机体功能,不以治疗疾病为目的,并且对人体不产生任何急性、亚急性或者慢性危害的食品。

2. 特殊医学用途配方食品是指为了满足进食受限、消化吸收障碍、代谢紊乱或特定疾病状态人群对营养素或膳食的特殊需要,专门加工配制而成的配方食品。该类产品必须在医生或临床营养师指导下,单独食用或与其他食品配合食用。

目标检测

单项选择题

1. (　　)对于改善营养缺乏不仅效果良好,而且价格低廉,适用于大面积推广

　　A. 中草药制剂　　　　B. 营养素补充剂　　　　C. 保健食品　　　　D. 营养强化食品

2. 下列不属于既是食品又是药品的是(　　)

　　A. 木瓜　　　　　　B. 牡蛎　　　　　　　C. 荷叶　　　　　　D. 三七

3. 按照食品营养声称和营养成分功能声称准则,营养标签上要标注"多维"产品,除维生素的含量应负荷相应要求以外,产品必须添加(　　)种以上的维生素

　　A. 5　　　　　　　　B. 4　　　　　　　　C. 3　　　　　　　　D. 2

4. 如果要在固体食物标签上标为"低能量食物",则其能量的含量应(　　)

A. ≤80kJ/100g   B. ≤150kJ/100g   C. ≤170kJ/100g   D. ≤200kJ/100g

5.（   ）不是保健食品服用的目的

   A. 促进健康   B. 治疗疾病   C. 恢复健康   D. 辅助治疗

综合实践 2 《中国居民膳食指南（2022）》宣讲

通过综合实践,将所学知识融会贯通。既传播营养知识,教育人们树立食品与营养的健康意识,养成良好的膳食行为与生活方式,又培养学生的组织、计划、演讲等能力和技巧。

模拟场景:某社区会场,家庭主妇 50 余人。1 名同学为主持人,2~3 名同学为营养工作者,相互配合,开展平衡膳食教育。

一、项目目标

1. 掌握平衡膳食的宣传要点和核心信息。

2. 能根据对象选择演讲和沟通方法。

二、项目实施

（一）工作准备

1. 了解目标受众人群的基础信息情况,如他们的年龄层次、文化水平、了解哪些、不了解哪些等,以便在演讲时做到有针对性,提高教育效果。

2. 确定演讲内容,制作演讲 PPT,撰写演讲词等。

3. 教具准备:《中国居民平衡膳食指南（2022）》《中国居民平衡膳食宝塔（2022）》《中国居民平衡膳食餐盘》挂图(或图片)、自选材料(各种图片、卡片、食物模型、限盐勺等健康工具)、宣传小册子等。

4. 联系社区负责人和场地,做好群众组织工作。

5. 选定角色(主持人、演讲者)。

（二）工作程序

主持人召集大家坐好、安静,说明会议内容、目的,介绍演讲者等。

程序 1 开场

说明身份,向大家问好,拉近关系,演讲前热身。

程序 2 讲解《中国居民膳食指南（2022）》

1. 一般人群的膳食指南 8 条准则。

2. 根据受众对象,有选择地介绍特定人群的膳食指南。如 2 岁以下婴幼儿、2~6 岁的学龄前儿童、7~17 岁的儿童与青少年、老年人、素食者的膳食指南,针对这些人群的生理特点及营养需要,提出特殊指导。

程序 3 讲解中国居民平衡膳食实践

讲解《中国居民平衡膳食宝塔（2022）》《中国居民平衡膳食餐盘》等,指导受众者在日常生活中如何具体践行膳食指南,告诉大家如何依据指南安排一日三餐。

1. 确定食物需要和比例。

2. 同类互换,调配丰富多彩的膳食。

3. 合理分配一日三餐。

4. 合理烹调,清淡饮食,养成习惯。

5. 选择新鲜食物,充分利用当地资源。

程序 4　参与式教育

设计参与式营养教育宣传活动。

可以穿插提问、分组讨论、游戏、分组比赛等互动环节,开展以受众者为中心的培训模式,活跃现场气氛,合理把握时间、控制节奏。

适时点评,并当场回答有关平衡膳食的问题。

程序 5　结束

要有总结、论点、致谢等。

（三）注意事项

1. 演讲内容要与目标人群的基础信息对称,要讲究"因材施教",避免"全面"知识、"高深"发展,要选择听众"需要"重点,而不是展示个人"全才"。

2. 营养教育中切忌教育者一言堂,一定要让学习者充分参与进来,这就需要前期精心设计各种活动。

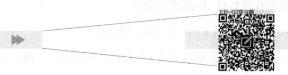

第三章

各类人群的营养及合理膳食

第一节 合理营养与配餐

  营养配餐是以客户的消费水准或餐标为依据，按照人们身体的需求，根据食品中各种营养物质的含量，设计一餐、一天、一周或一个月的食谱，使人体摄入的蛋白质、脂肪、碳水化合物、维生素和矿物质等几大营养素比例合理，即达到均衡膳食。所以，营养配餐是设计营养食谱的过程。

一、营养配餐的依据

（一）中国居民膳食营养素参考摄入量

  中国居民膳食营养素参考摄入量（DRIs）是营养配餐中能量和主要营养素需要量的确定依据。一般以能量需要量为基础，制定出食谱后，还需要以各营养素的RNI为参考评价食谱的制定是否合理。

（二）中国居民膳食指南、平衡膳食宝塔与平衡膳食餐盘

  营养食谱的制定需要根据《中国居民膳食指南》和平衡膳食宝塔考虑食物种类、数量的合理搭配。膳食指南有针对性地提出了改善营养状况的平衡膳食和适量运动的建议，给出了可操作性的实践方法。膳食宝塔推荐了各类食物的每日平均摄入量，具有很强的指导意义。平衡膳食餐盘描述了一餐膳食的食物组成和大致重量比例，按照餐盘的比例搭配膳食，易于达到营养需求。

（三）食物成分表

食物成分表是营养配餐必不可少的工具。通过食物成分表，我们在编制食谱时才能将营养素的需要量转换为食物的需要量，从而确定食物的品种和数量。

（四）营养平衡理论

1. 膳食中产热营养素的比例平衡　若按其各自提供的能量占总能量的百分比计算，则蛋白质占 10%~15%；脂肪占 20%~30%；碳水化合物占 50%~65%。

2. 膳食中优质蛋白质与一般蛋白质的平衡　在营养配餐过程中，注意将动物性蛋白、一般植物性蛋白和大豆蛋白进行适当搭配，并保证优质蛋白质占总蛋白供给量的一半以上。

3. 各类脂肪酸之间的平衡　注意饱和脂肪酸、单不饱和脂肪酸、多不饱和脂肪酸的合理比例，对于特殊人群（如孕妇、哺乳期妇女、儿童），尤其要注意 EPA、DHA 的摄入量。

二、食谱编制的原则

营养食谱的编制一般遵循以下原则：

（一）保证营养平衡

1. 营养素种类要齐全，比例要适宜　按照《中国居民膳食指南（2022）》的要求，膳食应满足人体对能量和各种营养素的需求，达到平衡膳食，即：各营养素种类齐全、数量充足、比例合适。

2. 食物的搭配要合理　注意酸性食物与碱性食物、主食与副食、粗粮与细粮、荤食与素食的平衡搭配。

3. 膳食制度要合理　三餐分配要合理，一般遵循早、晚餐占全天总能量的 30%，午餐占全天总能量的 40%。必要时也可一日分配四餐或多餐。

（二）照顾饮食习惯，注意饭菜口味

在保证饮食营养性的条件下，充分照顾用餐对象的饮食习惯和口味，做到色香味俱全，因为只有引起食欲，才能摄入足够量的饭菜，发挥预期的营养效果。

（三）考虑季节和市场供应情况

了解当地市场可供选择的原料，尽量选择应季的蔬果。

（四）兼顾经济条件

食谱编制不仅要符合营养性，还要考虑用餐对象在经济上的承受力，在承受范围内的才更具实际意义。

三、营养食谱编制的方法

（一）计算法

1. 确定用餐对象全日能量供给量　能量是维持生命活动正常进行的基本保证。能量不足，人体中血糖下降，就会感觉疲乏无力，进而影响学习、工作、活动的效率；另一方面能量若摄入过多则会在体内贮存，会发胖，也会引起多种疾病。因此，编制食谱应先考虑的是保证能从食物中摄入适宜的能量。

能量供给量的确定主要有两种方法：查表法和计算法。

(1)查表法:使用《中国居民膳食营养素参考摄入量(2013版)》,可以直接查出各个年龄段不同人群不同劳动强度的能量需要量。例如一个14岁的女中学生,查表得出其能量需要量为2300kcal。

(2)计算法:即根据标准体重和每千克体重所需能量计算,以达到个体"维持健康"的基本要求,使机体处于营养均衡状态。

①计算标准体重:标准体重(kg)=身高(cm)-105

②计算体质指数(BMI),判断体型(消瘦、正常、肥胖):BMI在18.5~23.9为正常,<18.5为消瘦,>23.9为超重。

③根据就餐对象体力活动强度,确定单位标准体重每日能量供给量(表3-1-1)。

表3-1-1 成年人每日能量供给量(kcal/kg标准体重)

体型	体力活动量			
	极轻体力活动	轻体力活动	中体力活动	重体力活动
消瘦	30	35	40	40~45
正常	20~25	30	35	40
肥胖	15~20	20~25	30	35

④计算全日能量供给量:全日能量供给量(kcal)=标准体重(kg)×单位标准体重能量供给量(kcal/kg)

例:某就餐者40岁,身高170cm,体重65kg,中等体力劳动,计算其每日所需能量。

解:

①标准体重=170-105=65kg

②BMI=65/(1.70×1.70)=22.5kg/m² 属于正常体重

③查表3-1-1成人每日能量供给量,知其是正常体重,中等体力劳动者,查表得单位标准体重能量供给量为35kcal/kg

④总能量=65×35=2275kcal

2. 计算宏量营养素全日应提供的能量 一般的食谱编制,我们主要针对宏量营养素。因为矿物质和一些维生素在烹饪加工过程中变数很大,往往采用食物频率表的办法,也就是在三天或一周范围内保持相对均衡就可以了。比如动物肝脏、动物血、海产品等,内陆地区需要在一周内有补充就可以,而不一定要求每天的食谱上都体现出来。

能量的主要来源为蛋白质、脂肪和碳水化合物,为了维持人体健康,这三种营养素产能占总能量的比例应当适宜,一般蛋白质占10%~15%,脂肪占20%~30%,碳水化合物占50%~65%。

例:已知某男子每日能量需要量为2700kcal,若三种产能营养素占总能量的比例取中等值,分别为碳水化合物占60%、脂肪占25%、蛋白质占15%,则宏量营养素各应提供多少能量?

解:碳水化合物应提供　　　　　2700kcal×60%=1620kcal

　　脂肪应提供　　　　　　　　2700kcal×25%=675kcal

　　蛋白质应提供　　　　　　　2700kcal×15%=405kcal

3. 计算宏量营养素每日的需要量 知道了宏量营养素各应提供的能量,还需将其折算为营养素的需要量,即具体的质量,这是确定食物品种和数量的重要依据。

根据宏量营养素的能量供给量及其能量折算系数,即:

1g 碳水化合物产生能量为 16.7kJ(4.0kcal)

1g 脂肪产生能量为 37.6kJ(9.0kcal)

1g 蛋白质产生能量为 16.7kJ(4.0kcal)

可求出全日蛋白质、脂肪、碳水化合物的需要量。按前面的例题接着算:

碳水化合物需要量(g)= 1620kcal÷4kcal/g=405g

脂肪需要量(g)= 675kcal÷9kcal/g=75g

蛋白质需要量(g)= 405kcal÷4kcal/g=101g

4. 计算宏量营养素每餐需要量 根据上一步计算结果,按照 30%、40%、30% 的三餐供能比例,其早、中、晚三餐各需摄入的宏量营养素数量如下:

早餐:蛋白质 = 101g×30% = 30g

脂肪 = 75g×30% = 23g

碳水化合物 = 405g×30% = 122g

午餐:蛋白质 = 101g×40% = 40g

脂肪 = 75g×40% = 30g

碳水化合物 = 405g×40% = 162g

晚餐:蛋白质 = 101g×30% = 30g

脂肪 = 75g×30% = 23g

碳水化合物 = 405g×30% = 122g

5. 确定主、副食品种和数量 已知宏量营养素在三餐中的需要量,根据食物成分表,就可以确定主副食品种和数量了。一般先确定主食的品种和数量,再确定副食的品种和数量。

(1)确定主食品种、数量:由于粮谷类是碳水化合物的主要来源,故根据碳水化合物的数量,通过查找食物成分表可确定主食品种和数量。

主食的品种主要根据用餐者的饮食习惯来确定,北方习惯以面食为主,南方则以大米居多。根据上一步的计算,早餐中应含有碳水化合物 122g,如以小米粥和馒头为主食,并按照日常饮食习惯,确定小米粥和馒头分别提供 20% 和 80% 的碳水化合物。然后查阅食物成分表可知,每 100g 小米粥含碳水化合物 8.4g,每 100g 馒头含碳水化合物 43.2g,则

小米粥需要量 = 122g×20%÷(8.4/100)= 290g

馒头需要量 = 122g×80%÷(43.2/100)= 226g

(2)确定副食品种、数量:副食品种、数量的确定应在已确定主食用量的基础上,依据副食应提供的蛋白质量来确定。其计算步骤如下:

①计算主食中含有的蛋白质重量;②用应摄入的蛋白质重量减去主食中蛋白质的重量,即为副食应提供的蛋白质重量;③设定副食中蛋白质的 2/3 由动物性食物供给,1/3 由豆制品供给,据此可

求出各自的蛋白质供给量;④查食物成分表并计算各类动物性食品及豆制品的供给量;⑤设计蔬菜的品种和数量。

仍以早餐为例:

计算主食中含有的蛋白质重量:小米粥290g×1.4%+馒头226g×6.2%=18g

计算副食应提供的蛋白质重量:早餐需要的蛋白质量减去主食中蛋白质量,即:30g-18g=12g

计算副食中动植物蛋白质提供量:副食中蛋白质的三分之二由动物性食物提供,三分之一由植物性豆制品提供,即:动物性蛋白质质量=12g×2/3=8g,豆制品蛋白质质量=12g×1/3=4g

确定副食品种,计算用量:如果确定副食提供豆腐干和火腿肠,那么豆腐干的用量=4g/16.2%=25g,火腿肠的用量=8g/14%=57g

设计蔬菜的品种和数量:确定了动物性食物和豆制品的品种和用量,就可以保证蛋白质的摄入,然后就是选择蔬菜的品种和数量。蔬菜的品种根据不同季节市场蔬菜供应的情况,尽量选择应季蔬菜品种,同时考虑与动物性食物和豆制品配菜的需要来确定。蔬菜的数量可参照中国居民膳食宝塔建议的量来确定。例如该早餐可选择芹菜或韭菜100g炒豆腐干。

6. 确定纯能量食物的量 油脂的摄入应以植物油为主,可有一定量动物脂肪摄入。因此以植物油作为纯能量食物的来源。由食物成分表可知每餐摄入各类食物提供的脂肪含量,用需摄入的脂肪量减去食物提供的脂肪量即为每餐植物油供应量。

例如按以上早餐提供食物小米粥290g,馒头226g,豆腐干25g,火腿肠57g,那么,这些食物可提供的脂肪含量290g×0.7%+226g×1.2%+25g×3.6%+57g×10.4%=11.6g,则植物油的供应量=早餐所需的脂肪量23g-早餐各类食物提供的脂肪量11.6g=11.4g

7. 营养食谱的制定

(1)一餐食谱:一般选择2种粮谷类食物,1~2种动物性原料,1种豆制品,3~4种蔬菜。

(2)一日食谱:一般选择2种粮谷类食物,2种以上的动物性原料,1~2种豆制品,多种蔬菜。

(3)一周食谱:应了解营养素含量丰富的食物,精心搭配,可通过食物交换份法确定一周食谱,争取一周营养素平衡。

8. 食谱的评价与调整 根据以上步骤设计出营养食谱后,还应该对食谱进行评价,确定编制的食谱是否科学合理。应参照食物成分表初步核算该食谱提供的能量和各种营养素的含量,与DRIs进行比较,相差在10%左右,可以认为合乎要求,否则要增减或更换食品的种类或数量。

一般情况下,每天摄入的能量、蛋白质、脂肪和碳水化合物的量出入不应该很大,其他营养素以一周为单位进行计算、评价即可。一般步骤如下:

(1)食谱中所含五大类食物是否齐全,是否做到了食物种类多样化:按类别将食物归类排序,并列出每种食物的数量。食谱是否包含了谷类、蔬菜类、水果类、畜禽肉类、鱼虾类、蛋类、奶类、大豆类、油脂。

(2)各类食物的量是否充足。

(3)全天能量和营养素摄入是否适宜:将所用食物中的各种营养素分别累计相加,计算出一日食谱中三种能量营养素及其他营养素的量。将计算结果与中国营养学会制订的《中国居民膳食中营养素参考摄入量》中同年龄同性别人群的水平比较,进行评价。一般认为,能量及各种营养素的摄入量应占供给量标准的 90%~110%;低于标准 80% 为供给不足,长期供给不足会导致营养不良;低于 60% 则认为是缺乏,对身体会造成严重的影响。

(4)三餐能量摄入分配是否合理,早餐是否保证了能量和蛋白质的供应。

(5)优质蛋白质占总蛋白质的比例是否恰当:在总蛋白满足标准的基础上,保证优质蛋白质(动物性蛋白及豆类)至少占总蛋白质的 1/3,最好占一半以上。

(6)三种产能营养素的供能比例是否适宜:计算三餐提供能量的比例,根据蛋白质、脂肪、碳水化合物的能量折算系数,分别计算出蛋白质、脂肪、碳水化合物三种营养素提供的能量及占总能量的比例。

(二) 食物交换份法

计算法编制食谱比较烦琐,应用食物交换份法可以快速简便地编制食谱。所谓食物交换份法是将常用食物按所含营养素量的近似值归类,计算出每类食物每份所含的营养素值和食物重量,然后将每类食物的内容,每单位数量列表供交换使用,最后,根据不同热能需要,按蛋白质、脂肪和碳水化合物的合理分配比例,计算出各类食物的交换份数和实际重量,配餐时按每份食物等值交换表选择食物。这种方法简单、实用,但数据往往不够准确。

1. 将常用食物按所含营养素的特点划分为五大类

(1)谷薯类:富含碳水化合物的各类食物,包括根茎类蔬菜及淀粉类食物(表 3-1-2)。

(2)果蔬类:富含矿物质、维生素 C 和膳食纤维的蔬菜、水果类食物(表 3-1-3)。

(3)动物性食物类:富含蛋白质的肉蛋奶类食物,包括鱼、禽、肉、蛋、奶制品等(表 3-1-4、表 3-1-5)。

(4)豆类及其制品:富含蛋白质、矿物质、膳食纤维,包括豆类及其制品(表 3-1-6)。

(5)纯能量食物类:富含热能的油脂类、坚果类和纯糖类食物、酒类(表 3-1-7)。

表 3-1-2　谷薯类食物每份食品的等值交换表

食物名称	质量（g）	食物名称	质量（g）
大米	25	生面条	35
小米	25	咸面包	35
高粱米	25	干粉条	25
薏米	25	烧饼	35
面粉	25	馒头	35
玉米粉	25	油条	25
燕麦片	25	油饼	25
荞麦面	25	窝头	35
挂面	25	马铃薯	125
生的嫩玉米	200	荸荠	75

注:等值,就是按每份热量 90kcal,含蛋白质 2g,糖类 20g,来计算;即 25g 大米蒸成的米饭或者煮成的粥就相当于 35g 面条的营养价值。

表 3-1-3　蔬菜、水果每份食品的等值交换表

食物名称	质量（g）	食物名称	质量（g）
白菜、圆白菜、菠菜、油菜	500	鲜荔枝	150
韭菜、茴香、茼蒿、芹菜	500	香蕉	150
莴苣、菜薹、海带	500	柿子	150
西葫芦、西红柿、冬瓜	500	梨	200
黄瓜、苦瓜、茄子、丝瓜	500	桃	200
豆芽、蘑菇、芥蓝	500	苹果	200
萝卜、青椒、茭白、冬笋	400	猕猴桃	200
倭瓜、南瓜、菜花	350	橘子、橙子、柚子	200
鲜豇豆、扁豆、洋葱、蒜苗	250	李子	200
胡萝卜	200	杏	200
山药、莲藕、凉薯	150	葡萄	250
百合、芋头	100	草莓	300
毛豆、鲜豌豆	70	西瓜	600

注：每份蔬菜提供热能 90kcal，蛋白质 5g、糖类 17g。每份水果提供热能 90kcal，蛋白质 1g，糖类 21g。

表 3-1-4　肉、蛋类食物每份食品的等值交换表

食物名称	质量（g）	食物名称	质量（g）
瘦香肠	20	鸡蛋（带壳 1 个）	60
肥瘦猪肉、牛肉、羊肉	25	鸭蛋（带壳 1 个）	60
熟叉烧肉（无糖）、午餐肉	35	松花蛋（带壳 1 个）	60
瘦酱牛肉、熟酱鸭、大肉肠	35	鹌鹑蛋（带壳 6 个）	60
瘦猪肉、牛羊肉、鱼虾	50	鸡蛋清	150
排骨	50	鸡蛋粉	15
鸭肉	50	草鱼、鲤鱼、甲鱼、比目鱼	80
鹅肉	50	大黄鱼、黑鲢、鲫鱼	80
兔肉	100	对虾、青虾、鲜贝	80
蟹肉、水发鱿鱼	100	水发海参	350

注：每份肉蛋食品提供蛋白质 9g，脂肪 6g，能量 90kcal。除蛋类为市品重量，其余一律以净食部分计算。

表 3-1-5　乳类食物每份食品的等值交换表

食物名称	质量（g）	食物名称	质量（g）
奶粉	20	牛奶	160
脱脂奶粉	25	无糖酸奶	130
乳酪	25		

注：每份奶类提供蛋白质 5g，脂肪 5g，碳水化合物 6g，能量 90kcal。

表 3-1-6 豆类食物每份食品的等值交换表

食物名称	质量（g）	食物名称	质量（g）
北豆腐	100	大豆	25
南豆腐	125	大豆粉	25
豆腐干	50	腐竹	20
豆腐丝	50	豆浆	400
油豆腐	50		

注：每份大豆及其制品提供蛋白质 9g，脂肪 4g，碳水化合物 4g，能量 90kcal。

表 3-1-7 供给热能的食品等值交换表

食物名称	质量（g）	食物名称	质量（g）
花生油	10	芝麻油	20
玉米油	10	花生米	20
菜籽油	10	核桃	20
红花油	10	杏仁	20
猪油	10	葵花籽	30
牛油	10	南瓜子	30
黄油	10	蔗糖	20

注：每份油脂提供脂肪 10g，能量 90kcal

2. 食物交换份法编制食谱操作步骤

（1）计算每天能量需要量。

（2）根据能量需要量确定所需交换的食物份数（表 3-1-8）。

表 3-1-8 各类食物交换份的分配

热能供给/kcal	总交换/份	谷薯/份	肉蛋制品/份	豆乳类/份	蔬菜水果/份	油脂/份
1600	18	10	3	2	1	2
1800	20	12	3	2	1	2
2000	22	14	3	2	1	2
2200	24	16	3	2	1	2
2400	26	18	3	2	1	2

例：某成年人全天需要能量 2000kcal，利用食物交换份法为其配餐。

查表 3-1-8 得，2000kcal 共需 22 个食物能量等值交换份。其中谷薯类食物 14 个交换份，果蔬类食物 1 个交换份，肉蛋类食物 3 个交换份，豆乳类食物 2 个交换份，油脂类 2 个交换份。

具体到每类食物的选择上，则应吃谷类食物约 350g，果蔬类食物 500~700g，肉蛋类食物可选用鸡蛋 1 个，瘦猪肉 50g，牛奶 250g，豆类选豆腐 100g，油脂选用植物油 20g，把这些食物按早餐 30%，午餐 40%，晚餐 30% 安排到一日三餐中，即完成了配餐。配好的食谱如下：

早餐：牛奶（1 袋 250g）

青菜香菇包（面粉 100g，青菜 40g，香菇 10g）

苹果（100g）

午餐:糙米饭(糙米 150g)

  虾皮鸡蛋羹(鸡蛋 1 个,虾皮 10g)

  炝菠菜(菠菜 100g)

  肉丝炒豆芽(瘦肉丝 25g,豆芽 150g)

  猕猴桃(100g)

晚餐:鸡丝青菜面条(鸡肉丝 25g,青菜 50g,挂面 100g)

  番茄烩豆腐(番茄 150g,豆腐 100g)

  全天烹调油控制在 20g 即可。

3. 食物交换份法的使用基本原则和注意事项 食物交换份法是一个粗略但快速的编制食谱的方法。根据不同能量的各种食物用量,参考食物交换代量表,确定不同能量供给量的食物交换份数。使用食物交换份法进行食物交换时,只能是同类食物之间进行互换,不同类食物之间不能进行互换,否则将增大得到食谱营养素含量的差别和不确定性。

点滴积累 V

1. 营养食谱的编制步骤: 确定用餐对象全日能量供给量→计算宏量营养素全日应提供的能量→计算宏量营养素每日的需要量→计算宏量营养素每餐需要量→确定主、副食品种和数量→确定纯能量食物的量→营养食谱的制定→食谱的评价与调整。

2. 应用食物交换份法可将常用食物按所含营养素的特点划分为五大类: 谷薯类,果蔬类,动物性食物类,豆类及其制品类,纯能量食物类。

目标检测

一、单项选择题

1. 一般来说,营养配餐中膳食能量达到推荐摄入量的(   )为基本合格

  A. 95%   B. 90%   C. 85%   D. 80%

2. 一般来说,一日三餐餐次能量分配上平均应为(   )

  A. 10%~20%、60%、30%~35%   B. 20%~25%、30%~35%、30%~35%

  C. 20%~30%、40%~50%、20%~30%   D. 25%~30%、30%~40%、30%~40%

3. 对食谱进行调整,是指根据(   )调整

  A. 食谱的设计目标   B. 食谱的价格问题

  C. 食谱的口味   D. 食谱评价中发现的营养问题

4. 食谱编制在能量调整时,应首先考虑调整(   )食物的数量和种类

  A. 粮谷类   B. 畜禽肉类   C. 水产类   D. 豆类及其制品

5. 根据膳食营养目标,配餐应考虑的基本原则是(   )

  A. 食物多样化原则   B. 膳食平衡原则

  C. 食物互补原则   D. 营养素水平适宜齐全

二、多项选择题

1. 对于制定儿童膳食营养目标说法正确的是(　　　)

   A. 询问父母了解儿童的生理状况

   B. 根据儿童的性别、年龄查《中国居民膳食营养素参考摄入量》,作为营养目标依据

   C. 营养目标数值是一天的配餐计划和目标,要严格执行

   D. 能量可低于目标的10%

   E. 不必严格执行各个营养素目标,可在一段时间内平衡

2. 为个体计划膳食和配餐说法正确的是(　　　)

   A. 首先要设定适宜的营养素摄入目标　　　　B. 要评价最后配餐营养是否合理

   C. 常借助 EAR、RNI　　　　　　　　　　　　D. 常借助 RNI、AI

   E. 常借助膳食指南

3. 食谱的综合评价内容包括(　　　)

   A. 食谱的能量和营养素计算　　　　　　　　B. 食物的种类和比例

   C. 三餐能量摄入的分配　　　　　　　　　　D. 烹饪方法是否合适

   E. 产能营养素的供能比例和优质蛋白质的比例

4. 在营养配餐过程中,食物的搭配、营养平衡时非常重要的原则,除此之外,还应特别注意的是
   (　　　)

   A. 就餐者的经济状况　　　　B. 饭菜的适口性　　　　C. 饭菜的温度

   D. 当地的天气情况　　　　　E. 季节市场供应情况

5. 食物交换份法划分的几类食物包括(　　　)

   A. 谷类及薯类　　　　　　　B. 动物性食物　　　　　C. 豆类及制品

   D. 蔬菜水果类　　　　　　　E. 纯能量食物

第二节　孕妇、哺乳期妇女的营养与膳食

导学情景 ∨ ┈┈┈┈┈┈┈┈┈┈┈┈┈┈┈┈┈┈┈┈┈┈┈┈┈┈┈┈┈┈┈┈┈┈┈┈┈┈

情景描述

怀孕前,怎样做才能尽快孕育一个健康的宝宝呢?　怀孕时该怎样做,才能保证胎儿良好发育,同时又能够精力充沛地面对分娩;既不让自己变得过于臃肿,又不能让孩子先天不足;同时,自己又能保持体力,泰然地迎接小宝贝的到来呢?　分娩后,怎样才能增加乳汁的分泌量,同时保证哺乳期妇女和婴儿的营养需求呢?

学前导语

备孕及孕期营养对怀孕、生育、胎儿发育的影响,是近年来人们特别关注的一个问题。倡导合理营养与膳食,不仅有利于母子双方的健康发展,也关系到优生优育和中华民族的兴旺发达。

一、备孕妇女的膳食

备孕是指育龄妇女有计划地怀孕并对优孕进行必要的前期准备,是优孕与优生优育的重要前提。为保证成功妊娠、提高生育质量、预防不良妊娠结局,夫妻双方都应做好充分的孕前准备。

（一）备孕期膳食营养的重要性

健康的身体状况、合理膳食均衡营养是孕育新生命必需的物质基础。准备怀孕的妇女应接受健康体检及膳食和生活方式指导,使健康与营养状况尽可能达到最佳后再怀孕。

良好的身体状况和营养是成功孕育新生命最重要的条件,而良好的身体状况和营养要通过健康生活方式来维持。均衡的营养、有规律的运动和锻炼、充足的睡眠、愉悦的心情等,均有利于健康的孕育。

（二）备孕妇女的膳食指导

1. 调整孕前体重至适宜水平　孕前肥胖,不仅增加先天畸形的风险,而且孕前肥胖与子代成年后肥胖及代谢综合征也相关;孕前消瘦,胎儿生长受阻,导致出生低体重或早产儿的风险增加,而低体重儿日后易得 2 型糖尿病、原发性高血压、缺血性心脏病、神经发育异常等疾病。因此,肥胖或低体重备孕妇女应调整体重,使 BMI 达到 $18.5 \sim 23.9 kg/m^2$ 范围,并维持适宜体重,以在最佳的生理状态下孕育新生命。

(1)低体重（$BMI<18.5 kg/m^2$）的备孕妇女:可通过适当增加食物量和规律运动来增加体重,每天可有 $1 \sim 2$ 次的加餐,如每天增加牛奶 200ml 或粮谷/畜肉类 50g 或蛋类/鱼类 75g。

(2)肥胖（$BMI \geqslant 28.0 kg/m^2$）的备孕妇女:应改变不良饮食习惯,减慢进食速度,避免过量进食,减少高热量、高脂肪、高糖食物的摄入,多选择低 GI、富含膳食纤维、营养素密度高的食物。同时,应增加运动,推荐每天 $30 \sim 90$ 分钟中等强度的运动。

2. 常吃含铁、碘丰富的食物,孕前 3 个月开始补充叶酸

(1)铁:我国育龄妇女铁营养状况调查数据显示（2012 年）,贫血患病率为 10.4%,虽相较于 2002 年的 19.9% 的患病率有了较大改善,但依然不容小觑。孕前缺铁,可导致早产、胎儿生长受阻、新生儿低出生体重以及更易发生妊娠期缺铁性贫血。动物血、肝脏及红肉中铁含量及铁的吸收率均较高,一日三餐中应该有瘦畜肉 $50 \sim 100g$,每周 1 次动物血或畜禽肝肾 $25 \sim 50g$。在摄入富含铁的畜肉或动物血和肝脏时,应同时摄入含维生素 C 较多的蔬菜和水果,以提高膳食铁的吸收和利用。

(2)碘:考虑到孕期对碘的需要增加、碘缺乏对胎儿的严重危害、孕早期妊娠反应影响碘摄入,以及碘盐在烹调等环节可能的碘损失,建议备孕妇女选用碘盐,并每周再摄入一次富含碘的食物,如:海带、紫菜、贻贝（淡菜）,以增加一定量的碘储备。

(3)叶酸:叶酸是细胞增殖、组织生长与机体发育不可缺少的营养素。补充叶酸 $400 \mu g/d$,12 周后,血浆叶酸浓度可达到有效水平,体内叶酸缺乏状态有所改善,能有效预防胎儿的神经管畸形。备孕妇女应从准备怀孕前 3 个月开始每天补充 $400 \mu g$ 叶酸,并持续整个孕期。

3. 禁烟酒,保持健康生活方式

(1)禁烟酒:烟酒不仅影响精子或卵子发育,致精子或卵子畸形,也会影响受精卵着床和胚胎发育,并且可通过胎盘致胎儿宫内发育不良、中枢神经系统发育异常。男性每天吸烟≥30支,畸形精子将超过20%,且吸烟时间越长,畸形精子越多;停止吸烟6个月后,精子方可恢复正常。因此,计划怀孕前6个月夫妻双方均应禁烟酒;计划怀孕的妇女还要远离吸烟环境。

(2)保持健康生活方式:①夫妻双方要遵循膳食平衡原则,摄入充足的营养素和能量,纠正可能的营养缺乏和不良饮食习惯;②规律生活,避免熬夜,保证充足睡眠,保持愉悦心情,准备孕育新生命;③保持良好的卫生习惯,避免感染和炎症;④有条件时进行全身健康体检,积极治疗相关炎症疾病(如牙周病),避免带病怀孕;⑤有规律、有强度的运动,保证每天至少30分钟中等强度运动。

二、孕妇的营养与膳食

妊娠期是生命早期1000天机遇窗口的起始阶段,营养作为最重要的环境因素,对母子双方的近期和远期健康都将产生至关重要的影响。孕期胎儿的生长发育,母体乳腺和子宫等生殖器官的发育,以及为分娩后乳汁分泌进行必要的营养储备,都需要额外的营养,妊娠各期妇女膳食应在非孕妇女的基础上,根据胎儿成长速率及母体生理和代谢的变化进行适当的调整。孕期妇女的膳食应是由多样化食物组成的营养均衡膳食,除保证孕妇和胎儿的营养外,还潜移默化地影响宝宝日后对辅食的接受和膳食模式的建立。

知识链接

生命早期1000天

"生命早期1000天"是指从妇女怀孕到宝宝出生后两岁,这1000天被世界卫生组织界定为一个人生长发育的"机遇窗口期"。因为生命早期1000天婴幼儿的喂养,不但决定了婴幼儿的营养状况、生长发育、潜能表达以及认知等综合能力等,还与其成年后的健康状况、慢病发生和生活质量密切相关,是决定人的一生健康状况的最关键窗口。

英国流行病学家Barker提出了"慢性疾病的胚胎起源"的学说。Lucas等人从临床上验证了这一假说,并延伸和发展出"程序化"学说及"关键窗口期"的概念。所谓"程序化"是指在生命早期发育阶段(关键窗口期),环境因素的刺激或损伤,可对机体某些组织和器官的结构或功能产生长期甚至永久性的影响。近几十年来的研究支持了DOHaD(Developmental Origins of Health and Disease)学说的建立,揭示了健康与疾病的发育起源,即生命的最初1000天的营养和养育环境,影响生命的未来,为一生的健康奠定基础。

包括孕期270天和出生后年两年的1000日营养,凸显了孕妇、哺乳期妇女和婴幼儿人群营养的重要性。可以分为三个阶段:①孕期270天:母体营养孕育生命,孕期适宜的营养,获得适宜的增重和良好的妊娠结局;②出生后0~6月龄180天:母乳喂养发展新生命,坚持纯母乳喂养,使婴儿获得最好的生长速率;③7~24月龄540天:辅食添加,完成从以乳类食物为主到以健康膳食模式和食物多样化的转换,并养成良好的饮食习惯。

（一）孕期的营养生理特点

1. **孕早期** 孕早期是指怀孕期的前三个月（前12周）。在此期间胎儿的各器官、内脏正处于分化形成阶段，胎儿生长速度缓慢，需要的热量和营养物质增加不显著，并不需要特殊的补给。但这期间孕妇容易发生轻度的恶心、呕吐、食欲不振、择食、厌油、烧心、疲倦等早孕反应（妊娠反应）。这些反应会影响孕妇的正常进食，进而妨碍营养物质的消化、吸收，导致妊娠中、晚期胎儿的营养不良。

孕早期是胎儿发育的最重要时期，任何不利因素均可使胎儿发育不良或造成先天缺陷（畸形）。动物实验表明，某种营养素或食物成分的缺乏或过量，可引起动物胚胎早期发育障碍和畸形。例如孕早期是胎儿脑及神经系统迅速分化时期，叶酸缺乏可能会产生无脑儿、脊柱裂和脑膨出等先天性畸形的症状，所以要注意维生素（尤其是叶酸、维生素 B_{12}）、蛋白质的摄入。此外，食品污染物、某些食品添加剂对胚胎也具有毒性作用，农药、N-亚硝基化合物、黄曲霉毒素、多环芳烃类、某些人工合成色素、放射性物质等都对胚胎发育有不利影响。

2. **孕中期** 孕中期是指怀孕的第4~6个月（第13~28周）。在此期间胎儿各系统器官组织迅速发育，体重、身长增长快，需要大量的蛋白质构成胎儿的肌肉和筋骨，尤其是骨骼和大脑生长时需要大量的磷、钙等矿物质，此外需要保证一定量的碘，锌及各种维生素的配合。

在此期间母体各系统也发生了巨大的适应性变化。首先是孕妇血浆总容量增加50%，导致血中血红蛋白浓度下降，易出现生理性贫血；其次是孕妇体内蛋白质、糖、脂肪、矿物质的代谢发生变化：蛋白质合成增加，血脂增高，脂肪积蓄增多，碘需要量增加，尿钙排出较孕前减少，钙的吸收利用率增加。此时母体的基础代谢可比正常人增加10%~20%，对各种营养物质的需求量也相对增多，对热量需求尤为突出，表现为食欲改善，饮食量增加。

3. **孕晚期** 即怀孕的第7~9个月（第29~40周）。此期间胎儿发育日趋成熟，体重增加很快，向母体索取的营养素也更多，并会在体内储存一定量的营养物质，为出生后独立生活做好准备。

母体除供给胎儿生长发育所需的营养外，自身也要储备营养，以供给分娩时消耗所需。因而在此阶段孕妇对各种营养物质的需求量更大。在妊娠的最后两个月，胎儿对铁的需求量相对较多。在此时若孕妇进食较少，则可出现贫血现象。尤其应该警惕孕妇在此期间的一些危险信号，如每月体重增加大大低于1000g，或体重猛增，每月超过3000g；孕妇牙齿缺损或脱落；出现严重的缺铁性贫血等，这些均是与营养均衡及营养素摄取有关的问题。

（二）孕妇的营养需要

1. **能量** 妊娠期间，孕妇除了维持本身能量的需要外，还要负担胎儿的生长发育，以及子宫、胎盘、乳房的生长所需要的能量，此外还需用于产后泌乳的脂肪储备。《中国居民膳食营养素参考摄入量（2013版）》推荐孕中、晚期能量在非孕基础上分别增加300kcal/d和450kcal/d。

2. **蛋白质** 胎儿、胎盘、羊水、血容量增加，以及子宫、乳房等组织的发育需要较多的蛋白质。且孕妇分娩时失血，会丢失大量的蛋白质，因此必须储备一定量的蛋白质以减少产后蛋白质营养不良，充足的蛋白质可以预防妊娠毒血症等的合并症，调整产褥期的生理过程，增加泌乳量。孕期蛋白质-能量营养不良会直接影响胎儿的体格和神经系统发育，导致早产和胎儿生长受限，低出生体重儿。整个孕期孕妇和胎儿需要储存蛋白质约930g，考虑机体蛋白质的吸收利用率，《中国居民膳食营养素参考摄入量(2013版)》建议孕中、晚期每日蛋白质摄入量应分别增加15g和30g。

3. 脂类 一般孕妇在孕期储存脂肪较多,特别是血脂会比非孕时增加,故在孕期不宜增加过多脂肪,能达到脂肪供热百分比为总热能的25%即可。此外,膳食脂肪中的磷脂以及多长链不饱和脂肪酸对胎儿脑和视网膜的发育有重要作用。因此,孕妇要注意对特殊脂肪酸的需要。

《中国居民膳食营养素参考摄入量(2013版)》建议,孕妇膳食脂肪应占总能量的20%~30%,其中饱和脂肪酸<10%E、n-6多不饱和脂肪酸为2.5%~9.0%E、n-3多不饱和脂肪酸为0.5%~2.0%E。

4. 碳水化合物 妊娠期碳水化合物的供给非常重要。胎儿以葡萄糖作为唯一的能量来源,因此消耗母体的葡萄糖较多。如果碳水化合物摄入不足,母体需要动用体内脂肪进行分解,脂肪氧化不完全时产生酮体,酮体过多母亲可能发生酮症酸中毒,会影响胎儿智能发育。此外,五碳糖可以被利用合成核酸,是胎盘蛋白质合成所需的物质。《中国居民膳食营养素参考摄入量(2013版)》建议孕妇碳水化合物的供给占每日总热能的50%~65%。

5. 矿物质

(1)钙:分娩时新生儿体内约有30g钙沉积,这些钙主要在孕中、晚期,逐渐沉积于胎儿骨骼和牙齿中,孕中期每天需沉积钙约50mg,孕晚期每天沉积增至330mg。尽管妊娠期间钙代谢发生适应性变化,孕妇可通过增加钙的吸收率来适应钙需要量的增加,但是膳食钙摄入仍需增加200mg/d,使总摄入量达到1000mg/d。孕期钙营养缺乏,母体会动用自身骨骼中的钙维持血钙浓度并优先满足胎儿骨骼生长发育的需要。因此,孕期钙营养不足最大的危害是使母体骨骼中的钙流失,影响骨健康。

应该注意的是大量钙的摄入会妨碍铁的吸收,有人给孕妇补充碳酸钙每天1000mg,12周后,血液中铁蛋白含量降低,因此钙剂使用的品种、剂量及时间要恰当,以免影响铁的吸收。

(2)铁:孕妇铁营养状况直接影响到胎儿。临床发现母亲血红蛋白、血清铁、血铁蛋白水平与新生儿血中此三种物质的含量各自呈显著正相关,新生儿身长与母亲血清铁和血红蛋白含量亦成正相关。孕妇缺铁将造成胎儿宫内窒息,胎死宫腔,流产、早产、产后胎儿营养不良等。《中国居民膳食营养素参考摄入量(2013版)》建议孕中、晚期铁的摄入量为24mg/d、29mg/d,UL为42mg/d。

(3)锌:锌与胎儿关系密切,孕妇严重缺锌者可致胎儿发生中枢神经系统畸形,中度缺锌可致宫内发育迟缓,免疫功能差,大脑发育受阻,缺锌也可能使孕妇机体的免疫系统受到损害。《中国居民膳食营养素参考摄入量(2013版)》建议孕期锌的摄入量为9.5mg/d,UL为40mg/d。

应该注意的是植酸和食物纤维会抑制锌吸收;钙与锌的吸收相拮抗;大量铁与叶酸皆可妨碍锌吸收,因此应该注意膳食搭配与补锌的时机。

(4)碘:碘是甲状腺素的主要组成成分,甲状腺有调节能量代谢和促进蛋白质生物合成的作用,有助于胎儿生长发育。妊娠期碘摄入量不足,孕妇易发生甲状腺肿大,严重缺碘可致胎儿大脑与身体发育迟滞,形成克汀病。《中国居民膳食营养素参考摄入量(2013版)》建议孕期碘的摄入量为230μg/d,UL为600μg/d。

6. 维生素

(1)维生素A:孕期维生素A缺乏与胎儿发育迟缓、孕妇早产及婴儿低出生体重有关。但是大剂量的维生素 A 可导致自发性流产和新生儿先天性缺陷。《中国居民膳食营养素参考摄入量（2013版）》建议孕中、后期维生素 A 的摄入量为 770μgRAE/d,UL 为 3000μgRAE/d。

（2）维生素 D:维生素 D 能调节机体钙、磷的代谢,帮助肠道吸收钙、磷,有助于胎儿骨骼、牙齿的发育。孕期维生素 D 缺乏可导致母体和出生的子代钙代谢紊乱,出现母体骨软化症、新生儿低钙血症、手足抽搐、婴儿牙釉质发育不良等疾病。尤其是在高纬度、缺乏日光的北方地区,特别是冬季,几乎自身不能合成维生素 D,适当补充维生素 D 尤为重要。《中国居民膳食营养素参考摄入量（2013 版）》建议孕期维生素 D 的 RNI 为 10μg/d,UL 为 50μg/d。

（3）维生素 E:维生素 E 对细胞膜,尤其是对红细胞膜上长链多不饱和脂肪酸稳定性有保护作用,且可以增强胎儿对缺氧状况的耐受性,并促进母乳的分泌。《中国居民膳食营养素参考摄入量（2013 版）》建议孕期维生素 E 的 AI 为 14mgα-TE/d,UL 为 700mgα-TE/d。

（4）维生素 B_1:孕期缺乏维生素 B_1 可致新生儿维生素 B_1 缺乏症,尤其是以米食为主的长江中下游农村地区。维生素 B_1 缺乏也影响胃肠道供能,可进一步加重早孕反应,引起营养不良。《中国居民膳食营养素参考摄入量（2013 版）》建议孕中、晚期维生素 B_1 的摄入量分别为 1.4mg/d、1.5mg/d。

（5）维生素 B_2:孕期维生素 B_2 缺乏,胎儿可出现生长发育迟缓。缺铁性贫血也与维生素 B_2 缺乏有关。《中国居民膳食营养素参考摄入量（2013 版）》建议孕中、晚期维生素 B_2 的摄入量分别为 1.4mg/d、1.5mg/d。

（6）维生素 B_6:维生素 B_6 可辅助治疗早孕反应,也可使用维生素 B_6、维生素 B_{12}、叶酸,预防妊娠性高血压症。《中国居民膳食营养素参考摄入量（2013 版）》建议孕期维生素 B_6 的摄入量为 2.2mg/d。

（7）维生素 C:维生素 C 能促进胎儿对铁的吸收,减少缺铁性贫血的发生,并有利于免疫球蛋白的合成,增强机体的抵抗力。《中国居民膳食营养素参考摄入量（2013 版）》建议孕中、晚期维生素 C 的摄入量为 115mg/d。

（8）叶酸:叶酸可以防止孕妇发生贫血、早产、防止胎儿神经管畸形。神经管形成开始于胚胎发育的早期（受精卵植入子宫的第 16 天）。因此,叶酸的补充需从计划怀孕前 3 个月开始。《中国居民膳食营养素参考摄入量（2013 版）》建议孕期叶酸的摄入量为 600μgDFE/d。

▶▶ 课堂活动

根据孕妇的生理特点、营养需要及膳食指南,结合前面所学的食谱编制方法,请同学们动手为孕妇编制一日食谱,并在课堂中展示、评价。

（三）孕妇的膳食指导

1. 补充叶酸,常吃含铁丰富的食物,选用碘盐

（1）补充叶酸:叶酸对预防神经管畸形和高同型半胱氨酸血症、促进红细胞成熟和血红蛋白合成极为重要。孕期叶酸的推荐摄入量比非孕时增加了 200μgDFE/d,达到 600μg DFE/d,除常吃含叶酸的食物外（每天摄入绿叶蔬菜 200g）,还应补充叶酸 400μgDFE/d。

（2）常吃含铁丰富的食物：为预防早产、流产，满足孕期血红蛋白合成增加和胎儿铁储备的需要，孕期经常吃含铁丰富的食物，铁缺乏严重者可在医师指导下适量补铁。每天增加 20～50g 红肉，每周吃 1～2 次动物内脏或血液。

（3）选用碘盐：碘是合成甲状腺素的原料，是调节新陈代谢和促进蛋白质合成的必需微量元素，孕期碘的推荐摄入量比非孕时增加了 110μg/d，除选用碘盐外，每周还应摄入 1～2 次含碘丰富的海产品。

2. 孕吐严重者，可少量多餐，保证摄入含必要量碳水化合物的食物　受激素水平改变的影响，孕期消化系统功能发生一系列变化，部分孕妇孕早期会出现胃灼热、反胃或呕吐等早孕反应，这是正常的生理现象。严重孕吐影响进食时，机体需要动员身体脂肪来产生热能量维持基本的生理需要。脂肪酸不完全分解会产生酮体，当酮体生成量超过机体氧化能力时，血液中酮体升高，称为酮血症或酮症酸中毒。母体血液中过高的酮体可通过胎盘进入胎儿体内，损伤胎儿的大脑和神经系统的发育，为避免酮症酸中毒对胎儿神经系统发育的不利影响，早孕反应进食困难者，也必须保证每天摄入不低于 130g 的碳水化合物（常见食物 180g 米或面食，550g 薯类或甜玉米）。可选择富含碳水化合物的粮谷类食物，如米饭、馒头、面包、饼干等。呕吐严重以致完全不能进食者，需寻求医师的帮助。孕早期无明显早孕反应者可继续保持孕前平衡膳食，孕吐较明显或食欲不佳的孕妇不必过分强调平衡膳食。

3. 孕中晚期适量增加奶、鱼、禽、蛋、瘦肉的摄入　孕中期开始，胎儿生长发育和母体生殖器官的发育加速，对能量、蛋白质和钙、铁等营养素的需求增大。奶、鱼、禽、蛋、瘦肉是膳食优质蛋白质的主要来源。孕中期开始，每天增加 200g 奶；每天增加鱼、禽、蛋、瘦肉共计 50g，孕晚期再增加 75g 左右；深海鱼类含有较多 n-3 多不饱和脂肪酸，其中的 DHA 对胎儿脑和视网膜功能发育有益，每周最好食用 2～3 次。

4. 适量身体活动，维持孕期适宜增重　体重增长是反映孕妇营养状况的最实用的直观指标，与胎儿出生体重、妊娠并发症等妊娠结局密切相关。孕期体重平均增长约 12.5kg，其中胎儿、胎盘、羊水、增加的血容量及增大的子宫和乳腺属必要性体重增加，约 6～7.5kg，孕妇身体脂肪蓄积约 3～4kg。

由于我国目前尚缺乏足够的数据提出孕期适宜增重推荐值，建议以美国医学研究院（IOM）2009年推荐的妇女孕期体重增长适宜范围和速率作为监测和控制孕期体重适宜增长的参考（表 3-2-1）。

表 3-2-1　孕期体重增长适宜范围和增长速率[a]

孕前 BMI（kg/m²）	总增长范围（kg）	孕中晚期增重速率（kg/周）
低体重（<18.5）	12.5～18	0.51（0.44～0.58）
正常体重（18.5～24.9）	11.5～16	0.42（0.35～0.50）
超重（25.0～29.9）	7～11.5	0.28（0.23～0.33）
肥胖（≥30.0）	5～9	0.22（0.17～0.27）

注：a 参考来源：美国 IOM 2009

孕期对微量营养素需要的增加大于能量需要的增加，因此通过增加食物摄入量来满足微量营养素的需要极有可能引起能量摄入过多，体重增加过多。孕期增重过多导致妊娠糖尿病、巨大儿（出生体重>4000g)的风险增加,使难产、剖宫产率显著上升,还会导致产后体重滞留和2型糖尿病等代谢性疾病的风险增加;孕期增重不足,可导致胎儿营养不良、生长受限,低出生体重(出生体重小<2500g)的风险增加。为保证胎儿正常生长发育、避免不良妊娠结局,应使孕期体重增长保持在适宜的范围。孕期适宜增重有利于获得良好的妊娠结局,对保证胎儿正常生长发育,保护母体的健康均有重要意义。

除了平衡膳食外,适度的身体活动是维持孕期体重适宜增长的基础。建议每天进行不少于30分钟的低强度身体活动,最好是1~2小时的户外活动,如散步、体操等。孕期进行适宜的规律运动除了增强身体的适应能力,预防体重过多增长外,还有利于预防妊娠期糖尿病和孕妇以后发生2型糖尿病。身体活动还可增加胎盘生长及血管分布,从而减少氧化应激和炎性反应,减少疾病相关的内皮功能紊乱。此外,身体活动还有助于愉悦心情;运动时肌肉收缩能力增强,还有利于自然分娩。只要没有医学禁忌,孕期进行常规活动和运动都是安全的,而且对孕妇和胎儿均有益处。

知识链接

妊娠糖尿病

妊娠糖尿病发生在孕中期,是由于体内激素水平改变引起的血糖升高。 对有血糖病家族史、体重超重和曾有孕期问题的妇女有较大的危险。 孕期糖尿病会导致高血压以及婴儿出生体重过大导致分娩危险, 甚至窒息危险。 尽管分娩后,糖尿病症状会逐渐消失,但在妊娠期内还需要严格控制。 有妊娠糖尿病的妇女在孕晚期和分娩后也易发展成糖尿病病人。 为了安全起见,孕妇应定期做孕期糖尿病检查,并注意饮食,控制血糖升高。

5. 禁烟酒,愉快孕育新生命,积极准备母乳喂养 烟草、酒精对胚胎发育的各个阶段都有明显的毒性作用,容易引起流产、早产和胎儿畸形。有吸烟饮酒习惯的妇女必须戒烟禁酒,远离吸烟环境,避免二手烟和不良空气。

知识链接

酒精对胎儿的影响

胎儿生长发育所需要的营养来自母体,母体血液中的营养素通过胎盘供给胎儿。 如果母体血液中有酒精和药物,也可以通过胎盘进入胎儿体内。

过量酒精的危害众所周知, 怀孕期间饮酒的妇女, 即使是少量也会导致流产或婴儿出生体重低。 整个怀孕期间的过量饮酒会导致胎儿酒精综合征,胎儿酒精综合征可引起胎儿出生缺陷,如生长迟缓、智力损伤、身体畸形等。

虽然没有充分的证据表明偶然的一次饮酒对胎儿有害, 但对怀孕期间酒精的安全摄入量并不清楚, 胎儿对酒精的敏感性是否相同也不清楚, 所以想要怀孕和那些已经怀孕的妇女应该避免白酒、啤酒、葡萄酒或其他酒精饮料和用酒做的食品。

怀孕期间身体内分泌及外形的变化,对孩子的健康和未来的担忧、工作及社会角色等的调整,都可能会影响孕妇的情绪,需要以积极的心态去面对和适应,愉快地享受这一过程。情绪波动时多与家人和朋友沟通,或向专业人员咨询。适当进行户外活动和运动,有助于释放压力,愉悦心情。

母乳喂养对孩子和母亲都是最好的选择,绝大多数妇女都可以而且应该用自己的乳汁哺育孩子,任何代乳品都无法替代母乳。成功的母乳喂养不仅需要健康的身体准备,还需要积极的心理准备。孕妇应尽早了解母乳喂养的益处、增强母乳喂养的意愿、学习母乳喂养的方法和技巧,为产后尽早开奶和成功母乳喂养做好各项准备。孕中期以后应更换适合的乳罩,经常擦洗乳头。

▶▶ **边学边练**

王女士,31 岁,身高 166cm,体重 61kg。怀孕 7 周,每天早晨起来感到恶心,一吃东西就吐。平时对饮食不太讲究,因工作原因要经常外出吃饭,每次都喝大量的啤酒或饮料;2~3 天大便 1 次。你能用所学知识对王女士提出合理的孕期营养建议吗?详见本章技能训练项目 3-1　孕妇营养评价及膳食营养指导。

三、哺乳期妇女的营养与膳食

哺乳期妇女既要分泌乳汁、哺育婴儿,还需要逐步补偿妊娠、分娩时的营养素损耗并促进各器官、系统功能的恢复,因此比非哺乳妇女需要更多的营养。

母乳是任何食物都不能比拟的婴儿最理想的天然食品,其质量优劣、成分好坏完全决定于哺乳期妇女的健康与营养状况。而乳汁的口感和气味还会潜移默化地影响较大婴儿对辅食的接受和后续多样化膳食结构的建立。因此,合理安排哺乳期妇女的膳食对于授乳母亲和婴儿来说,至关重要。

基于母乳喂养对母亲和子代诸多的益处,世界卫生组织建议婴儿 6 个月内应纯母乳喂养,并在添加辅食的基础上持续母乳喂养到 2 岁甚至更长时间。

(一)哺乳期妇女的营养需要

1. 能量　根据哺乳期乳汁分泌量每日平均 750ml,每 100ml 乳汁含热能 280kJ,母体热能转变为乳汁热能的转换率以 80% 计算,则母体为分泌乳汁应增加热能约 650kcal/d。但孕期储存了一些脂肪,可用以补充部分热量。《中国居民膳食营养素参考摄入量(2013 版)》建议哺乳期妇女较正常妇女增加热能 500kcal/d。

2. 蛋白质　蛋白质摄入量的多少,对乳汁分泌的数量和质量的影响最为明显。正常情况下,每天从乳汁中排出的蛋白质约为 10g,母亲摄入的蛋白质变成乳汁中的蛋白质转换率约为 40%,当蛋白质质量较差时,其转换率更低。因此,《中国居民膳食营养素参考摄入量(2013 版)》建议哺乳期妇女蛋白质摄入量为 80g/d。饮食中宜多吃含优质蛋白的食物,如蛋、乳、鱼、瘦肉、豆类及其制品。

3. 脂肪 脂肪能提供较多的热能,且婴儿的生长发育也要求乳汁中有充足的脂肪。必需脂肪酸可促进乳汁的分泌,而且乳汁中必需脂肪酸对于婴儿中枢神经系统的发育和脂溶性维生素的吸收都有促进作用。《中国居民膳食营养素参考摄入量(2013 版)》建议每日脂肪的摄入量以占总热能的 20%~30%为宜。

4. 矿物质

(1)钙:乳汁中钙的含量较为稳定,每天从乳汁中排出的钙约为 300mg。当哺乳期妇女的钙供给不足就会动用体内储备,导致产妇腰酸腿痛或者发生骨质软化症。为了保证乳汁中钙含量的稳定及母体钙平衡,《中国居民膳食营养素参考摄入量(2013 版)》建议哺乳期妇女钙的摄入量为 1000mg/d。

(2)铁:铁不能通过乳腺进入乳汁,人乳中铁含量低。增加哺乳期妇女铁的摄入可以补充母体分娩时的消耗,矫正或预防哺乳期妇女贫血的状态,但对乳汁中铁的增加并不明显,故婴儿需要补充的铁量需通过辅助食品增加摄入。《中国居民膳食营养素参考摄入量(2013 版)》建议哺乳期妇女铁的摄入量为 24mg/d,UL 为 42mg/d。

5. 维生素

(1)维生素 A:维生素 A 可通过乳腺进入乳汁,哺乳期妇女维生素 A 的摄入量影响乳汁中维生素 A 的含量,乳汁中维生素 A 的水平直接影响到婴儿的生长发育和健康状况。《中国居民膳食营养素参考摄入量(2013 版)》建议哺乳期妇女维生素 A 的摄入量为 1300μgRAE/d,UL 为 3000μgRAE/d。

(2)维生素 D:维生素 D 几乎不能通过乳腺,母乳中的维生素 D 含量很低。但维生素 D 可促进钙的吸收,建议哺乳期妇女和婴儿多到户外活动,必要时可补充维生素 D 制剂。《中国居民膳食营养素参考摄入量(2013 版)》建议哺乳期妇女维生素 D 的摄入量为 10μg/d,UL 为 50μg/d。

(3)维生素 B_1:维生素 B_1 能改善哺乳期妇女的食欲和促进乳汁的分泌,预防婴儿维生素 B_1 缺乏症。《中国居民膳食营养素参考摄入量(2013 版)》建议哺乳期妇女维生素 B_1 的摄入量为 1.5mg/d。

(4)维生素 C:母乳中维生素 C 的含量差别很大,维生素的需要量和泌乳量也有关系。《中国居民膳食营养素参考摄入量(2013 版)》建议哺乳期妇女维生素 C 的摄入量为 150mg/d,UL 为 2000mg/d。

(二)哺乳期妇女的膳食指导

1. 增加富含优质蛋白质及维生素 A 的动物性食物和海产品 哺乳期妇女膳食蛋白质在一般成年女性基础上每天应增加 25g,哺乳期妇女可比平时多吃些鸡蛋、禽肉类、鱼类、动物肝脏、动物血、蛋、奶及大豆类等以保证供给充足的优质蛋白质,并促进乳汁分泌。表 3-2-2 列举了可提供 25g 优质蛋白质的食物组合,供妈妈们选用,最好一天选用 3 种以上,数量适当,合理搭配,以获得所需要的优质蛋白质和其他营养素。此外,母乳的维生素 A 推荐量比一般成年女性增加 600μgRAE,而动物肝脏富含维生素 A,若每周增选 1~2 次猪肝(总量 85g),或鸡肝(重量 40g)则平均每天可增加摄入维生素 A 600μgRAE。

表 3-2-2　获得 25g 优质蛋白质的食物组合举例

组合一		组合二		组合三	
食物及数量	蛋白质含量	食物及数量	蛋白质含量	食物及数量	蛋白质含量
牛肉 50g	10.0g	瘦猪肉 50g	10.0g	鸭肉 50g	7.7g
鱼 50g	9.1g	鸡肉 60g	9.5g	虾 60g	10.9g
牛奶 200g	6.0g	鸡肝 20g	3.3g	豆腐 80g	6.4g
合计	25.1g	合计	25.0g	合计	25.0g

2. 产褥期食物多样不过量,重视整个哺乳期营养　产褥期的膳食应该是多样化的平衡膳食,以营养全面均衡为原则。忌大吃大喝,无节制乱补,饮食过量,或膳食单调,仅进食鸡蛋等动物性食物,蔬菜水果却很少选用。产褥期的膳食要纠正这些食物选择和分配不均衡的问题,保持食物的多样充足但不过量,既有利于哺乳期妇女的健康,又可以保证乳汁的质量。

> **知识链接**
>
> **产褥期一天膳食搭配举例**
>
> 早餐：菜肉包子,红枣莲子二米粥,拌海带丝
>
> 早点：点心,牛奶
>
> 午餐：花生排骨汤,红烧鱼块,鸡蛋炒青笋,米饭
>
> 午点：苹果
>
> 晚餐：鲫鱼豆腐汤,虾皮炒小白菜,米饭
>
> 晚点：酒酿蛋花荷包蛋

3. 获得充足的钙　母乳膳食钙推荐摄入量比一般女性增加 200mg/d,总量为达到 1000mg/d。奶类含钙高且易于吸收利用,是钙的最好食物来源。若哺乳期妇女每天比孕前多喝 200ml 牛奶,每天饮奶总量达到 500ml,则可获得约 540mg 的钙,加上所选用深色蔬菜、豆制品、虾皮、小鱼等含钙较丰富的食物,则可达到推荐摄入量。为增加钙的吸收和利用,哺乳期妇女还应补充维生素 D 或多做户外运动。提供约 1000mg 钙的食物组合举例如表 3-2-3 所示。

表 3-2-3　获得 1000mg 钙的食物组合举例

组合一		组合二	
食物及数量	含钙量（mg）	食物及数量	含钙量（mg）
牛奶 500ml	540	牛奶 300ml	324
豆腐 100g	127	豆腐干 60g	185
虾皮 5g	50	芝麻酱 10g	117
蛋类 50g	30	蛋类 50g	30
绿叶菜（如小白菜）200g	180	绿叶菜（如小白菜）300g	270
鱼类（如鲫鱼）100g	79	鱼类（如鲫鱼）100g	79
合计	1005	合计	1005

4. **忌烟酒,避免浓茶和咖啡**　哺乳期妇女吸烟(包括间接吸烟)、饮酒、喝浓茶、咖啡都对婴儿健康有害。因此,为了婴儿的健康成长,哺乳期妇女应忌烟酒,避免饮用浓茶和咖啡。

5. **坚持哺乳,适度运动,逐步恢复适宜体重**　大多数妇女生育后,体重都会较孕前有不同程度的增加,如不重视会导致生育性肥胖。产褥期的运动方式可采用产褥期保健操。产褥期保健操应根据产妇的分娩情况,身体状况循序渐进地进行。顺产产妇一般在产后第 2 天就可以开始,产后 6 周开始可以进行有氧运动如散步、慢跑等。对于剖宫产的产妇应根据自己身体状况如贫血和伤口恢复情况,缓慢增加有氧运动及力量训练。这样既可以促使产妇机体复原,保持健康体重,同时减少产后并发症的发生。同时,坚持母乳喂养有利于减轻体重。

6. **愉悦心情,充足睡眠,促进乳汁分泌**　产妇的情绪、心理、睡眠都会影响乳汁的分泌。因此,产妇要调节自己的情绪,保持良好的心理状态,保持充足的睡眠,以便乳汁的分泌,保证婴儿的喂养。

技能训练项目 3-1　孕妇营养评价及膳食营养指导

一、项目目标

1. 对孕妇的营养状况进行评价。

2. 对孕妇进行膳食营养指导。

二、项目描述

王女士,31 岁,身高 166cm,体重 61kg。怀孕 7 周,每天早晨起来感到恶心,一吃东西就吐。平时对饮食不太讲究,因工作原因要经常外出吃饭,每次都喝大量的啤酒或饮料;2~3 天大便 1 次。对王女士的营养评价和孕期的营养建议是什么?

三、项目实施

程序 1　询问基本情况

询问和了解孕妇的一般情况,包括孕期、饮食、体重增长等,注意回答中存在的问题和潜在疑惑。做好记录。

程序 2　测量体重

测量孕妇体重,询问基础体重,计算体重增长和孕期是否适宜,必要时可以测量腹围,帮助了解孕妇健康和胎儿发育。

程序 3　询问膳食和观察易缺乏营养素的症状

特别注意铁、钙和叶酸等的营养状况,观察面色、眼睑等排除贫血的可能;询问牛奶摄入和室外活动时间(太阳晒),估计钙和维生素 D 的摄入;询问深绿色叶菜的摄入以及是否补充叶酸;询问动物性食物摄入,估计蛋白质的摄入。膳食纤维的摄入可以从蔬菜摄入量估计。

程序 4　分析信息和发现问题

根据以上信息,估计膳食能量和三大营养素状况;微量元素缺乏的可能;分析体重、面色、外观等,分析胎儿发育和孕妇健康状况。

程序 5　建议和指导

针对存在的问题,结合孕妇的营养需要和膳食营养原则给予指导。

(1)由于王女士平时对饮食不太讲究,首先建议她在怀孕期间要注重从五大类食物中选择多样性食物,每天至少吃一种其中的食物,如牛奶、绿色蔬菜、瘦肉、鱼、全麦面包、柑橘类水果等。

(2)戒酒,尽量不再喝饮料。应酬时用奶、豆浆或果汁、矿泉水代替酒精饮料。

(3)如在早晨感到恶心,可以在起床后先吃一些淀粉类容易消化的食物如,米粥、饼干。同时,注意饮食尽量清淡少盐,少量多餐,细嚼慢咽。

(4)多吃蔬菜和水果,可以服用叶酸补充剂。

(5)多吃富含铁的食品,如瘦肉、肝脏、血豆腐、豆类和坚果或强化铁的食品。

(6)增加牛奶摄入,保证每天 1~2 杯。

(7)为了预防便秘,适当增加液体摄入量,每天 5 杯,包括水、果汁、牛奶、肉汤等。

(8)做健康记录,记录体重变化和身体其他部位变化。孕晚期应注意观察体重增长速度、监测血压和血糖,预防妊娠高血压和妊娠糖尿病。

(9)整个孕期应保持适当的体育活动,并随着体形的变化按需要作适当调整。

点滴积累 Ⅴ

1. 备孕妇女的膳食指导　调整体重到适宜水平;常吃含铁丰富的食物,选用碘盐,孕前三个月开始补充叶酸;禁烟酒,保持健康生活方式。

2. 孕妇的膳食指导　补充叶酸,常吃含铁丰富的食物,选用碘盐;孕吐严重者,可少量多餐,保证摄入含必要量碳水化合物的食物;孕中晚期适量增加奶、鱼、禽、蛋、瘦肉的摄入;适量身体活动,维持孕期适宜增重;禁烟酒,愉快孕育新生命,积极准备母乳喂养。

3. 哺乳期妇女的膳食指导　增加富含优质蛋白质及维生素 A 的动物性食物和海产品,选用碘盐;产褥期食物多样,不过量,重视整个哺乳期营养;愉悦心情,充足睡眠,促进乳汁分泌;坚持哺乳,适度运动,逐步恢复适宜体重;忌烟酒,避免浓茶和咖啡。

目标检测

一、单项选择题

1. 从营养学的角度看,保障成功妊娠的基础是(　　)

　　A. 合理补充微量元素　　　　　　　　B. 合理摄取能量

　　C. 尽早开始补充叶酸　　　　　　　　D. 注意营养素摄入的平衡

2. 孕妇容易缺乏的微量元素是(　　)

　　A. 钙、铁、碘　　　　B. 锰、铁、锌　　　　C. 铁、碘、锌　　　　D. 铜、碘、锌

3. 为预防神经管畸形的发生,适宜的叶酸摄入量为(　　)μg DFE/d

　　A. 200　　　　　B. 400　　　　　C. 600　　　　　D. 800

4. 孕早期由于呕吐完全不能进食时,静脉给予葡萄糖主要是为了(　　)

　　A. 促进机体利用蛋白质　　　　　　　B. 促进微量元素的吸收

C. 防止胎儿低血糖症   D. 防止酮体对胎儿早期脑发育的影响

5. 孕妇首选的钙的来源是( )

    A. 营养补充剂   B. 钙片   C. 奶类及其制品   D. 骨头汤

6. 为有效预防神经管畸形的发生,叶酸的补充做好从( )开始

    A. 计划怀孕前或可能怀孕前   B. 孕早期

    C. 孕中期   D. 孕晚期

7. 对于孕前体重正常的女性,孕期体重增长约为( ),比较适宜

    A. 10kg   B. 12.5kg   C. 15kg   D. 17.5kg

8. 考虑营养需要及产妇的身体状况,正常分娩后适宜进食( )

    A. 固体食物,如肉、煮鸡蛋、饼干   B. 半流质食物,如蛋花汤

    C. 流质食物,如果汁   D. 牛奶

9. 和哺乳期妇女泌乳量无关的是( )

    A. 心情   B. 睡眠   C. 饮食   D. 运动

10. 母乳喂养应持续到婴儿( )

    A. 4~6 个月   B. 6~10 个月   C. 10~12 个月   D. 12~24 个月

二、多项选择题

1. 孕期营养不良对胎儿的影响包括( )

    A. 生长停滞   B. 宫内发育迟缓   C. 早产

    D. 新生儿低体重出生   E. 先天畸形

2. 孕妇钙缺乏的危害包括( )

    A. 母体的骨密度降低   B. 母体贫血   C. 母体佝偻病

    D. 新生儿低钙血症   E. 母体骨质疏松

3. 孕期叶酸缺乏对妊娠的不良影响,包括( )

    A. 神经管畸形   B. 孕妇巨幼红细胞贫血   C. 低钙血症

    D. 胎盘早剥   E. 干眼病

4. 备孕期的注意事项有( )

    A. 调整体重   B. 合理膳食   C. 严禁烟酒

    D. 保持运动   E. 补充叶酸

5. 哺乳期妇女膳食指南包括( )

    A. 获取优质蛋白质   B. 增加维生素 A 的摄入量   C. 获取充足的钙质

    D. 心情愉悦   E. 适量运动

第三节　特殊年龄人群的营养与膳食

导学情景 ∨ ·····

情景描述

人的一生按照年龄可分为：婴幼儿（0~24 月龄）、学龄前儿童（2~6 岁）、学龄期儿童（6~18 岁，其中 12~18 岁为青少年）、成年人（18 岁~）和老年人（65 岁~）。

学前导语

处在不同年龄阶段的人群承担的社会角色有很大差异，牙牙学语的婴儿，蹒跚学步的幼儿，朝气蓬勃的儿童，日渐健硕的青年，迟暮的老年在一日之中能摄取的和需要摄取的食物、能量、营养素存在较大差异，那么如何具体把握各年龄阶段的营养需求，制定各年龄阶段的膳食指南？ 我们带着这些具体问题，一起学习特殊年龄人群的营养与膳食。

在本书前面章节主要论述的是成年期的营养需求，而人体的生理状况随着年龄的变化有所不同，对膳食中的营养素的需求也不一致。本节内容以婴幼儿、学龄前儿童、学龄儿童和老年人等人群的生理特点为主要依据，分别论述这些人群的营养与膳食需求、膳食指南。

一、婴幼儿的营养与膳食

（一）婴幼儿的生理特点

1. 婴儿期(0~12 月龄)的生理特点

（1）生长发育的特点：婴儿期是人类一生中生长发育最快的时期。这一时期脑细胞数量增多、体积增大；神经细胞突触增长，分支数目增多；骨骼肌肉增大加长；体内各器官增重增大，功能逐渐完善；心理智能发展迅速。

（2）消化系统的特点：婴儿口腔黏膜柔软，舌短而宽的结构有助于吸吮奶头。新生儿唾液腺分化不全，出生后 3~4 个月，唾液腺逐渐发育完全，唾液量分泌增加，唾液淀粉酶含量增多，消化淀粉的能力随之增强。婴儿胃呈水平位，贲门括约肌发育不完善，而幽门肌肉发育良好，喂奶后略受震动或吞咽较多空气后，易溢奶。婴儿胃液成分与成人基本相同，有胃酸、胃蛋白酶、胃凝乳酶和脂肪酶，有利于乳汁凝固消化。婴儿肠管总长度约为身长的 6 倍（成人约 4.5 倍），但肠壁腺体发育差，消化酶功能能弱，消化道蠕动调节不稳定，易受气候变化，食物性质改变及肠道感染的影响会出现腹泻、呕吐等肠胃肠功能紊乱现象。

婴儿在营养需求和胃肠消化吸收能力方面存在一定矛盾，在安排饮食喂养时有一定难度，必须根据婴儿生理特点精心安排，利于食物的消化吸收满足其营养需求，预防疾病。

2. 幼儿期的生理特点　幼儿仍然没有健全的消化系统，表现在幼儿胃的容量相对较小，所以对食物的耐受性较差。而幼儿的活动能力增强，热能需要量增加，为缓解此矛盾，餐次安排以 4~

5次为宜,以满足幼儿所需的热能及其他营养物质的需要。幼儿期的消化液分泌较少,幼儿的咀嚼功能不强,故消化功能较差。为幼儿制作膳食,应做到细软易消化,以适应其胃肠道的消化功能。

不恰当的膳食结构会给幼儿的胃肠道增加负担,出现种种不适。如偏食甜食的幼儿易出现反酸、呃逆、口臭、食欲不振等。

由于幼儿的机体抵抗力较低,当受到毒素侵袭时,则出现胃肠道功能的紊乱,使消化酶分泌减少,而胃肠蠕动增加,因而出现腹泻。要注意饮食保健,才能使幼儿得充足的营养支持,以促进身体的发育。

（二）婴幼儿的营养需求及膳食参考摄入量

1. **能量**　婴幼儿的能量需要除了包括基础代谢、体力活动、食物的特殊动力作用外,还包括生长发育的需要。婴幼儿体表面积相对较大,基础代谢率高于成年人;幼儿生长发育旺盛,每增加1g的体内新组织,需要4.4~5.7kcal的能量;好动幼儿所需能量是同龄安静幼儿的3~4倍。《中国居民膳食营养素参考摄入量(2013版)》建议婴幼儿能量需要量为0~6月龄90kcal(kg·d);6~12月龄80kcal/(kg·d);1~2岁,男孩900kcal/d,女孩800kcal/d。

2. **蛋白质**　婴儿生长迅速,不仅蛋白质的量按每单位体重计大于成人,而且婴儿时期的身体需要大量优质蛋白质供给。婴儿所需必需氨基酸的比例较成人大,如6月龄的婴儿就比成人多5~10倍。除成人的8种必需氨基酸外,婴儿早期肝脏功能还不成熟,还需要由食物提供组氨酸等。母乳中必需氨基酸的比例最适合婴儿生长的需要。

幼儿阶段肌肉、其他内脏器官发育迅速,相对比成人,对蛋白质的需求量多质高。

《中国居民膳食营养素参考摄入量(2013版)》建议0~6月龄、6~12月龄、1~2岁幼儿蛋白质的参考摄入量分别为:9g/d、20g/d和25g/d。

需要注意的是,摄入过量的蛋白质对婴儿而言,不但没有益处,反而可能是有害的。因为摄入过量的蛋白质会加重婴儿未成熟的肾脏的负担,甚至会发生腹泻、脱水、酸中毒等。

3. **脂类**　脂类是热量的主要来源,也是必需脂肪酸的来源和脂溶性维生素的载体。婴幼儿需要各种脂肪酸和脂类,《中国居民膳食营养素参考摄入量(2013版)》建议婴儿脂肪摄入量占总能量适宜比值的AI为:0~6月龄为48%,6~12月龄为40%,1岁以上为35%。婴儿神经系统的发育需要必需脂肪酸的参与,必需脂肪酸提供的热量不应低于总热量的3%。

4. **碳水化合物**　碳水化合物的主要来源是糖类和淀粉。母乳喂养的婴儿平均碳水化合物的摄入量约为12g/(kg·d),人工喂养婴儿略高。4个月以下的婴儿消化淀粉的能力尚未成熟,但乳糖酶的活性比成人高。4个月左右的婴儿已经开始大量分泌α-淀粉酶,能较好地消化淀粉食品。

因富含碳水化合物的食物占体积较大,可能不适当地降低了食物的营养密度及总能量的摄入,所以不适合从淀粉和糖中摄取过多的能量。另外,因过高膳食纤维和植酸盐对营养素吸收利用有影响,应避免选择含有太多膳食纤维和植酸盐的食物。

5. **矿物质**　婴幼儿必需的而易缺乏的矿物质和微量元素主要有钙、铁、锌。此外,内陆地区甚至部分沿海地区碘缺乏病也较为常见。

（1）钙：母乳中含钙量约为 350mg/L，以每天摄入 800ml 母乳计算，能提供 280mg 左右的钙。由于母乳中钙吸收率高，出生后前 6 个月的全母乳喂养的婴儿无明显缺钙。尽管牛乳中钙量是母乳的 2~3 倍，但钙磷比例不合，使婴儿对钙的吸收率处于较低水平。《中国居民膳食营养素参考摄入量（2013 版）》建议婴儿钙的 AI：0~6 月龄 200mg/d，6~12 月龄 250mg/d。

据估计，1~10 岁日均用于骨骼生长的贮留钙从 70mg 提升到 150mg，膳食中钙吸收率仅 35%。《中国居民膳食营养素参考摄入量（2013 版）》建议 1~3 岁幼儿的钙 RNI 为 600mg/d，奶及其制品是膳食钙的最好来源。

（2）铁：足月新生儿体内储备有 300mg 左右的铁，通常可防止出生后 6 个月内的铁缺乏。早产儿及低出生体重儿的铁储备相对不足，在婴儿期容易出现铁缺乏。婴儿在 6 个月后急需从膳食中补充铁，可通过强化铁的配方奶粉、米粉、肝泥及蛋黄等予以补充。考虑到损耗和生长需要，幼儿期日均需要 10mg 的铁，因我国儿童（特别是农村）膳食铁主要来源为吸收率低的植物性铁，故幼儿期缺铁性贫血较为常见。

《中国居民膳食营养素参考摄入量（2013 版）》建议 0~6 月龄、6~12 月龄、1~3 岁幼儿铁的膳食参考摄入量分别为 0.3mg/d、10mg/d、9mg/d。

（3）锌：足月新生儿体内也储备有足量的锌。婴儿期每日需锌约 3mg。母乳中锌含量相对不足，母乳喂养的婴儿在前几个月内因可以利用体内储存的锌而不易缺乏，但在 4~5 个月后也需要从膳食中补充。肝泥、蛋黄、婴儿配方食品是较好的锌的来源。幼儿缺锌时会出现生长发育缓慢、味觉减退、食欲不振、贫血、创伤愈合不良、免疫功能低下等表现。《中国居民膳食营养素参考摄入量（2013 版）》建议 0~6 月龄、6~12 月龄和 1~3 岁幼儿锌的参考摄入量分别为 2.0mg/d、3.5mg/d 和 4.0mg/d。

（4）碘：婴儿期碘缺乏可引起以智力低下、体格发育迟缓为主要特征的不可逆性智力损害。我国大部分地区天然食品及水中含碘较低，如孕妇和哺乳期妇女不使用碘强化食品，则新生儿及婴儿较容易出现碘缺乏病。《中国居民膳食营养素参考摄入量（2013 版）》建议 0~6 月龄、6~12 月龄和 1~3 岁幼儿碘的参考摄入量分别为 85μg/d、115μg/d 和 90μg/d。

6. 维生素

（1）维生素 A：母乳及配方奶粉中含有较丰富的维生素 A，用母乳和配方奶粉喂养的婴儿一般不需额外补充。用浓缩鱼肝油补充维生素 A 时应适量，过量补充会导致维生素 A、维生素 D 中毒，出现呕吐、昏睡、头痛、骨痛、皮疹等症状。《中国居民膳食营养素参考摄入量（2013 版）》建议 0~6 月龄、6~12 月龄婴儿维生素 A 的 AI 为 300μgRAE/d、350μgRAE/d，UL 为 600μgRAE/d；1~3 岁儿童维生素 A 的 RNI 为 310μgRAE/d，UL 为 700μgRAE/d。

（2）维生素 D：母乳及牛乳中的维生素 D 含量均较低，从出生 2 周到 1 岁半之内都应添加维生素 D。富含维生素 D 的食物较少，给婴幼儿适量补充富含维生素 A、维生素 D 的鱼肝油或维生素 D 制剂及适当户外活动（晒太阳），可以预防维生素 D 缺乏所致的佝偻病。《中国居民膳食营养素参考摄入量（2013 版）》建议维生素 D 的 RNI 为 10μg/d，UL 为 20μg/d。

（3）维生素 E：早产儿和低出生体重儿容易发生维生素 E 缺乏，引起溶血性贫血、血小板增加及硬肿症。《中国居民膳食营养素参考摄入量(2013 版)》建议 0~6 月龄、6~12 月龄和 1~3 岁幼儿的维生素 E 的 AI 分别为:3mgα-TE/d,4mgα-TE/d、6mgα-TE/d。

(4)维生素 K:新生儿肠道内正常菌群尚未建立,肠道细菌合成维生素 K 较少,易发生维生素 K缺乏症(出血)。因此,对新生儿尤其是早产儿出生初期要注射补充维生素 K。出生 1 个月以后,一般不容易出现维生素 K 缺乏。但长期使用抗生素时,则应注意补充维生素 K。

(三)婴幼儿喂养指南

1. 6 月龄内婴儿母乳喂养指南

(1)产后尽早开奶,坚持新生儿第一口食物是母乳:初乳对婴儿非常珍贵,其蛋白质含量高,含有丰富的免疫活性物质,对婴儿防御感染及初级免疫系统的建立十分重要。因此,应尽早开奶,产后30 分钟即可喂奶,让婴儿尽早反复吸吮乳头,是确保成功纯母乳喂养的关键。新生儿出生后第一口食物应是母乳,有利于预防婴儿过敏,并减少新生儿黄疸、体重下降和低血糖的发生。婴儿出生时,体内具有一定的能量储备,可满足至少 3 天的代谢需求,开奶过程中不必担心新生儿饥饿,可密切关注婴儿体重,出生后体重下降只要不超过出生体重的 7%就应坚持纯母乳喂养。

知识链接

初乳的营养价值

分娩后 7 天内分泌的乳汁称为初乳。 初乳含有丰富的营养和免疫活性物质,有助于肠道功能的最初发展, 对婴儿十分珍贵: ①初乳蛋白质含量可达 20~30g/L, 为成熟乳的 2~3 倍, 其中近 90%的蛋白质为乳清蛋白, 其氨基酸模式最接近婴儿需要; ②初乳中富有免疫球蛋白和细胞因子, 如分泌型 SIgA、白细胞介素、乳铁蛋白、脂肪酶、溶菌酶等, 对初生婴儿的免疫系统、肠道成熟和消化吸收都很有帮助; ③初乳中还含有丰富的低聚糖 (益生元), 这些低聚糖可作为肠道中双歧杆菌、乳酸杆菌等益生菌的代谢产物, 促进益生菌的定植和生长, 有利于婴儿快速建立正常的肠道微生态环境。

---

(2)坚持 6 月龄内纯母乳喂养:母乳喂养与其他喂养方式相比,具有消化吸收利用率高;含大量免疫物质;母乳喂养经济、卫生、方便;促进产后恢复,增进母婴交流等优点。婴儿时期的饮食影响人一生的新陈代谢,如母乳喂养对抵抗炎症,以及预防肥胖症、营养不良、过敏反应等都有好处。所以母乳是 6 个月龄之内婴儿最理想的天然食品,应首选用纯母乳喂养婴儿。纯母乳喂养能满足 6 个月内婴儿所需的全部液体、能量和营养素。

(3)回应式喂养,建立良好的生活规律:母乳喂养应顺应婴儿胃肠道成熟和生长发育过程,从按需喂养模式到规律喂养模式递进。婴儿饥饿是按需喂养的基础,饥饿引起哭闹时应及时喂哺,不要强求喂奶时间和次数,特别是 3 月龄以内的婴儿。随着月龄增加,婴儿胃容量逐渐增加,单次摄乳量也随之增加,哺喂间隔会相应延长,喂奶次数减少,逐渐建立起规律哺喂的良好饮食习惯。

(4)适当补充维生素 D,母乳喂养无须补钙:母乳中维生素 D 含量较低,家长应尽早抱婴儿到户外活动,适宜的阳光会促进皮肤维生素 D 的合成;同时也应适时补充富含维生素 D 的制剂(每日补充维生素 D 10μg);配方粉喂养的婴儿通过合乎国家标准的配方食品,能获得足量的维生素 D,不需再额外补充。纯母乳喂养能满足婴儿骨骼生长对钙的需求,不需要额外补钙。推荐新生儿出生后补充维生素 K,特别是剖宫产的新生儿。

(5)婴儿配方奶是不能纯母乳喂养时的无奈选择:因哺乳期妇女患有传染性疾病、精神障碍、乳汁分泌不足或无乳汁分泌等原因,或婴儿患有某些代谢性疾病,不能用纯母乳喂养婴儿时,建议首选适合于婴儿的配方奶喂养,不宜直接用普通液态奶、成人奶粉、蛋白粉等喂养 0~6 月龄婴儿。任何婴儿配方奶都不能和母乳相媲美,只能作为纯母乳喂养失败后的无奈选择。

(6)监测体格指标,保持健康生长:身长和体重等生长发育指标反映了婴儿喂养和营养状况,应对婴儿进行定期测量,既可了解婴儿的生长发育速度是否正常,又可检查其喂养婴儿的方法是否正确。婴儿生长有自身规律,过快、过慢生长都不利于儿童远期健康。婴儿生长存在个体差异,也有阶段性波动,不必相互攀比生长指标。母乳喂养的婴儿体重增长可能低于配方奶喂养的婴儿,只要婴儿处于正常的生长曲线轨迹,即是健康的生长状态。

2. 7~24 月龄婴幼儿喂养指南

(1)继续纯母乳喂养,满 6 月龄起必须添加辅食:婴儿满 6 月龄后,母乳依然可以提供部分能量、优质蛋白、钙等重要营养素,以及各种免疫保护因子等。继续母乳喂养也仍然有助于促进母子间的亲密联系,促进婴儿发育。因此 7~24 月龄婴幼儿应继续母乳喂养。

婴儿满 6 月龄时,胃肠道等消化器官已相对发育完善,可消化母乳以外的多样化食物。同时,婴儿的口腔运动功能,味觉、嗅觉、触觉等感知觉,以及心理、认知和行为能力也已准备好接受新的食物。此时开始添加辅食,不仅能满足婴儿的营养需求,也能满足其心理需求,并促进其感知觉、心理及认知和行为能力的发展。

(2)从富铁泥糊状食物开始,逐步添加达到食物多样:7~12 月龄婴儿所需能量约 1/3~1/2 来自辅食,13~24 月龄幼儿约 1/2~2/3 的能量来自辅食。母乳中几乎不含铁,而婴儿体内铁的储备至出生后 4~6 月已基本耗尽。因此,婴儿最先添加的辅食应该是富铁的高能量食物,而后可逐渐过渡到除奶类外由其他食物组成的单独餐。随月龄增加,也应根据需要,增加食物品种和数量。

添加辅食的顺序为:首先添加谷类食物(如强化铁的婴儿营养米粉),其次添加蔬菜汁/泥和水果汁/泥,最后是动物性食物(如蛋羹、鱼、禽、畜肉泥/松等)。辅食添加过早容易造成过敏、排便异常等问题。因此辅助食品的添加应随婴儿生长发育营养需要、消化机能成熟情况,遵循每次只添加一种新食物,由少到多、由稀到稠、由细到粗,循序渐进的原则,具体添加顺序可参考表 3-3-1。每引入一种新的食物应适应 2~3 天,密切观察是否出现呕吐、腹泻、皮疹等不良反应,适应一种食物后再添加其他新的食物。在增加食量和次数的同时,还要考虑到各种营养的平衡。

幼儿在满 12 月龄后应与家人一起进餐,在继续提供辅食的同时,鼓励尝试家庭食物,并逐渐过渡到与家人一起进食家庭食物。

13~24 月龄幼儿的奶量应维持约 500ml,每天 1 个鸡蛋加 50~75g 肉禽鱼,每天 50~100g 的谷物类,蔬菜、水果的量仍以幼儿需要而定。

表 3-3-1　婴儿辅食添加顺序

月龄	添加的辅食品种	供给的营养素	备注
7~9	强化铁的婴儿米粉（泥糊状）	铁、能量（训练吞咽功能）	7~9 月龄婴儿需每天保持600ml 以上的奶量；优先添加强化铁的婴儿米粉，逐渐达到每天 1 个蛋黄和（或）鸡蛋（如果蛋黄适应良好就可尝试蛋白）和 50g 肉禽鱼；其他谷物类、蔬菜、水果的添加量根据需要而定
	蛋黄、鱼泥、动物血、肝泥、肉末	蛋白质、铁、锌、钙等矿物质、B 族维生素	
	叶菜汁（先）、果汁（后）、叶菜泥、水果泥	维生素 C、矿物质、纤维素	
	粥（由稀到稠）、烂面等	能量（训练咀嚼功能）	
10~12	饼干、馒头、面包片、煮熟的土豆块和胡萝卜块等手抓食物	能量（鼓励婴儿尝试自喂）	10~12 月龄婴儿需每天保持 600ml 的奶量；每天 1 个鸡蛋和 50g 肉禽鱼；一定量的谷物类；蔬菜、水果的添加量根据需要而定。建议多尝试不同种类的蔬菜、水果，增加婴儿对不同食物口味和质地的体会
	鱼肉、全蛋、撕碎的鸡肉等	蛋白质、铁、锌、钙等矿物质B 族维生素	
	蔬菜、水果（可选择切片的苹果片等）	维生素 C、矿物质、纤维素（训练咀嚼功能）	

（3）提倡回应式喂养，鼓励但不强迫进食：随着婴幼儿生长发育，父母及喂养者应根据其营养需求的变化，感知觉以及认知、行为和运动能力的发展，顺应婴幼儿的需要进行喂养，帮助婴幼儿逐步达到与家人一致的规律进餐模式，并让婴幼儿学会自主进餐，遵守必要的进餐礼仪。为婴幼儿提供多样化，且与其发育水平相适应的食物，在喂养过程中应及时感知婴幼儿所发出的饥饿或饱足的信号，并作出恰当的回应。尊重婴幼儿对食物的选择，耐心鼓励和协助婴幼儿进餐，但绝不强迫进食。

7~9 月龄婴儿，每天辅食喂养 2 次，母乳喂养 4~6 次为宜；10~12 月龄婴儿，每天添加 2~3 次辅食，母乳喂养 3~4 次为宜；13~24 月龄幼儿应与家人一起进食一日三餐，并在早餐和午餐、午餐和晚餐之间，以及临睡前各安排一次点心。

为婴幼儿营造良好的进餐环境，保持进餐环境安静、愉悦，避免电视、玩具等对婴幼儿进餐注意力的干扰，控制每次进餐时间不超过 20 分钟。就餐时或就餐前不应责备或打骂幼儿，发怒时，消化液分泌减少降低食欲。进餐时，应有固定的场所，并配有利于婴幼儿身体特点的桌椅和餐具。父母应保持自身良好的进食习惯，成为婴幼儿的榜样。

（4）尽量少加糖盐，油脂适量，保持食物原味：婴幼儿的食物应单独制作，保证食物新鲜，质地应细、软、碎、烂，以利于幼儿的咀嚼、吞咽和消化，并避免刺激性强和油腻食物。食物烹调时还应具有较好的色、香、味、形，并经常更换烹调方法，以刺激婴幼儿胃酸的分泌，促进食欲，宜蒸、煮，不宜煎、炸。口味以清淡为好，不应过咸，更不宜食刺激性食物，如葱、姜、蒜、胡椒、辣椒等，应尽可能少糖、不放盐、不加调味品，但可添加少量食用油。婴幼儿不宜直接食用坚硬的食物、易误吸入气管的坚果类（如花生）、腌腊食品和油炸类食品。

（5）注重饮食卫生和进食安全：婴幼儿抵抗力差，容易感染，因此对婴幼儿的饮食卫生应特别注意。选择新鲜、优质、无污染的食物和清洁的水制作。餐前、便后要洗手，不吃不洁的食物，少吃生冷的食物;瓜果应洗净才吃;保持餐具和进餐环境清洁、安全。婴幼儿进食一定要有成人看护,以防进食意外。坚果、果冻等食物不适合婴幼儿食用。

(6)定期监测体格指标,追求健康生长:每3个月一次,定期监测并评估婴幼儿的体格生长指标(如身长、体重、头围等指标),判断其营养状况,及时调整营养和喂养。对于生长不良、超重肥胖以及处于急慢性疾病期间的婴幼儿应增加监测次数。平稳生长是最佳的生长模式。

二、学龄前儿童的营养与膳食

满2周岁后至满6周岁以前的儿童,称为学龄前儿童。这个阶段是儿童生长发育的关键时期,也是良好饮食习惯培养的关键时期。

(一)学龄前儿童的营养需求

1. 能量　3~6岁儿童基础代谢耗能约44kcal/(kg·d)。基础代谢的能量消耗约为总能量消耗的60%。3~6岁儿童较婴儿期生长减缓,用于生长的能量需要相对减少,为5~15kcal/(kg·d)。好动儿童需要的能量比安静儿童可能高2~4倍,一般为20~30kcal/(kg·d)。学龄前儿童食物特殊动力作用的能量消耗约为总能量的5%。考虑到儿童基础代谢耗能、活动耗能较低,且流行病学发现儿童肥胖发生率的增加,儿童总的能量需要的估计量较以往有所下降。《中国居民膳食营养素参考摄入量(2013版)》推荐3~6岁学龄前儿童总能量供给范围是1200~1800kcal/d,其中男孩稍高于女孩。

学龄前儿童能量的营养素来源与2岁以内稍有不同,即碳水化合物提供的能量占总能量的50%~65%,蛋白质提供的能量占总能量的14%~15%,脂肪提供的能量相对减少,由1岁时占总能量的35%且逐渐减少,至7岁时接近成人推荐值,占总能量的20%~30%。

2. 蛋白质　学龄前儿童摄入蛋白质最主要的目的是满足细胞、组织的增长,因此对蛋白质的质量,尤其是必需氨基酸的种类和数量有一定的要求。学龄前儿童每增加1kg体重约需160g的蛋白质积累。中国营养学会建议学龄前儿童蛋白质推荐摄入量为30~35g/d。蛋白质50%来源于动物性食物,其余蛋白质可由植物性食物谷类、豆类等提供。在欠发达地区应充分利用大豆所含的优质蛋白质来预防因蛋白质营养不良引起的儿童低体重和生长发育迟缓。

3. 脂肪　脂肪尤其是必需脂肪酸能为儿童生长发育提供所需的能量、维持免疫功能、促进脑的发育和神经髓鞘的形成。《中国居民膳食营养素参考摄入量(2013版)》推荐学龄前儿童膳食脂肪供能占总能量的20%~30%,亚油酸供能不应低于总能量的4%,α-亚麻酸供能不低于总能量0.6%。建议使用比例适宜的调和油为烹调油,在对动物性食品选择时,也可多选用鱼类等富含不饱和脂肪酸的水产品。

4. 碳水化合物　经幼儿期的逐渐适应,学龄前儿童完成从以奶和奶制品为主的饮食到以富含碳水化合物的谷类为主的饮食过渡。《中国居民膳食营养素参考摄入量(2013版)》推荐学龄前儿童碳水化合物占总能量50%~65%,应以含有复杂碳水化合物的谷类为主,如大米、面粉和各种豆类,不宜食用过多的甜食和糖。需要注意的是:蔬菜、水果是膳食纤维的主要来源,但过量的膳食纤维易引起胃肠胀气、不适或腹泻,影响食欲和营养素的吸收。

5. 矿物质

（1）钙：为满足学龄前儿童骨骼生长，每日平均骨骼钙储留量为 100～150mg，钙需要量 3 岁为 350mg/d，4～6 岁为 450mg/d。食物钙的平均吸收率为 35%。《中国居民膳食营养素参考摄入量（2013 版）》推荐学龄前儿童钙的 RNI 为 800mg/d，UL 为 2000mg/d。奶及奶制品含钙量高，吸收率高，是最理想的钙来源。要保证学龄前儿童钙的适宜摄入水平，每日奶的摄入量应不低于 300ml，但也不宜超过 600ml；此外，豆类及其制品尤其是大豆、黑豆含钙也较丰富。

（2）碘：《中国居民膳食营养素参考摄入量（2013 版）》提出学龄前儿童碘的 RNI 为 90μg/d，UL 为 200μg/d，以促进儿童生长发育。为保证此摄入水平，除必须使用碘强化食盐烹调食物外，还建议每周膳食至少安排 1 次含碘较高的海产食品，如海带、紫菜、海鱼、虾、贝类。

（3）铁：造成学龄前儿童铁缺乏的原因一是儿童生长发育快，需铁较多；二是儿童内源性可利用的铁较少，其需要的铁较成人更依赖食物铁补充。铁缺乏的儿童常有对外界反应差、易怒、不安、注意力不集中以及学习能力差等行为异常，铁缺乏还对儿童免疫力和智力发育产生不可逆性影响。《中国居民膳食营养素参考摄入量（2013 版）》推荐学龄前儿童铁 RNI 为 10mg/d，UL 为 30mg/d。动物肝脏、动物血、瘦肉是铁的良好来源，动物性食品中的血红蛋白铁吸收率在 10% 或以上。另外，膳食中丰富的维生素 C 可促进铁的吸收。

（4）锌：锌缺乏儿童常出现味觉下降、厌食甚至异食癖，嗜睡、面色苍白，抵抗力差而易患各种感染性疾病等，严重者生长迟缓。《中国居民膳食营养素参考摄入量（2013 版）》推荐学龄前儿童锌的 RNI 为 5.5mg/d，UL 为 12mg/d。牡蛎、扇贝、鱼、禽、蛋、肉等蛋白质食物锌含量丰富，利用率高。

6. 维生素

（1）维生素 A：维生素 A 对学龄前儿童生长，尤其是对骨骼生长有重要的作用。《中国居民膳食营养素参考摄入量（2013 版）》推荐学龄前儿童维生素 A 的 RNI 为 310～360μgRAE/d。动物肝脏、蛋黄、牛奶富含维生素 A，或在医生指导下补充鱼肝油，获得可直接利用的维生素 A，也可每日摄入一定量的深绿色或黄红色蔬菜补充维生素 A 原。因受限于学龄前儿童的咀嚼能力，叶菜应切碎，煮软，此烹调方法，维生素破坏较多，但胡萝卜素的损失较低。维生素 A 的 UL 值 900μgRAE/d。

（2）B 族维生素：维生素 B_1、维生素 B_2 和烟酸能保证儿童体内的能量代谢，以促进其生长发育，三种 B 族维生素常协同发挥作用。

维生素 B_1 缺乏影响儿童的食欲、消化功能。《中国居民膳食营养素参考摄入量（2013 版）》推荐学龄前儿童维生素 B_1 的 RNI 为 0.8mg/d。膳食中维生素 B_1 主要来源于非精制的粮谷类、坚果、鲜豆、瘦肉、动物内脏和发酵生产的酵母制品。

维生素 B_2 缺乏可引起口角炎、舌炎、唇炎以及湿疹。维生素 B_2 主要来源于各种瘦肉、蛋类。《中国居民膳食营养素参考摄入量（2013 版）》建议学龄前儿童维生素 B_2 的 RNI 为 0.7mg/d。

（二）学龄前儿童膳食指南

1. 食物多样，规律进餐，自主进食，培养健康饮食行为 儿童期要重视饮食习惯的培养，饮食安排上要逐渐做到定时、适量，有规律地进餐，不随意改变进餐时间和进餐量；鼓励和安排儿童与家人共同进餐，以利于他们更好地接受家庭膳食，避免出现偏食、挑食的不良习惯。创造良好的进餐环境,进餐场所要安静愉悦,引导和教育儿童使用匙、筷等自主进餐。

> **知识链接**
>
> 学龄前儿童合理的餐次安排
>
> 　　学龄前儿童每天应安排早、中、晚三次正餐,在此基础上至少还有两次加餐,早餐与午餐之间、午餐与晚餐之间各安排一次,如果晚餐时间比较早时,可在睡前 2 小时安排一次加餐。 一般而言,两正餐之间应间隔 4~5 小时, 加餐与正餐之间应间隔 1.5~2 小时。
>
> 　　加餐以奶类、水果为主,配以少量松软面点。

2. 每天饮奶,足量饮水,合理选择零食　幼儿满 2 岁时,可逐渐停止母乳喂养,但应每日继续提供幼儿配方奶粉或其他的乳制品,建议每天饮奶 300~500ml。同时,应根据儿童的牙齿发育情况,适时增加细、软、碎、烂的膳食,丰富种类,增加数量。

儿童最佳的饮料是白开水。过多地饮用含糖饮料,会影响孩子的食欲,诱发龋齿,且过多能量摄入会导致肥胖或营养不良,不利于儿童的生长发育。建议学龄前儿童每天水的总摄入量(含饮水、汤、奶等)为 1300~1600ml,其中饮水量为 600~800ml,并以白开水为佳,少量多次饮用。

正确选择零食品种,应以水果、乳制品、蛋类、坚果等营养素密度高的食物为主,给予零食的数量和时机以不影响儿童主餐食欲为宜,严格控制含糖高的食物。

3. 合理烹调,少调料少油炸　儿童食物的选择应营养全面丰富、易消化。在烹调方式上,宜采用蒸、煮、炖、煨等,不用油炸。特别注意要完全去除皮、骨、刺、核等,大豆、花生等硬质食物,应先研磨,制成泥糊浆状。口味以清淡为好,不应过咸、油腻和辛辣,尽可能少用或不用味精和鸡精、色素、糖精等调味料。

4. 参与食物选择与制作,增强对食物的认知和喜爱　鼓励儿童体验和认知各种食物的天然味道和质地,了解食物特性,增进对食物的喜爱。同时应鼓励儿童参与家庭食物选择和制作过程,可带儿童去市场选购食物,辨识应季果蔬,尝试自主选购食物。节假日,可带儿童去农田认识农作物,参与农业生产过程,观察植物生长过程,亲自动手采摘果蔬,激发孩子对食物的兴趣,体会参与乐趣,享受劳动成果。

5. 经常户外活动,定期体格测量,保持健康生长　奶类和普通食物中维生素 D 含量有限,单纯依靠普通膳食难以满足儿童维生素 D 的需要量。每日安排 1~2 小时的户外活动,既可促进皮肤中维生素 D 的形成和钙质吸收,又有利于体能、智能的锻炼培养和维持能量平衡。

学龄前儿童每天应进行至少 60 分钟的体育活动,最好是户外游戏或运动,除睡觉外,尽量避免让儿童有连续超过 1 小时的静止状态,每天看电视、玩平板、玩电脑、玩手机的时间累计不超过 2 小时。

▶▶ 边学边练

我们已经学会了用计算法来进行个体一日食谱的编制,那如何进行集体配餐呢? 作为幼儿园的营养师,为孩子配制科学、合理的营养食谱,是其最基本的一项技能。 请同学们试着为幼儿园孩子编制一周食谱。 详见本章技能训练项目 3-2　幼儿园食谱编制。

三、学龄儿童的营养与膳食

学龄儿童一般界定为 6~18 周岁的未成年人,此阶段生长发育快,合成代谢旺盛,对能量与各种营养素(特别是能量、蛋白质、脂类、锌、钙和铁等营养素)需求较成人要高。青春期前,同年龄男生和女生对营养素的需求差别较小;相反,从青春期开始,男生与女生的营养素需求差异较大。

(一) 学龄儿童的生理特点

学龄儿童是生长发育重要阶段,而年龄大致在 12~18 岁的青春期,是人生中的第二次生长发育高峰期,也是最后一次发育阶段。这一阶段最大特点是生理上迅速生长和急剧的变化。具体表现为:

1. 身高与体重　青春期生长激素、促生长因子等激素分泌增多,伴随骨骼快速增长,身高每年长高少则 6~8cm,多则 10~13cm。此阶段是骨骼发育的决定阶段,将直接决定了人的身高、胸围等体格参数。骨骼的发育与钙、维生素 D、维生素 A、锌等多种营养素密切相关,任何一种营养素缺乏,都会影响学龄儿童骨骼的发育。

青春期体形的另一显著变化是体重明显增加,每年少则 5~6kg,多则 8~10kg。学龄儿童正常的体重直接反映其营养状况,体重过高或过低都是不健康的表现。一般而言,实际体重超过标准体重的 10% 时为超重;实际体重超过标准体重的 20% 为肥胖;实际体重低于标准体重的 90% 为低体重;实际体重低于标准体重的 80% 为中度营养不良。体重过低会影响正常发育,引起学习能力低下等问题;体重过重或肥胖,会增加许多慢性疾病的危险性。

2. 体内器官结构和机能

(1)心脏的发育:青春期心脏迅速生长,重量可达出生时的 10~12 倍。17~18 岁时心脏重量接近成人水平。

(2)肺和呼吸系统的发育:18 岁左右达到成人水平,但男、女生的肺活量存在着明显的差异。

(3)脑和神经系统的发育:脑的发育反映在其形态、结构和功能三个方面,青春期大脑发育的重点主要表现在功能方面。这一阶段神经系统的结构已接近成年人,思维活跃,对事物的反应能力提高,分析问题能力和记忆力明显增强。青少年智力能否发育良好与营养供给是否充分关系密切,若营养合理,则能够促进大脑发育,提高学龄儿童的智力。对智力发育而言,最重要的营养素为锌、铁、维生素 A。

3. 性发育　在学龄儿童的发育中最富特点的现象是性的发育,是指心理或生理上已经具有成年人拥有的特征。性生理的发育程度既可以作为青春期起始的生理征兆,亦可作为青春期终止的时间标志。

由以上学龄儿童的生理变化特点可以看出,学龄儿童对食物所提供的营养素的要求,既不同于以前的学龄前儿童期,又有别于后来的成人期。从食物中获得的各种营养素不仅要能够补充各种生命活动和日常的学习劳动过程中的消耗和损失,还要能够保证这一时期迅速生长和发育的特殊需要。

（二）学龄儿童的营养需求及参考摄入量

1. 能量　青春期与生长速度相适应,食欲也多旺盛。男性学龄儿童的肌肉和骨骼的发育均较女性显著,因而能量供给量也高于女性。16~18 岁男女青少年的能量供给量均分别超过从事轻体力劳动的成年人。能量长期摄入不足可出现疲劳、消瘦和抵抗力下降,以致影响体力活动和学习能力。但能量摄入过多,也可造成青少年肥胖。在能量计算时应该注意青少年的活动量不同,个体差异性较大。

2. 蛋白质　学龄儿童生长发育迅速,学习任务繁重,需摄入充足的优质蛋白质。青春期蛋白质需要量个体差异很大。蛋白质摄入不足时将导致发育迟缓,并降低人体对疾病的抵抗能力。青春期蛋白质需要量不仅考虑摄入量的多少及个体生理状况,而且也要注意膳食热量摄入多少、蛋白质的氨基酸组成及其他营养素的摄入情况等因素。蛋白质提供的能量应占膳食总热量的 12%~14%。

3. 脂类　处于生长发育高峰期的学龄儿童需要大量能量供给,一般不宜过度限制其膳食脂类摄入。此外,脂类中的必需脂肪酸是学龄儿童发育不可缺少的物质,特别是脂类有促进脂溶性维生素吸收、改善食物的色、香、味和促进食欲的作用。

但脂肪的摄入量过多会增加肥胖和成年后心血管疾病和某些肿瘤发生的危险性,目前我国小学生肥胖发生率逐年增长,其主要原因是摄入的能量超过消耗的能量,多余的能量在体内转变成脂肪导致肥胖。学龄儿童每日膳食中脂肪供能比略高于成人,占总热能的 20%~30% 为宜,在脂肪种类选择上多选择含必需脂肪酸较多的植物油。

4. 碳水化合物　学龄期儿童活动量大,而且生长发育需要较多热量,碳水化合物约占总热量的50%~65%。摄入适量碳水化合物,可避免脂肪过度摄入,同时谷类和薯类的摄入可增加膳食纤维,这对预防肥胖和心血管疾病很有意义。

但应注意学龄儿童避免摄入过多糖类,尤其是含糖饮料,提倡多喝白开水。吃糖可使血糖迅速上升,饱食感中枢兴奋,抑制食欲,食欲下降后会造成蛋白质、维生素和矿物质等的摄入不足。此外,经常吃糖还易产生龋齿。

5. 矿物质　青春期的青少年,由于骨骼、肌肉、红细胞等的迅猛增长,在矿物质营养中以钙、铁、锌尤为重要,需要量增加。

(1)钙:青春期需大量的钙来参与骨骼快速生长和成型,此阶段钙营养状况良好,有助于提高骨密度峰值,亦可减缓老年时骨质疏松的发生发展。脑内钙含量与青少年的注意力、记忆力有关系密切,缺钙会出现注意力不集中、记忆力较差、易疲惫、学习成绩不佳等临床表现。《中国居民膳食营养素参考摄入量(2013 版)》建议 7~10 岁学龄儿童钙的 RNI 为 1000mg/d;11~14 岁学龄儿童钙的 RNI 为 1200mg/d,14~18 岁钙的 RNI 为 1000mg/d。奶与奶制品尤其是酸奶是钙的最佳食物来源,含钙量高,吸收率较高;鱼虾、某些坚果、豆类也是钙的主要食物来源。

(2)铁:缺铁引起贫血,降低学习能力、免疫和抗感染能力。一般 14 岁以下的少年血液中血色素水平低于 12g,无论男女可诊断为贫血。出现贫血时皮肤苍白、面色无华、疲倦、乏力、头晕、耳鸣、免疫力下降、记忆力衰退和思想不集中等。青春期贫血是女童的常见疾病,每次月经来潮,一次月经量平均 40ml,可损失铁约 1.2mg/d,故铁的供给量女性应高于男性。《中国居民膳食营养素参考摄入量(2013 版)》建议 7~10 岁学龄儿童铁的 RNI 为 13mg/d;11~14 岁学龄儿童铁的 RNI 为男性 15mg/d,女性 18mg/d,14~18 岁铁的 RNI 为男性 16mg/d,女性 18mg/d。动物肝脏、动物血、瘦肉含铁丰富、且铁吸收利用率高,豆类、黑木耳、芝麻酱含铁量丰富。

(3)锌:缺锌的临床表现是食欲差,味觉迟钝甚至丧失,严重时引起生长缓慢,第二性征不发育及免疫功能受损等症状。《中国居民膳食营养素参考摄入量(2013 版)》建议 7~10 岁学龄儿童锌的 RNI 为 7.0mg/d;11~14 岁学龄儿童锌的 RNI 为男性 10.0mg/d,女性 9.0mg/d;14~18 岁锌的 RNI 为男性 11.5mg/d,女性 8.5mg/d。红肉、动物内脏、贝壳类海产品、干果类、谷类胚芽、麦麸、花生都富含锌。

6. 维生素 学龄儿童维生素 A 缺乏,容易影响正常生长发育。《中国居民膳食营养素参考摄入量(2013 版)》建议 7~10 岁学龄儿童维生素 A 的 RNI 为 500μgRAE/d;11~14 岁学龄儿童维生素 A 的 RNI 为男性 670μgRAE/d,女性 630μgRAE/d;14~18 岁学龄儿童维生素 A 的 RNI 为男性 820μgRAE/d,女性 630μgRAE/d。

学龄儿童维生素 B_1、维生素 B_2 和烟酸的需要量均随热量摄入量的增加而增加,在紧张的脑力和体力活动期,上述三种维生素需要量也相应增加;所以在考试期间及高强度体育训练期间,应多补充高含维生素 B_1 和 B_2 及烟酸等食物来满足特殊的消耗。维生素 B_1 广泛存在于动物内脏如肝、心、肾、肉,豆类和没有精加工的粮谷类天然食物中;富含维生素 B_2 的食物主要有奶类、蛋类、肝脏和谷类。《中国居民膳食营养素参考摄入量(2013 版)》建议 7~10 岁学龄儿童维生素 B_1 的 RNI 为 1.0mg/d;11~14 岁学龄儿童维生素 B_1 的 RNI 为男性 1.3mg/d,女性 1.1mg/d;14~18 岁学龄儿童维生素 B_1 的 RNI 为男性 1.6mg/d,女性 1.3mg/d。维生素 B_2 的 RNI 为 1.0mg/d;11~14 岁学龄儿童维生素 B_2 的 RNI 为男性 1.3mg/d,女性 1.1mg/d;14~18 岁学龄儿童维生素 B_2 的 RNI 为男性 1.5mg/d,女性 1.2mg/d。

维生素 C 能促进发育和增加学龄儿童免疫力,防止骨质脆弱和牙齿松动,《中国居民膳食营养素参考摄入量(2013 版)》建议 7~10 岁学龄儿童维生素 C 的 RNI 为 65mg/d;11~14 岁学龄儿童为 90mg/d;14~18 岁为 100mg/d。新鲜水果及蔬菜多富含维生素 C。

其他维生素,如维生素 D、维生素 E、维生素 B_{12}、叶酸等对学龄儿童生长发育也是必需的。应经常注意动物性食品及新鲜水果、蔬菜的摄入。

(三)学龄儿童膳食指导

学龄儿童时期是智力和体格发育的关键时期,也是行为习惯形成的重要阶段。学龄儿童在这一阶段生长发育加快,对各种营养素需求增加。充足的营养摄入可保证体格和智力的正常发育,为成人时期及一生健康奠定良好基础。根据学龄儿童生长发育的特点和营养需求,在一般膳食人群膳食指南基础上强调以下内容:

1. 主动参与食物的选择和制作,提高营养素养 学龄儿童应了解食物和营养的相关知识,学会选择和合理搭配食物,参与食物的准备和烹调,学习餐桌礼仪,珍惜食物,养成健康的饮食行为。家庭、学校和社会要将营养健康知识融入到学龄儿童的日常生活中,从认识食物开始,对他们进行饮食教育。

家长应为学龄儿童营造轻松快乐的进餐环境,让孩子保持心情愉快,不在进餐的时候批评指责孩子。安排学龄儿童与家人或同学一同进餐,享受家人朋友团聚的快乐。

2. 吃好早餐,合理选择零食,培养健康饮食行为　一般可采用早、中、晚三餐制,两餐间隔不超过 5 小时,上午可加一次点心。各餐热量要分配得当,早餐热量应占总热量的 25%～30%,午餐30%～40%,晚餐 30～35%,加餐 5%～10%。要求早餐吃好、中餐吃饱、晚餐适量,三餐定时定量:早餐要选择热能高的食物,以足够的热能保证上午的学习、活动,保证早餐吃好对于学龄儿童的生长发育、学习都非常重要;午餐既要补充上午的能量消耗,又要为下午消耗储备能量,因此午餐食品要有丰富的蛋白质和脂肪;晚餐以吃五谷类的食品和清淡的蔬菜较适宜,不宜食过多的蛋白质和脂肪,以免引起消化不良和影响睡眠。

适量选择营养丰富的食物作零食。可以适当食用的零食:中等量的脂肪、盐、糖类。如:黑巧克力、牛肉片、松花蛋、火腿肠、酱鸭翅、肉脯、卤蛋、鱼片、蛋糕、月饼、怪味蚕豆、卤豆干、海苔片、苹果干、葡萄干、奶酪、奶片、琥珀核桃仁、花生蘸、盐焗腰果、甘薯球、干地瓜干、果汁含量超过 30% 的果(蔬)饮料,如咖啡、山楂饮料、杏仁露、乳酸饮料等。限制食用的零食:高糖、高盐、高脂肪类。如:棉花糖、奶糖、糖豆、软糖、水果糖、话梅糖、炸鸡块、炸鸡翅、炸鸡翅根、膨化食品、巧克力派、奶油夹心饼干、方便面、奶油蛋糕、罐头、蜜枣脯、胡萝卜脯、苹果脯、炼乳、炸薯片、可乐、雪糕、冰淇淋等(每周不超过 1 次)。

3. 天天喝奶,足量饮水,不喝含糖饮料,禁止饮酒　学龄儿童应每天至少摄入 300ml 液态奶或相当量的奶制品,每天少量多次、足量喝清洁的饮用水。饮水时要少量多次,不要感到口渴再喝,可以在课间喝水 100～200ml。多数饮料含有大量的添加糖,尽量做到少喝或不喝含糖饮料,更不能用饮料代替饮用水。

4. 多户外活动,少视屏时间,每天 60 分钟以上的中高强度身体活动　学龄儿童每天进行充足的户外运动,能提高机体各部分的柔韧性和协调性,能增强体质和耐力;能保持健康体重,预防和控制肥胖。此外,对某些慢性疾病也有一定的预防作用。户外运动过程中接受一定量的紫外线照射,有利于体内维生素 D 的合成,保证骨骼的健康发育。每天应累计至少 60 分钟中等到高强度的身体活动,以有氧运动为主。

5. 定期监测体格发育,保持适宜体重增长　学龄儿童要避免节食,避免暴饮暴食,要树立科学的健康观念和体型认知,正确体重的合理增长以及青春期体型变化,保持适宜的体重增长。

▶▶ 课堂活动

表 3-3-2 列出了某中学生一周午餐营养食谱,请同学们根据所学知识对食谱进行评价。有哪些优点,还有哪些地方是可以改进的,你有什么好的建议吗?

表 3-3-2　中学生一周午餐营养食谱举例

星期	食谱	食物列表								
一	米饭、蘑菇炒肉片、炒青菜	食物名称	粳米	鲜蘑菇	猪肉	青菜	植物油	蛋清	调味品	—	—
		质量(g)	200	50	50	200	10	适量	适量	—	—
二	米饭、鱼香三丝、香菇炒青菜、烩花菜	食物名称	粳米	猪瘦肉	胡萝卜	土豆	绿叶菜	鲜香菇	植物油	调味品	花菜
		质量(g)	150	50	50	100	200	50	10	适量	适量
三	米饭、蒜苗炒蛋、西芹牛柳、菠菜粉丝汤	食物名称	粳米	蒜苗	鸡蛋	牛瘦肉	芹菜茎	植物油	调味品	—	—
		质量(g)	150	100	50	50	100	10	适量	—	—
四	米饭、虾仁豆腐、炒青菜、虾皮萝卜丝汤	食物名称	粳米	内酯豆腐	虾仁	新鲜蔬菜	植物油	萝卜	虾皮	调味品	—
		质量(g)	150	100	50	150	10	50	适量	适量	—
五	米饭、木须肉、酱焖茄子、绿豆汤	食物名称	粳米	猪瘦肉丝	鸡蛋	茄子	绿豆	冰糖	植物油	木耳	调味品
		质量(g)	150	60	50	150	适量	适量	10	适量	适量
六	煮水饺、绿豆粥	食物名称	面粉	青菜	瘦肉	粳米	绿豆	植物油	调味品	—	—
		质量(g)	100	150	80	50	25	5	适量	—	—
日	米饭、孜然羊肉、香菇烧油菜、拌小青菜	食物名称	粳米	羊肉	木耳	胡萝卜	鲜香菇	油菜	植物油	小青菜	调味品
		质量(g)	150	100	2	50	50	150	10	适量	适量

四、老年人的营养与膳食

（一）老年人的生理特点

按照国际规定,65 周岁以上的人确定为老年人,80 岁以上为高龄老人。步入老年,从外观到内在,生理代谢、器官功能发生相应变化,主要表现为:

1. 代谢功能改变　老年人因基础代谢率下降、合成代谢降低,分解代谢增高,致能量消耗减少。脂肪随年龄的增长而增加,分布在腹部及内脏器官周围的脂肪居多。

2. 骨内无机盐含量下降　其结果导致骨密度降低。人体的骨密度一般在 30 岁时达到峰值,随后年龄增高逐年下降,易患骨质疏松,且骨脆性增加,易骨折。这种情况绝经期妇女更为严重。

3. 器官系统功能改变　消化系统功能减弱,营养素吸收率降低,肠蠕动变缓,易患便秘,同时增加代谢废物在肠内停留时间;心血管系统功能减弱,心率减慢,心输出量减少,且血管硬化,弹性降低,老年人群高血压的患病率远高于其他年龄段人群;视觉的功能减退,易患青光眼、白内障等眼疾;免疫系统功能降低,使老年人对外界刺激、伤害的适应能力下降,对各种疾病侵袭更为敏感。

（二）老年人的营养需求及参考摄入量

现代老年医学研究表明,人类的健康长寿受到多种因素综合影响,饮食与营养是其中重要因素之一,合理的营养有助于延缓衰老,而营养不良或营养过剩、紊乱则会加速衰老速度。因此,老年人根据自身的健康状况调整饮食结构,防止营养不足或过剩,这对保持身体健康、预防疾病、延缓衰老进程具有重要的意义。

1. 能量　对于老年人个体而言,生活模式和生活质量的不同,对能量的需求有较大差异。65 岁以上的老年人如能保持良好心态,在生理条件允许的情况下开展适当的体力活动,这对老年人健康大有裨益。如果老年人足不出户,膳食能量参考推荐值则可能高于实际需要。具体能量推荐摄入量见表 3-3-3。

表 3-3-3　老年人膳食能量与蛋白质推荐摄入量

年龄	能量（kcal/d）	
	男	女
65 岁以上（轻体力活动）	2050	1700
65 岁以上（中体力活动）	2350	1950
80 岁以上（轻体力活动）	1900	1500
80 岁以上（中体力活动）	2200	1750

2. 蛋白质　一方面因老年人体内细胞衰亡和体内各种代谢不可避免丢失蛋白质,且随着机体老化,体内分解代谢加强,氮的负平衡难以避免;另一方面蛋白质摄入不足,组织器官蛋白质合成代谢受到较大影响,故老年人对蛋白质的需求增大。

《中国居民膳食营养素参考摄入量(2013版)》建议老年人蛋白质摄入量男性为65g/d,女性为55g/d。饮食中尽量使用优质蛋白质,如肉、鱼、禽蛋、奶、大豆及其制品等提供的优质蛋白质。需要注意的是因蛋白质代谢废物会增加肝、肾的负担,所以80岁以后蛋白质摄入还要适当减少。

大豆及其制品容易获得,品种丰富,不易增加消化道负担。因此,大豆及其制品推荐为老年人最佳选择之一。大豆中的卵磷脂、植物固醇及大豆异黄酮对人体尤其对女性有利,所以强调老年人选择豆类食品是符合均衡膳食要求的。

3. **脂类** 《中国居民膳食营养素参考摄入量(2013版)》建议老年人脂类摄入量应占饮食总热量的20%~30%。老年人胰脂肪酶分泌减少,对脂肪的消化能力减弱,所以应当低脂肪饮食,同时膳食中以含不饱和脂肪酸的植物油如豆油、花生油、玉米油、芝麻油等为主,可预防高脂血症、肥胖。

4. **碳水化合物** 碳水化合物是热量的主要来源。《中国居民膳食营养素参考摄入量(2013版)》建议碳水化合物的摄入量一般应占总热量的50%~65%。老年人应选用淀粉类作为主食,且多选择粗粮。

因老年人糖耐量低、胰岛素分泌减少且对血糖的调节作用减弱,易发生血糖增高;过多的糖在体内还可转变为脂肪,并致血脂增高,故不宜食含蔗糖等简单糖类。而水果和蜂蜜中所含的果糖,既容易消化吸收,又不易在体内转化成脂肪,是老年人理想的糖源;且水果富含膳食纤维的食物,多吃还可增强肠蠕动,防止便秘。

5. **矿物质** 矿物质在体内具有重要功能。其是构成骨骼、牙齿的重要成分,还可调节体内酸碱平衡,维持组织细胞的渗透压,维持神经肌肉的兴奋性,并参与体内一些重要的生理活性物质如血红蛋白、甲状腺素等的构成。

(1)钙:由于老年人胃肠功能下降,肝肾功能衰退及活化维生素D的功能下降,伴随着活动能力下降户外活动减少,缺乏日照,皮下7-脱氢胆固醇转化为维生素D的来源减少,带来的结果是老年人对钙的吸收利用能力下降,对钙的吸收率一般在20%以下。

《中国居民膳食营养素参考摄入量(2013版)》建议老年人每日膳食钙的RNI为1000mg/d。钙摄入不足使老年人出现钙的负平衡,体力活动减少的同时降低钙在骨骼中的沉积,以致骨质疏松症及骨颈骨折比较多见,特别是老年女性。推荐以食物钙为主,牛奶及奶制品是最佳来源,其次是大豆及豆制品、深绿色叶菜、海带、虾皮等。同时,钙的补充不宜过多,每日膳食钙摄入量不应超过2g。

(2)铁:老年人对铁的吸收利用能力下降,造血功能减退,血红蛋白含量减少,易出现缺铁性贫血,因此铁的摄入量也需充足。《中国居民膳食营养素参考摄入量(2013版)》建议老年人膳食铁的供给量为12mg/d,推荐选择血红素铁含量丰富的如动物肝脏、瘦肉、牛肉等食物,同时还应摄入富含维生素C的蔬菜和水果,以便于铁的吸收。

6. **维生素** 老年人由于体内代谢和免疫功能降低,对各种维生素的摄入量应充足,以促进代谢平衡及抗病能力。老年人由于食量减少,生理功能减退,易出现维生素A缺乏。《中国居民膳食营养素参考摄入量(2013版)》建议维生素A的RNI为男性800μgRAE/d,女性700μgRAE/d;老年人因户外活动减少,由皮肤形成的维生素D量降低,易出现维生素D缺乏,建议维生素D的AI为15μg/d;维生素E的最大摄入量以不超过700mgα-TE/d为宜;维生素 B_1 、维生素 B_2 的RNI为男性1.4mg/d,女性1.2mg/d;维生素C的RNI为100mg/d。

7. 膳食纤维 膳食纤维对预防老年性便秘、改善肠道菌群、改善血糖、血脂代谢等都有特别益处。随着年龄增长,膳食纤维有利于预防非传染性慢性病如心脑血管疾病、糖尿病、癌症等疾病。粗粮中及蔬菜中含有大量的膳食纤维,老年人应注意加强这方面食品的摄入。

8. 水 因老年人对失水与脱水的反应迟钝于其他年龄组,且水的代谢有助于其他物质代谢以及排泄代谢废物,故老年人对水分的要求不低于中青年,有时还比其他年龄组要求高。目前老年人每日每千克体重应摄入30ml的水,但在大量排汗、腹泻、发热等状态时还须按情况增加。老年人饮水的关键是不应在感到口渴时才饮水,而应该节奏性地主动饮水,其中可包括不太浓的茶。

(三) 老年人膳食指导

随着年龄的增加,老年人器官功能逐渐衰退,易发生代谢紊乱,导致患营养缺乏病和慢性非传染性疾病的危险性增加。合理饮食是身体健康的物质基础,对改善老年人的营养状况、增强抵抗力,预防疾病、延年益寿,提高生活质量具有重要作用。

1. 少量多餐细软,预防营养缺乏 粗粮富含膳食纤维、B族维生素、钙、钾等,对老年人易出现的以上问题有所改善。因老年人消化系统生理功能存在不同程度的减退,咀嚼功能和胃肠蠕动减弱,消化液分泌减少,老年人易发生便秘,患高血压、血脂异常、心脏病、糖尿病等疾病的危险性增加,故老年人选择食物要粗细搭配,食物的烹制宜松软易于消化吸收,以保证均衡营养,促进健康,预防慢性病。

老年人随着年龄增长,可出现不同程度的老化,包括基础代谢降低、器官功能减退等,并可能存在不同程度和不同类别的慢性疾病;随着年龄增长,体力活动减少,并因牙齿、口腔问题和情绪不佳,可致食欲减退。老年人摄取的食物量减少,可能导致营养不良。老年人要重视预防营养不良与贫血。主要预防手段包括:增加食物摄入,适量增加瘦肉、禽、鱼、动物血和动物肝脏,以及新鲜的水果和绿叶蔬菜、大豆类食品、奶制品的摄入,选用含铁的强化食物,适当使用营养素补充剂,积极治疗原发病等。老年人每天应至少摄入12种及以上的食物,进餐次数可采用三餐两点制或三餐三点制,每次正餐占全天总能量的20%~25%,每次加餐的能量占5%~10%。用餐时间应相对固定。

2. 主动足量饮水,积极户外活动 老年人身体对缺水的耐受力下降,饮水不足可对老年人健康造成明显影响,因此要足量饮水,达到1500~1700ml。饮水应少量多次,主动饮水,首选温热白开水。

研究证实,能量摄入过多、体力活动不足引起的超重和肥胖是高血压、高血脂、糖尿病等慢性非传染性疾病的危险因素。适当多做户外活动,在增加身体活动量、维持健康体重的同时,还可接受充足紫外线照射,有利于体内维生素D合成,预防或推迟骨质疏松症的发生。

3. 延缓肌肉衰减,维持适宜体重 随着年龄增大,老年人的肌肉会逐渐衰减,延缓肌肉衰减的有效方法是吃动结合,一方面要增加摄入富含优质蛋白质的瘦肉、海鱼、豆类等食物,另一方面要进行有氧运动和适当的抗阻运动。

老年人体重应维持在正常稳定水平,不应过度苛求减重,体重过高或过低都会影响健康,从降低营养不良和死亡风险的角度考虑,老年人的 BMI 应不低于 20.0kg/m² 为好。

知识链接

"千金难买老来瘦"的传统观点须纠正

许多研究表明,体重过低、BMI 低的老年人死亡率和营养不良风险增加:①免疫力降低,增加疾病的易感性;②骨折率上升;③某些应激状态的耐受力低下;④经不起疾病消耗;⑤损伤和外伤愈合缓慢;⑥对寒冷的抵抗力降低等;增加死亡的风险。

对于成人而言,BMI≤18.5kg/m²,判断为消瘦。但随着年龄的增加,老年人骨质疏松发生率增加,脊柱弯曲变形,身高较年轻时缩短,而体内脂肪组织增加,使得 BMI 相应性升高。因此,原则上建议老年人 BMI 最好不低于 20.0kg/m²,但最高不应超过 26.9kg/m²;另外,尚需结合体脂和本人健康情况来综合判断,体重过低或过高都对老年人健康不利。老年人要时常监测体重变化,胖瘦要适当,"千金难买老来瘦"的传统观点必须要纠正。

---

4. 摄入充足食物,鼓励陪伴进餐　老年人应以家为乐,适当参与食物的准备和烹饪,通过变换烹饪方法和食物的花色品种,烹制自己喜爱的食物,提高进食的乐趣,享受家庭喜悦和亲情快乐。对于孤寡、独居老年人,建议多结交朋友,或者去集体用餐地点,增进交流,促进食欲,摄入充足食物。对于生活自理有困难的老年人,家人应多陪伴,采用辅助用餐、送餐上门等方法,保障食物摄入和营养状况。

家人应对老年人更加关心照顾,陪伴交流,注意饮食和体重变化,及时发现和预防疾病的发生和发展。

知识链接

老年人饮食原则

老年人调控食物的总原则是三低(低碳水化合物、低脂肪、低盐)、两多(多蔬菜、多水果)、一适量(适量蛋白质)。在饮食配餐上注意食物多样化,合理搭配主副食,粗细兼顾;蔬菜、水果摄入充足;饮食有节,忌暴饮暴食,可以采用少食多餐的就餐次数;合理烹调,口味宜清淡,严格控制食盐的摄入量;保持良好的生活习惯。

老年人在饮食上最好做到:数量少一点、质量好一点、果蔬多一点、菜要淡一点、品种杂一点、饭菜香一点、食物热一点、饭要稀一点、吃得慢一点、早餐好一点、晚餐早一点。

健康老人的一日食谱安排可参考表 3-3-4。

表 3-3-4　健康老人的一日食谱安排

餐次	食谱	配料								
早餐	豆腐脑、素包子、白煮蛋	食物	豆腐脑	香菜	虾皮	鸡蛋	标准粉	—	—	—
		质量(g)	70	5	10	35	50	—	—	—
午餐	米饭、香菇烧小白菜、炒胡萝卜丝、菠菜鸡丝汤	食物	粳米	小白菜	鲜香菇	瘦猪肉	胡萝卜	冬笋	菠菜	鸡丝	植物油
		质量(g)	150	200	40	20	50	50	50	10	10
晚餐	烙春饼、炒合菜、红豆小米粥	食物	标准粉	猪肉	绿豆芽	韭菜	粉条	小米	植物油	红豆	—
		质量(g)	70	25	100	20	20	35	10	15	—

技能训练项目 3-2　幼儿园食谱编制

一、项目目标

1. 了解学龄前儿童营养需求特点、膳食原则。

2. 掌握集体配餐的程序和方法。

二、项目实施

（一）工作准备

1.《中国居民膳食营养素参考摄入量》、食物成分表等。

2. 了解幼儿园规模、人数和年龄等。

3. 了解幼儿园饮食费用情况。

（二）工作程序

程序 1　确定儿童膳食能量目标

集体用餐对象的能量目标以就餐人员的平均年龄为参考。此次用餐对象为某幼儿园中班孩子，平均年龄 4 岁；共 30 人，男、女生各 15 人。

按照儿童年龄均值，根据《中国居民膳食营养素参考摄入量（2013 版）确定其膳食能量目标。

程序 2　确定宏量营养素膳食目标

（1）确定儿童宏量营养素的供给比例。建议蛋白质占 15%，脂肪占 30%，碳水化合物占 55%。

（2）计算宏量营养素的膳食摄入量目标(g)

程序 3　根据餐次比，计算每餐蛋白质、脂肪、碳水化合物的摄入量目标(g)

三餐分配比例建议：早餐加早点占总能量的 30%，午餐加午点占总能量的 40%，晚餐占总能量的 30%。

（1）早餐加早点蛋白质、脂肪、碳水化合物的摄入量目标。

（2）午餐加午点蛋白质、脂肪、碳水化合物的摄入量目标。

（3）晚餐蛋白质、脂肪、碳水化合物的摄入量目标。

程序 4　食物品种和数量的确定

方法同个体食谱设计。但需要乘以 30 人,为整体幼儿园食物采购的参考。

充分结合学龄前儿童的膳食指南及充分利用当地食物资源,考虑季节、经济等因素,选择食物品种。

程序 5　设计出一日食谱

食谱编制常包括烹调方法、进餐时间等。食物宜粗细搭配、粗粮细作,荤素搭配,色彩搭配,食物尽可能自然、清淡少盐。

根据就餐人数和天数,计算食物用料的品种和数量,从而设计食物用料计划。

程序 6　食谱的评价与调整

利用食物成分表,把设计的食谱中的食物质量和营养素含量进行计算加合。分析能量及各营养素供给是否合理? 分析餐次比例分配是否合理? 宏量营养素供能比是否合理?

根据分析结果,稍加调整。

程序 7　一周食谱的编制

一日食谱确定以后,根据食用者饮食习惯、市场供应情况等因素在同一类食物中更换品种和烹调方法,编制一周食谱。

三、注意事项

1. 一周食谱应做到不重复。

2. 每周的食谱应在上一周周末公布,以使家长了解。目前较多的幼儿园提供午餐和午点,孩子在家用早餐和晚餐。家长可根据幼儿园内的食谱进行食物安排,做到幼儿园膳食和家庭膳食互补。

3. 对于学龄前儿童,每周宜安排一次海产食物,以补充碘;每周安排一次动物的肝脏或血,以补充维生素 A 和铁。

点滴积累 ∨

1. 婴儿生长迅速,身体需要大量优质蛋白质供给。 但过量摄入的蛋白质会加重婴儿未成熟的肾脏的负担,甚至会发生腹泻、脱水、酸中毒等。

2. 学龄前儿童的生长发育、免疫功能的维持、脑的发育和神经髓鞘的形成需要摄入适当的脂肪,尤其是必需脂肪酸。 建议使用比例适宜的调和油为烹调油,在对动物性食品选择时,也可多选用鱼类等富含不饱和脂肪酸的水产品。

3. 16~18 岁青春期男女能量供给量均分别超过从事轻体力劳动的成年人,因减肥、厌食等原因导致能量长期摄入不足,可出现疲劳、消瘦和抵抗力下降,以致影响体力活动和学习能力。

4. 老年人因体内细胞衰亡和体内分解代谢加强,丢失蛋白质;蛋白质摄入不足,组织器官蛋白质合成代谢受到较大影响,所以老年人对蛋白质的需求应适当增大。 大豆及其制品容易获得,品种丰富,不易增加消化道负担,故大豆及其制品推荐为老年人最佳选择之一。

目标检测

一、单项选择题

1. 与儿童佝偻病关系较密切的营养素有( )

    A. 铁、碘
                  B. 钾、必需脂肪酸

    C. 钙、维生素 D
          D. 葡萄糖、必需氨基酸

2. 学龄前儿童能量的营养素来源与 1 岁以内稍有不同,( )提供的能量相对减少

    A. 蛋白质
    B. 脂肪
    C. 碳水化合物
    D. 矿物质

3. 老年人应根据( )改变,调节能量的供给

    A. 尿蛋白
    B. 身高
    C. 体重
    D. 老年斑

4. 学龄前儿童膳食中脂肪应占总能量的( )

    A. 15%~25%
    B. 20%~30%
    C. 25%~30%
    D. 30%~35%

5. 青少年能量需要量大,应多吃( )以补充能量

    A. 谷类
    B. 肉类
    C. 纯能量食物
    D. 豆类

二、多项选择题

1. 学龄儿童可出现的营养问题有( )

    A. 缺铁性贫血
    B. 维生素 A 缺乏
    C. 维生素 B_1 缺乏

    D. 肥胖
    E. 锌缺乏

2. 儿童缺锌的主要表现为( )

    A. 食欲不振
    B. 厌食
    C. 免疫力低下

    D. 生长发育不良
    E. 性成熟推迟

3. 关于青春期生长发育,下列说法正确的是( )

    A. 体格生长突增是青春期开始的标志

    B. 骨骼完全融合、躯体生长停止、性发育成熟是青春期结束标志

    C. 青春期男女不具备生育能力

    D. 城市男女青春发育期早于农村

    E. 男性青春期体格突增要早于女性

4. 学龄前儿童的食物应( )

    A. 食物多样
    B. 不宜太精
    C. 减少豆类

    D. 多食坚果类食物
    E. 增加优质蛋白质的摄入

5. 老年人对合理膳食措施应该包括( )

    A. 荤素合理搭配

    B. 以优质蛋白质为主

    C. 多吃奶类鱼类蛋白

D. 多吃新鲜蔬菜水果,增加抗氧化营养素的摄入

E. 碳水化合物以淀粉为主,重视膳食纤维和多糖类物质的摄入

第四节　膳食营养与疾病

导学情景　∨

情景描述:

　　饮食因素是造成现代营养性疾病的直接原因,目前我国 80% 的死亡与现代营养性疾病有关,高血压、高血脂等心血管病和恶性肿瘤已成为主因,且这类疾病的危险因素日益流行。这些疾病及其并发症引起的伤残、死亡和经济负担,给人们生命财产和家庭带来严重影响。

学前导语

　　那么,常见的营养性疾病有哪些?　它们有哪些特点和危害?　与膳食营养关系如何?　从膳食角度如何进行预防?　学习并掌握这些问题,对于个人健康和国家都有重要意义。

　　人体营养供给不足、过多或者比例失调会引发一系列营养性疾病。概括起来有四类:一是营养缺乏病;二是营养过剩症(或中毒);三是营养代谢障碍性疾病;四是以营养不当为主要病因的一些慢性退行性疾病。这四类营养性疾病或与营养有直接因果关系,或与营养有明显的相关性,同时,此类疾病的发生往往具有渐进性、潜在性、时代性以及地域性。

　　随着我国经济、社会、文化以及饮食结构发生的急剧变革,营养过剩或营养比例失调而引发的肥胖症、糖尿病、高血压、高脂血症等疾病逐渐取代了以往各类营养缺乏症,成为威胁当前中国居民健康的主要营养性疾病。

一、营养与肥胖

　　肥胖是指能量摄入超过能量消耗而导致体内脂肪积聚过多或脂肪组织与其他软组织的比例过高而达到危害程度的一种慢性代谢性疾病。肥胖是诸多慢性非传染性疾病发生的罪魁祸首。肥胖的人发生心脑血管疾病、肿瘤、糖尿病的风险大大增加。

（一）肥胖症判定标准

　　新生儿的体脂体重比约为 12%,到半岁时增加至 25%,随后降至正常范围。成年男子体脂比的正常范围为 15%~20%,成年女子体脂比正常范围为 20%~25%。因此,通常情况下,当成年男子体脂含量超过 25%;女子超过 30% 时,即为肥胖。

　　1. 体质指数法　根据 WHO 肥胖指南,亚洲成年人(除发育期的儿童、孕妇和健美运动员)判定标准为:BMI<18.5 为慢性营养不良;BMI 在 18.5~23.9 之间属于正常体重;BMI>24.0 属于超体重;BMI>28.0 为肥胖;BMI>30.0 为严重肥胖。

　　2. 腰围测量法　人体腰围大小也可以间接反映个体肥胖状态,按 WHO 的建议,亚洲人群,男性

腰围>90cm;女性腰围>80cm者,均视为中心性肥胖。

3. 皮褶厚度指数　肥胖者还可以采用皮褶厚度指数来间接测量。利用皮褶厚度计或 X 线片估计皮下脂肪厚度。人体脂肪总量的 1/2~2/3 贮存于皮下,所以测量其皮下脂肪厚度有一定的代表性,且测量简便、可重复。常用测量部位为三角肌外皮脂厚度及肩胛角下。成人两处相加,男性≥4cm,女性≥5cm 即可诊断为肥胖。

▶▶ 课堂活动

　　请根据上述有关肥胖判定方法,为身边的同学或家人测一测,算一算,并做出综合评价。

（二）肥胖分类

根据肥胖病因和发病机制的不同,可将肥胖分为单纯性肥胖和继发性肥胖两大类。其中,各类肥胖症中最常见的是单纯性肥胖,约占总肥胖症人数 95%以上。

1. 单纯性肥胖　也称膳食性肥胖,是指体内能量摄入大于能量消耗,致使脂肪在体内过多堆积,使体重超常的病症,它常与高血压、冠心病、高血脂、2 型糖尿病等相伴随出现,或者是引发这些疾病的重要危险因素。

2. 继发性肥胖　也称症状性肥胖,是由内分泌或代谢性疾病所引起的,是某些特殊疾病如甲状腺功能减退症、下丘脑-垂体炎症、肿瘤、库欣综合征等发病的临床表现之一。

（三）肥胖的原因

导致肥胖的原因至今尚不完全明确,一般认为长期过度饮食,能量摄入过剩而能量消耗过少,导致机体能量摄入超标是肥胖发生的直接原因。近年来医学研究发现,肥胖与遗传、内分泌、代谢及精神因素等也有密切关系。

1. 遗传与肥胖　动物实验和人类流行病学研究表明,单纯性肥胖具有家族遗传倾向,双亲体重正常者其子女肥胖发病率为 10%;双亲中一人肥胖者,子女肥胖发病率为 50%;双亲均肥胖者,子女肥胖发病率高达 80%。此外,同胎孪生儿与异胎子女比较研究也表明,同胎孪生儿在相同环境和不同环境中成长,其体重差别均小于异胎子女。可见,肥胖具有较高的遗传性特征,且在脂肪的分布和肥胖特征也有很高遗传度。

2. 膳食营养与肥胖　当机体能量摄入超过消耗时,过多的能量将以脂肪形式储存起来,最终引发膳食性肥胖。研究表明,一个人每天有 2%的能量剩余,一年时间内其体重可增加 2kg。

3. 生理活动与肥胖　人的生理活动具有周期性。从年龄周期来看,学龄儿童时期体力活动量较大,机体代谢速率较快,一般不易发生肥胖。而男性中年以后,女性绝经期后,各种生理功能开始减退,体力活动开始减少,而进食量未相应减少,往往造成体内脂肪堆积引发单纯性肥胖。对青壮年人群而言,随着现代社会交通工具的飞速发展、办公现代化以及家务劳动电气化、智能化,青壮年人群体力活动大幅减少,使得能量供给与消耗失衡导致肥胖。

此外,由于内分泌腺分泌的激素参与调节机体生理机能和物质代谢,中枢神经、甲状腺、脑垂体等病变将会造成脂肪代谢异常而引发继发性肥胖,如因滥用激素药物等原因损伤了摄食中枢与饱食中枢的联系,二者失去相互制约的机制,便会发生因多食而导致的神经性肥胖。

（四）肥胖症的危害

肥胖可直接或间接导致全身多系统和器官的并发症,包括肥胖导致体重增加引起的应力变化和胰岛素抵抗导致的代谢综合征等,同时也会损害患者的心理健康。肥胖患者发生阻塞型睡眠呼吸暂停综合征的可能性比体重正常者高3倍。肥胖者机体应激能力也明显低于正常体重者。肥胖女性比正常体重女性更易罹患乳腺癌、子宫癌,肥胖男性结肠癌、直肠癌和前列腺癌的发生率较非肥胖者高。

1. 心血管疾病　肥胖与心血管疾病密切相关,肥胖者易患高血压、胆固醇升高和糖耐量降低等,而这些都是心血管疾病的危险因素,且肥胖发病年龄越早,对心血管系统影响越大。

2. 糖尿病　肥胖与2型糖尿病的发病率有密切关系,肥胖可导致糖代谢异常并发生胰岛素抵抗,肥胖者糖尿病发病率比体重正常者高5倍,40岁以上的糖尿病人中,有70%~80%的人在患糖尿病之前已患肥胖症。

3. 血脂升高　肥胖者体内脂肪合成过多,分解过少;肝脏摄取游离脂肪酸增多,甘油三酯含量增多。因此,肥胖者常合并高脂血症、高血压、糖耐量异常等,并成为动脉硬化的主要原因。最近的研究认为,肥胖者的脂肪分布,尤其内脏型肥胖与上述合并症明显相关。

4. 高血压　多数流行病学调查结果显示,肥胖者高血压发生率高于常人,肥胖导致循环血量及心排出量增加,从而心率增快。由于持续性交感神经兴奋性增高及钠重吸收增加而引起高血压,进而引起末梢血管阻力增加而发生高血压性心脏肥大。

（五）肥胖症的防治

如前所述,肥胖病人常易诱发糖尿病、高血压、动脉粥样硬化、冠心病、胆结石及某些肿瘤等,一旦身患肥胖,治疗十分困难。因此,预防肥胖显得十分重要。

遗传和内分泌紊乱引起的继发性肥胖,目前尚难以预防和治疗。由能量摄入超标所导致的单纯性肥胖,则主要是通过膳食调整和增加体力活动来预防。

1. 严格控制膳食营养

(1)控制总热能的摄入:在保证基本营养和膳食均衡的前提下,科学合理的限制每日摄入的总能量,使之略低于消耗量。避免骤然降至最低安全水平以下,一般成年人摄入热能1000kcal/d(4.2MJ/d)为最低安全水平。成年轻度肥胖者,按每月减轻体重0.5~1.0kg为宜,每天减少0.53~1.05MJ能量来确定每天三餐的标准。而成年中度以上肥胖者,每周减体重0.5~1.0kg,每天减少能量2.31~4.62MJ,应从严控制。如果是儿童,还要考虑生长发育的需要;对老人则要注意有无并发症的存在。因此,对能量的控制一定要循序渐进,逐步降低。

(2)限制脂肪摄入量:肥胖者应限制饮食脂肪供给量,尤其需限制动物脂肪。肥胖者脂肪应控制在总能量20%~25%以内。脂肪沉积在皮下组织和内脏器官过多时,常易引起脂肪肝、高脂血症及冠心病等并发症。

(3)适量碳水化合物:碳水化合物供应占膳食总能量的45%~60%左右,以复合碳水化合物为主,适当增加低热能且体积大的蔬菜、水果类,以增加膳食纤维的摄入,每天膳食纤维的摄取量以30g为宜,多选用全谷物食品,既可增加饱腹感,又能减少脂肪、胆固醇和糖的吸收。对含单糖食品,如蔗糖、麦芽糖、果糖、蜜饯及甜点心等,应尽量少吃或不吃。

（4）选择优质蛋白:在严格控制膳食热量摄入情况下,蛋白质的摄取量占总能量的20%～30%为宜,每日供给量约1g/kg体重,其中鱼、肉、虾、大豆及其制品、兔肉、瘦肉等富含优质蛋白的食物不低于50%。若以植物蛋白为主,则按每日1.2～1.5g/kg体重供给。

（5）限制食盐和各种嘌呤摄入量:食盐往往引起口渴,并刺激食欲,从而增加体重,摄入量3g/d为宜,不宜超过6g/d。而饮食中的嘌呤可增加食欲和加重肝脏肾脏的代谢负担。因此,要限制高嘌呤食物如动物肝脏、心脏等食品的摄入。

（6）保证维生素和矿物质的供给:注意合理的食物选择和搭配。新鲜蔬菜、水果、豆类、牛奶等是维生素和矿物质的主要来源,必要时,在医生的指导下,适当服用多种维生素和矿物质制剂。

2. 养成良好的饮食习惯　一日三餐、定时定量,注意晚餐不宜过多、过饱,三餐之间少吃零食、甜食和含糖饮料;从饮食习惯来看,饭前可先食用一些低能量蔬菜类食物,再吃主食,饮食过程中细嚼慢咽,延长用餐时间,从而达到食量少而饱腹感强的效果。改变不良饮食习惯,戒烟戒酒。

3. 适度运动　在控制总热能和培养良好饮食习惯前提下,坚持适度运动,以健步走、慢跑、游泳、爬山、骑车、跳舞、跳绳等中等强度的有氧健身运动为主,每周至少3～5次,每次30～60分钟,坚持适度运动,不仅增加机体能量消耗,还可以增强心血管、呼吸系统的功能。

知识链接

FITT 健身原则

FITT 健身原则就是运动频率（Frequency）、运动强度（Intensity）、运动类型（Type）运动时间（Time）四维健身原则。一个周期内的运动处方应围绕这四个方面进行设计和安排。

1. Frequency（运动频率）　一般以"周"为单位确定训练频率,也就是每周训练几次,比如每周训练3～4次。

2. Intensity（运动强度）　一般采用心率这种简单指标作为衡量运动强度标准,目标心率=（220-年龄）×（60%～80%）,60%～70%区间主要用于减肥,70%～80%主要用于提高心肺功能。

3. Type（运动类型）　广义上可以区分为心肺练习,抗阻练习,增强式练习,伸展练习,专项技术练习等,狭义上可以区分到某种运动项目,比如举重,跑步,单车,游泳等。

4. Time（训练时间）　即一次运动所持续的时间。

例如,一名减肥者一周的运动减肥计划为:一般运动频率以训练3～5次/周为宜;运动项目以慢跑、健步走、毽子、瑜伽、游泳等大众项目为宜;运动强度以有氧运动即微量出汗为宜;运动时间,以30～60分钟/次为宜。

（六）肥胖患者膳食选择

1. 宜用食物　肥胖者膳食中应以低 GI 的谷物、各类畜禽类瘦肉、鱼虾类、豆类及豆制品、低脂牛乳等为主,而蔬菜和水果可以适度。有利于减肥的食物如:

（1）蔬菜类:冬瓜、黄瓜、芹菜、菠菜、竹笋、绿豆芽、豌豆苗、韭菜、白菜、莲藕、番茄、洋葱、菜花、萝卜、大蒜、黄花菜、豆腐、山药、魔芋、地瓜、茼蒿、银耳、木耳、蕨菜、荠菜、苜蓿等。

（2）水产类：海带、淡菜、牡蛎肉、紫菜、鱼肉等。

（3）禽蛋类：鸡蛋白、鸽肉、鹌鹑肉等。

（4）水果类：西瓜、柚子、苹果、芒果、梨、柠檬、樱桃、菠萝、柿子、橘子、香蕉、山楂等。

（5）杂粮类：燕麦、绿豆、黄豆、赤小豆等。

2. 忌用食物　肥胖者应忌用富含饱和脂肪酸的食物，如肥肉、猪油、动物内脏及油炸、油煎类食物；尽量少食用含低分子糖类食品如蔗糖、麦芽糖、蜜饯等零食或糖果。

▶▶ 边学边练

　　李明是一名大二男生，上大学后养成了贪吃零食，不爱运动，且晚上睡觉前喜欢吃夜宵等不良习惯。目前身高 170cm 的他，体重已由两年前的 65kg 增加到 82kg，肥胖给他的生活带来诸多不便，李某的父母均不是肥胖者，为此李某非常懊恼。请你为李明设计一份减肥食谱。详见本章技能训练项目 3-3　减肥食谱设计与膳食指导。

二、营养与高血压

高血压是一种以体循环动脉血压增高为主的临床综合征，是人群中最常见的心血管疾病。成人收缩压≤140mmHg 及（或）舒张压≤90mmHg，为正常血压。当成人收缩压≥140mmHg 或舒张压≥90mmHg，即可诊断为高血压。其中，收缩压处于 141~159mmHg 或舒张压处于 91~99mmHg 时为轻度高血压；收缩压处于 160~179mmHg 或舒张压处于 100~109mmHg 为中度高血压；当收缩压>180mmHg或舒张压>110mmHg 时为重度高血压。

高血压是最常见的心血管病，是全球范围内重大的公共卫生问题。高血压不仅可引起心、脑、肾并发症，还是冠心病、脑卒中和早死的主要危险因素。目前，我国高血压患者人数已突破 3.3 亿，且约有 1.3 亿患者不知道自己患有高血压，即便是在接受治疗的患者中，也有高达 75% 的人没有控制达标。

根据病因，高血压分原发性和继发性两类。在大多数患者中，高血压的病因不明确，称为原发性高血压，占总高血压患者 95% 以上；而在另外不足 5% 的患者中，血压升高是某些明确而独立疾病的一种临床表现，称为继发性高血压。

（一）高血压的发病因素

高血压是一种由遗传多基因与环境多基因危险因子交互作用而形成的慢性全身性疾病，一般认为遗传因素大约占 40%。

1. 遗传因素　约有半数以上高血压病人有家族史。父母患有高血压病，其子女患高血压的几率比正常人高出 2 倍。

2. 年龄　高血压的发生和年龄有关，年龄越大，发病率越高。各地区人群高血压患病率及平均血压水平随年龄增长而增高。一般在 35 岁以后增长幅度较大。

3. 职业与环境　注意力高度集中、过度紧张的脑力劳动、对视听觉有高度刺激的工作环境，均可使血压升高。

4. 膳食营养因素

(1)能量与高血压:能量摄入过多引起的超重或肥胖,是高血压病危险因素之一。研究表明,肥胖与高血压的相关性为20%~30%,由于体重增加或肥胖会增加心脏负担,只有提高血压才能满足高体重的供血需要,体重每增加12.5kg,收缩压可升高1.3Pa(10mmHg),舒张压升高0.9Pa(7mmHg)。

(2)钠与高血压:人群高血压发病率与平均食盐摄入量呈明显正相关,高钠膳食可使血压升高,低钠膳食可降低血压。每天摄入食盐10g,高血压患病率为8.6%;每天摄入食盐26g,高血压患病率为39%;摄入食盐35~40g,可引起急性中毒。

(3)钾与高血压:适量摄入钾元素能防治高血压,尤其是当高钠盐的膳食摄入所引发的高血压,通过膳食补充钾,其降压效果更为明显,这可能与钾能抑制肾上腺素释放有关。此外,适量钾摄入还能促进体内钠和水的排出,有利于血压的降低。

(4)钙、镁与高血压:富含钙的膳食有降低血压功效,适量的血钙水平有助于维持正常血压。研究表明,膳食中钙的摄取小于600mg/d,就有可能导致血压升高。钙元素降压作用可能与其调节血管的收缩与舒张以及利尿有关。

摄入含镁高的膳食可降低血压。人体镁元素缺乏,血管紧张肽和血管收缩因子将会增加,进而可引起动脉和毛细血管收缩,导致外周阻力增加,最终引起血压升高。

(5)脂肪与高血压:高饱和脂肪酸和高胆固醇引起动脉粥样硬化,会使血液流动阻力增加,进而促进高血压的发生和加剧;而多不饱和脂肪酸,特别是n-3多不饱和脂肪酸能促进胆固醇在体内的利用,降低血胆固醇,抑制血小板凝固,防止动脉粥样硬化。因此,此类膳食与高血压的发病率呈负相关。

(6)蛋白质与高血压:关于蛋白质与血压关系的资料较少。在人群中提高优质蛋白质的摄入量可能对血压有保护作用。有研究发现大豆蛋白和鱼蛋白等蛋白质可降低高血压发病率。其可能机制在于其中含有的一种金属硫蛋白,该蛋白质有一定的促肾小管排钠和降压作用。

(7)碳水化合物与高血压:有关碳水化合物对血压影响的研究也较少。横向研究和前瞻性分析都证明,膳食纤维与血压呈负相关。膳食纤维具有降低血清甘油三酯和胆固醇作用,有一定的降压作用。

(8)维生素与高血压:维生素C、胡萝卜素、维生素E可以通过降低胆固醇、抑制低密度脂蛋白胆固醇的氧化,从而阻止动脉粥样硬化斑的形成等途径产生降血压作用。因此,适量维生素C摄入有利于机体维持正常血压。而缺乏维生素C时,可致血压升高。

(9)乙醇与高血压:乙醇被认为是一把"双刃剑",少量的乙醇具有舒血管作用,而大量的乙醇具有收缩血管的作用。美国人群研究结果发现,每天饮用相当于含有14~28g酒精饮料的成年人患冠心病的风险更小,但在大量饮酒的人中发病率和死亡率比不饮酒的人高。每天摄入酒精30g以上者,血压随饮酒量的增加而显著增高。饮酒可在一定程度上降低血压,但其对心血管系统的保护作用和机制目前仍待进一步证实。因此,不建议任何人出于预防心脏病的考虑开始饮酒或频繁饮酒。

（二）高血压危害

长期高血压,是多种心血管疾病的重要危险因素,影响重要器官如心、脑、肾等脏器功能,并最终导致这些器官功能衰竭。

1. 引发冠心病　长期的高血压可促进动脉粥样硬化形成和发展,冠状动脉粥样硬化会阻塞或使血管腔变窄,或因冠状动脉功能性改变而导致心肌缺血缺氧、坏死而引起冠心病。冠状动脉粥样硬化性心脏病是动脉粥样硬化导致器官病变的最常见类型。

2. 导致脑血管疾病　高血压主要和直接并发症就是脑血管病。血压越高脑血管病的发生率也越高,尤其是脑出血,还包含脑血栓、脑梗死、短暂性脑缺血发作等。脑卒中俗称中风,是急性脑血管病中最凶猛的一种。

3. 慢性肾功能衰竭　高血压对肾脏的损害是又一个严重的并发症。其中,高血压合并肾功能衰竭约占10%。高血压与肾脏损害相互影响,形成恶性循环,高血压的中、后期,肾小动脉发生硬化,肾血流量减少,肾浓缩小便的能力降低,便会出现多尿、夜尿增多现象。而急骤发展的高血压可引起广泛的肾小动脉弥漫性病变,导致恶性肾小动脉硬化,从而迅速发展成为尿毒症。

4. 高血压危象　高血压危象是由紧张、疲劳、寒冷、突然停服降压药等诱因导致小动脉发生强烈痉挛,血压急剧上升的现象。在高血压早期和晚期均可发生,表现为头痛、烦躁、恶心、呕吐、心悸、气急及视力模糊等症状。

（三）高血压的饮食防治原则

1. 控制热能的摄入　提倡食用复合糖类,如淀粉、标准面粉、玉米、小米、燕麦等植物纤维较多的食物,可促进肠道蠕动,利于胆固醇排泄;少食用葡萄糖、果糖及蔗糖等单糖类糖热量食品。

2. 限制脂肪的摄入　高血压患者脂肪摄入量应控制在总能量的25%或者更低。膳食中应限制富含饱和脂肪酸和胆固醇的肥肉、内脏和动物脑等畜禽类动物脂肪。同时,还要限制反刍动物油脂和肉类、奶油及人造黄油等富含反式脂肪酸食物的摄入。

宜选择含有不饱和脂肪酸的海鱼类,促进胆固醇氧化,降低血浆胆固醇,还可延长血小板凝聚,抑制血栓形成,预防脑卒中。此外,海鱼还含有较多的亚油酸,对增加微血管的弹性,预防血管破裂,防止高血压并发症有一定作用。

3. 限制食盐摄入量　高血压患者膳食宜清淡,每日食盐的摄入量应在5g以下,适当减少钠盐摄入有助于降低血压。

4. 适量摄入蛋白质　目前研究认为,除合并有慢性肾功能不全者外,一般不必严格限制蛋白质的摄入量。高血压病人每日蛋白质的摄入量为每公斤体重1g为宜,其中植物蛋白应占50%,最好用大豆蛋白。每周选择2~3次鱼类蛋白质,可改善血管弹性和通透性,增加尿、钠排出,从而降低血压。如果高血压合并肾功能不全者,应限制蛋白质的摄入。

5. 增加钾、钙、镁等矿物质摄入量　膳食中增加含钾的食品能促使胆固醇的排泄,增加血管弹性,有利尿作用,有利于改善心肌收缩能力,如土豆、芋头、茄子、海带、莴笋、冬瓜、西瓜等。含钙丰富的食品对心血管有保护作用,如牛奶、酸牛奶、芝麻酱、虾皮、绿色蔬菜等;含镁丰富的食品可通过舒张血管达到降压作用,如绿叶蔬菜、小米、荞麦面、豆类及豆制品。

此外,多吃绿色蔬菜和新鲜水果,有利于心肌代谢,改善心肌功能和血液循环,促使胆固醇的排泄,防止高血压病的发展。少吃肉汤类,因为肉汤中含氮浸出物增加,能够促进体内尿酸增多,加重心、肝、肾的负担。

知识链接

高血压者宜用食物

1. 碳水化合物

适宜——米饭、粥、面食类、芋类、软豆类。

应忌——番薯(产生腹气的食品)、干豆类、味浓的饼干类。

2. 蛋白质

适宜——脂肪少的食品(嫩牛肉、猪瘦肉、鱼)、蛋、牛奶和牛奶制品(鲜奶油、酵母乳、冰淇淋、乳酪)、大豆制品(豆腐、黄豆粉、豆腐丝等)。

应忌——脂肪多的食品(牛、猪的五花肉、排骨肉、无鳞鱼等)、肉类加工品(香肠等)。

3. 脂肪类

适宜——植物油、少量奶油、沙拉酱。

应忌——动物油、生猪油、熏肉、油渍沙丁鱼。

4. 维生素、矿物质

适宜——蔬菜类(菠菜、白菜、胡萝卜、番茄、百合根、南瓜、茄子、黄瓜等),水果类(苹果、桃、橘子、梨、葡萄、西瓜等),海藻类、菌类。

应忌——纤维硬的蔬菜(竹笋、玉米),刺激性强的蔬菜(辛香蔬菜、如荠菜、葱、香菜类)。

5. 其他食品

适宜——淡红茶、酵母乳饮料。

应忌——香料(辣椒、芥末、咖喱粉)、酒类饮料、咖啡、浓红茶、碳酸饮料、盐渍食品(咸菜类、咸鱼籽、糖酱油煮的菜、酱菜类)。

三、营养与糖尿病

糖尿病是遗传因素和环境因素长期共同作用而导致的有遗传倾向的,以长期高血糖为主要表现的慢性、全身、代谢紊乱性疾病。糖尿病已成为导致全球人口死亡的第二杀手,它对人体的危害仅次于癌症。目前中国已成为世界第一糖尿病大国,我国目前患有糖尿病的人数高达 1.22 亿,占全球 1/3。

（一）糖尿病的诊断标准

1. 典型症状　糖尿病是由于体内胰岛素绝对或相对分泌不足而引起的碳水化合物、脂肪和蛋白质的代谢紊乱的一种代谢性疾病。由于体内胰岛素分泌量不足或者胰岛素效应差,葡萄糖不能进入细胞内,导致血糖升高、尿糖增加而出现多食、多饮、多尿而体力和体重减少的症状,常常称之为"三多一少"。

2. 糖尿病的诊断标准　糖尿病的诊断标准有三条:

①空腹血糖超过 7mmol/L;②口服糖耐量试验中 2 小时血糖超过了 11.1mmol/L;③明显的糖尿病症状下,任何时刻的血糖超过了 11.1mmol/L。

满足上述任何一条就可被诊断为糖尿病。

（二）糖尿病的分类

依据病因和发病机制,可将糖尿病分为原发性糖尿病、继发性糖尿病、妊娠糖尿病以及其他特殊类型等四类。

1. 原发性糖尿病　原发性糖尿病分为胰岛素依赖型（1 型）糖尿病和非胰岛素依赖型（2 型）糖尿病。

（1）1 型糖尿病:是由于胰岛 B 细胞受到细胞介导的自身免疫性破坏,自身不能合成和分泌胰岛素。可发生于任何年龄,通常发生于儿童和青少年。约占糖尿病病人总数的 10%。发病时糖尿病症状较明显,容易发生酮症,即有酮症倾向,需依靠外源胰岛素存活,一旦中止胰岛素治疗则威胁生命。

（2）2 型糖尿病:是指相对的胰岛素不足或胰岛素抵抗,2 型糖尿病病人中约 60% 是体重超重或肥胖。长期的过量饮食,摄取高热量,体重逐渐增加,以至肥胖,肥胖后导致胰岛素抵抗,血糖升高,无明显酮症倾向。2 型糖尿病有明显的家族遗传性,约占糖尿病病人总数的 90%,发病年龄多数在 35 岁以后。而且起病缓慢而隐匿。

2. 继发性糖尿病　继发性糖尿病有胰腺疾病、内分泌疾病所引起的糖尿病。其中,胰腺疾病包括胰腺炎、胰腺部分或全部切除术后、胰腺创伤、血色素沉着症等;内分泌疾病包括肾上腺激素过多、垂体生长激素过多引起的疾病。

3. 妊娠糖尿病　妊娠糖尿病是指妊娠妇女原来未发现糖尿病,在妊娠期,通常在妊娠中期或晚期才发现的糖尿病,称为妊娠糖尿病,占妊娠妇女的 2%~3%。妊娠前已有糖尿病的,称为糖尿病妊娠。分娩 3 个月以后,根据其血糖水平再做糖尿病临床分型,50%~70% 的妊娠糖尿病在分娩后表现为 2 型糖尿病,一部分病人糖耐量恢复正常,仅个别病人转变为 1 型糖尿病。

4. 其他类型糖尿病　其他类型糖尿病是指某些内分泌疾病、化学感染及其他少见的遗传免疫综合征所致的糖尿病,国内比较罕见。

（三）糖尿病的危害

1. 对肾脏的危害　高血糖导致肾小球微循环滤过压异常升高,促进糖尿病肾病的发生和发展。初期表现为蛋白尿、浮肿,晚期则发展为肾功能衰竭,这是糖尿病最主要的死亡原因。

2. 对心脑血管的危害　心脑血管并发症是糖尿病致命性并发症。主要表现于主动脉、冠状动脉、脑动脉粥样硬化,以及广泛小血管内皮增生及毛细血管基膜增厚的微血管糖尿病病变。血管收缩与扩张不协调,血小板黏聚,脂质在血管壁的沉积,形成高血糖、高血脂、高黏血症、高血压,致使糖尿病心脑血管病发病率和死亡率呈上升指数。

3. 急性并发症　急性并发症可引起低血糖反应,糖尿病高渗综合征多发生于中老年,半数无糖尿病史。临床表现包括脱水严重,有时可因偏瘫、昏迷等临床表现而被误诊为脑卒中,死亡率高达 50%。

4. 乳酸性酸中毒　患者多有心、肝、肾脏疾病史,或休克、有感染、缺氧、饮酒、大量服用降糖灵史,症状不特异,死亡率高。

5. 糖尿病足　下肢血管病变是糖尿病的主要危害之一。患病率比非糖尿病者高多倍,糖尿病下肢血管病变造成截肢者要比非糖尿病患者高很多倍。

6. 糖尿病眼　患者如果血糖控制不理想,比较容易受到糖尿病多种并发症的骚扰,多种并发症会造成患者出现双目失明。

此外,糖尿病还可能并发骨质疏松、便秘、腹泻、胃肠疾病、肺结核、牙齿松动脱落等。可以说,困扰病人的不是糖尿病本身,而是因血糖长期失控引起的各种并发症。

知识链接

低血糖症状的紧急处理

凡是因某种原因使血糖下降至正常值以下,引起了以交感神经兴奋和中枢神经系统功能障碍为突出表现的一组临床表现,称为低血糖症。低血糖为生化异常,并不是一种疾病。空腹时,血液中血糖低于4.4mmol/L,视为低血糖。有时,血糖虽没有降至这个水平,但因下降速度太快,也可能出现低血糖症状。

低血糖早期症状以植物神经尤其是交感神经兴奋为主,表现为心悸、乏力、出汗、饥饿感、面色苍白、震颤、恶心呕吐等,较严重的低血糖常有中枢神经系统缺糖的表现,如意识模糊、精神失常、肢体瘫痪,大小便失禁、昏睡、昏迷等。长期反复严重的低血糖发作可导致中枢神经系统不可逆的损害,引起病人性格变异,精神失常、痴呆等。还可以刺激心血管系统,促发心律失常、心肌梗死、脑卒中等。低血糖昏迷过久未被发现可造成死亡。

低血糖的紧急处理:

1. 早期低血糖仅有出汗、心慌、乏力、饥饿等症状,神志清醒时,可给病人饮用糖水,或进食含糖较多的饼干或点心。

2. 如病人神志已发生改变,应该用50%葡萄糖40～60ml静脉注射,更严重时,可用10%萄萄糖持续静脉滴注。

3. 有条件可用胰高血糖素1mg肌内注射。

(四)糖尿病饮食防治原则

糖尿病是一个长期存在的慢性病,一旦诊断明确,它将伴随一生。糖尿病的治疗不是一个单一的治疗,而是一个综合治疗。想要管理好糖尿病,必须驾驭好五架马车,我们称为"五驾马车":包括糖尿病健康宣传教育、饮食治疗、运动疗法、药物治疗和糖尿病的自我监测。

而饮食治疗是各种类型糖尿病治疗的基础,轻型糖尿病患者甚至单用饮食治疗和调整就可控制病情。本节中重点阐述如何从饮食的角度防治糖尿病:

1. 控制总热量摄入　控制总热量是糖尿病饮食治疗的首要原则。

摄入热量能够维持正常体重或略低于理想体重为宜。肥胖者必须减少热量摄入,消瘦者可适当增加热量达到增加体重。总热量与患者年龄、性别、身高、体重、体力活动量、病情等综合因素有关。

可参照公式:标准体重(kg)=身高(cm)-105。然后估算出每千克标准体重热量需要量,再结合病人情况作相应调整。如儿童、青春期、哺乳期、营养不良、消瘦以及有慢性消耗性疾病应酌情增加总热量。年龄大者较年龄小者需要热量少,成年女子比男子所需热量要少一些。总热量的供给也可参考成年人糖尿病患者能量供给表 3-4-1。

表 3-4-1　成年人糖尿病患者能量供给[kcal/(kg·d)]

体型	卧床	轻体力劳动	中体力劳动	重体力劳动
消瘦	20~25	35	40	45~50
正常	15~20	30	35	40
肥胖	15	20~25	30	35

2. 适量供给碳水化合物　碳水化合物是能量的主要来源。充足供给碳水化合物,可以减少体内脂肪和蛋白质的分解,预防酮血症。在控制总能量前提下,适当提高碳水化合物的供给,有利于提高胰岛素敏感性,刺激葡萄糖利用,减少肝脏葡萄糖的产生和改善葡萄糖耐量。

但过量的碳水化合物会使血糖升高,从而增加胰岛负担。因此,碳水化合物应占总热能的 50%~60%为宜,根据我国人民生活习惯,可进主食(米或面)250~400g,可作如下初步估计,休息者每天主食200~250g,轻度体力劳动者 250~300g,中度体力劳动者 300~400g,重体力劳动者 400g 以上,肥胖应在150g~200g。

食物的选择蔬菜类可适量多用,喜欢甜食者可选用甜叶菊、木糖醇、阿斯巴甜等;多糖类如红薯、玉米、荞麦等吸收较慢,可适当多用;在食用土豆、藕、山药等含淀粉较多的食物时,要替代部分主食;忌食蜂蜜、白糖等精制糖。

3. 适量的蛋白质　糖尿病患者膳食中蛋白质的供给应适量,占总热量的 12%~15%为宜;如病情控制不好,出现负氮平衡或中到重度消瘦者可适当增加,按 1.2~1.5g/kg 体重计算。其中,优质蛋白质应占总量的 50%以上。

4. 限制脂肪和胆固醇摄入量　为防止或延缓心脑血管并发症,糖尿病患者脂肪供能应占总能量的 20%~30%。同时,限制饱和脂肪酸的脂肪如牛油、羊油、猪油、奶油等动物性脂肪,可用植物油如豆油、花生油、芝麻油、菜籽油等含多不饱和脂肪酸的油脂,但椰子油除外。还要适当控制胆固醇,以防止并发症的发生。应适当控制胆固醇高的食物,如动物肝、肾、脑等脏腑类食物,鸡蛋含胆固醇也很丰富,应每日吃一个或隔日吃一个为宜。

5. 充足的膳食纤维　膳食纤维能降低空腹血糖、餐后血糖以及改善糖耐量,其机理可能是膳食纤维具有吸水性,能够改变食物在胃肠道传送时间。因此,糖尿病饮食中要增加膳食纤维的量。

6. 丰富的维生素和矿物质　糖尿病控制不好,易并发感染或酮症酸中毒,要注意补充维生素和无机盐,尤其是维生素 B 族消耗增多,应给维生素 B 制剂,改善神经症状。老年糖尿病患者中,应增加铬的含量。铬能够改善糖耐量,降低血清胆固醇和血脂。含铬的食物有酵母、牛肉、肝、蘑菇、啤酒等。同时要注意多吃一些含锌和钙的食物,防止牙齿脱落和骨质疏松。糖尿病患者不要吃的过咸,防止高血压的发生,每日食盐控制在 6g 以下。

7. 合理的膳食习惯 糖尿病患者应合理安排餐次,定时定量,化整为零;定时定量是指正餐,正常人推荐一日三餐,规律进食,每顿饭进食量基本保持平稳,这样做的目的是为了与降糖药更好的匹配,不至于出现血糖忽高忽低的状况;化整为零是指零食,在血糖控制良好的情况下,可以允许病人吃水果,以补充维生素,可以选择在饭后 2 小时食用水果,吃的时候将水果分餐,分餐次数越多,对血糖影响越小。

▶▶ 边学边练

糖尿病患者可以放心吃鸡蛋吗? 是不是应该多喝酸奶? 糖尿病患者如何科学吃水果? 需要控制加工肉类的摄入吗? 糖尿病患者在日常生活中疑问重重。 2017 年 5 月中国营养学会发布了《中国糖尿病膳食指南(2017)》。 请你结合指南的宣传要点和核心信息,模拟场景,进行糖尿病防治饮食指导。 详见本章技能训练项目 3-4 糖尿病人的膳食指导。

四、营养与高脂血症

高脂血症是指血浆中胆固醇(total cholesterol,TC)和(或)甘油三酯(triglyceride,TG)水平升高、过高或高密度脂蛋白胆固醇(HDL-C)过低,现代医学称之为血脂异常,是一种常见的心血管疾病。由于脂质不溶或微溶于水必须与蛋白质结合以脂蛋白形式存在,才能在血液中被运输,进入组织进行代谢,胆固醇和(或)甘油三酯在血浆中都以脂蛋白的形式存在。因此,高脂血症应称为高脂蛋白血症。血脂水平过高,可直接引起动脉粥样硬化、冠心病、胰腺炎等一些严重危害人体健康的疾病。

(一)高脂血症的诊断标准

根据《中国成人血脂异常防治指南》,中国人高脂血症的诊断包括 TC、LDL-C、HDL-C 和 TG 四项测定,具体标准见表 3-4-2。

表 3-4-2 中国成人血脂标准

分层	TC	LDL-C	HDL-C	TG
合适范围	<5.18mmol/L (200mg/dl)	<3.37mmol/L (130mg/dl)	≥1.04mmol/L (40mg/dl)	<1.70mmol/L (150mg/dl)
临界	5.18~6.19mmol/L (200~239mg/dl)	3.37~4.12mmol/L (130~159mg/dl)	—	1.70~2.25mmol/L (150~199mg/dl)
过高	≥6.22mmol/L (240mg/dl)	≥4.14mmol/L (160mg/dl)	≥1.55mmol/L (60mg/dl)	≥2.25mmol/L (200mg/dl)
降低	—	—	<1.04mmol/L(40mg/dl)	—

(二)高脂血症分类

高脂血症表现为高胆固醇血症、高甘油三酯血症或两者兼有,根据病因临床上分原发性和继发性两类。

1. 原发性高脂血症 原发性高脂血症与先天性和遗传有关,比较罕见,是由于单基因缺陷或多基因缺陷,使参与脂蛋白转运和代谢的受体、酶或载脂蛋白异常所致,或由于环境因素(饮食、营养、药物)和通过未知机制而致。包括家族性高甘油三酯血症、家族性Ⅲ型高脂蛋白血症、家族性高胆固醇血症、家族性脂蛋白酶缺乏症等。

2. 继发性高脂血症 继发性高脂血症是指由于其他疾病所引起的血脂异常。多发生于代谢性紊乱疾病(糖尿病、高血压、黏液性水肿、甲状腺功能低下、肥胖、肝肾疾病、肾上腺皮质功能亢进),或与其他因素年龄、性别、季节、饮酒、吸烟、饮食、体力活动、精神紧张、情绪活动等有关。

(三)高脂血症危害

高脂血症是冠心病、心肌梗死、猝死的危险因素。这些心脑血管性疾病发病率高、危害大、病情进展快,其死亡率约占人类总死亡率的半数左右。

1. 导致肝部功能损伤 长期高血脂会导致脂肪肝,而肝动脉粥样硬化后受到损害、肝小叶损伤后,结构发生变化,而后导致肝硬化,损害肝功能。

2. 导致冠心病 当人体由于长期高脂血症形成动脉粥样硬化后,使冠状动脉内血流量变小、血管腔内变窄,心肌注血量减少,造成心肌缺血,导致心绞痛,形成冠心病。

3. 危害冠状动脉 高血脂会危害冠状动脉形成粥样硬化,大量脂类物质蛋白,在血浆中沉积移动,降低血液流速,并通过氧化作用后沉积在动脉血管内皮上,并长期黏附在血管壁上,损害动脉血管内皮形成血管硬化。

4. 导致高血压 形成动脉粥样硬化,导致心肌功能紊乱,血管紧张素转换酶会大量激活,促使血管动脉痉挛,诱致肾上腺分泌升压素,导致血压升高。一旦形成高血压,会使血管经常处于痉挛状态,而脑血管在硬化后内皮受损,导致破裂,形成出血性脑卒中,导致脑血栓和脑栓塞。

(四)营养与高脂血症

高脂血症是近年来常见的一类流行性疾病,除人类自身遗传基因缺陷原因外,这类疾病主要与膳食因素有关。

1. 脂类

(1)饱和脂肪酸:高脂膳食易导致血浆胆固醇水平升高。脂肪不仅能促进胆汁分泌,其产物还有利于形成混合微胶粒,并能促进胆固醇在黏膜细胞中进一步参与形成乳糜微粒、转运入血,从而导致血浆胆固醇指数升高。

(2)单不饱和脂肪酸:实验表明单不饱和脂肪酸(MUFA)有降低血清 TC 和 LDL-C 水平的作用,且不降低血清 HDL-C。膳食中 MUFA 主要是油酸,地中海地区膳食中橄榄油摄入量高,橄榄油中油酸含量达到84%,该地区人群血清 TC 水平低,心血管疾病发病率低,两者之间存在一定相关关系。

(3)多不饱和脂肪酸:临床研究表明 n-3 系列多不饱和脂肪酸可抑制肝内脂类和脂蛋白合成,促进胆固醇排泄,控制 VLDL 合成并加速其分解,具有明显的降低血脂、血浆总胆固醇,增加高密度脂蛋白作用。n-6 系列多不饱和脂肪酸也能降低血液胆固醇含量,但是在降低 LDL-C 的同时,也降低了 HDL-C 的水平。而且,大量 n-6 系列多不饱和脂肪酸的摄入可提高机体内氧化应激水平,从而促进动脉粥样硬化形成。

(4)反式脂肪酸:摄入反式脂肪酸过量可使 LDL-C 水平升高,HDL-C 降低,使 TC/HDL-C 比值增高,LDL-C/HDL-C 比值增加,以及脂蛋白升高,明显增加心血管疾病危险性,反式脂肪酸致动脉粥样硬化的作用比饱和脂肪酸更强。

(5)胆固醇:膳食中的胆固醇可影响血中胆固醇水平,引起 LDL 升高。研究表明,每增加 100mg 胆固醇的摄入量,血浆胆固醇水平增加量,男性为 0.038mmol/L,女性为 0.073mmol/L。

(6)磷脂:磷脂具有乳化作用,可以使血液中的胆固醇颗粒保持悬浮状态,从而降低胆固醇在血管壁沉积,并具有降低胆固醇的作用。

2. 碳水化合物 膳食中糖类过量后,引起血糖升高,刺激胰岛素分泌增加,可能出现高胰岛素血症。而高胰岛素血症可促进肝脏合成甘油三酯和 VLDL 增加,引起血浆甘油三酯浓度升高。特别是摄入能量密度高、缺乏纤维素的双糖或单糖类,可促进肝脏多余的碳水化合物合成 TG,引起血浆 VLDL 和 TG 含量升高,且降低 HDL。

膳食纤维有调节血脂的作用,可降低血清 TC、LDL-C 水平。可溶性膳食纤维比不溶性膳食纤维的作用更强。膳食纤维在小肠中能与胆酸形成胶状物质,并通过消化道被排出体外。

3. 维生素 对血脂代谢有影响的主要是维生素 C 和维生素 E。维生素 C 对血脂的影响主要表现为促进胆固醇降解、转变为胆汁酸、增加脂蛋白脂酶活力,加速血清 TG 降解,从而降低血清 TC 水平;而维生素 E 能影响参与胆固醇分解代谢酶的活力,对血脂水平起到调节作用。

4. 矿物质 镁具有降低胆固醇、降低冠状动脉张力、增加冠状动脉血流量等作用,对心血管系统有保护作用。碘元素可以抑制脂类在动脉壁上沉着。铬是葡萄糖耐量因子的组成成分,是葡萄糖和脂质代谢的必需微量元素,缺铬元素可引起糖代谢和脂类代谢紊乱。铜元素参与心肌代谢,有利于改善心肌缺血。通过动物实验发现,人体钙元素缺乏可引起血 TC 和 TG 升高。缺乏锌元素则引起血脂代谢异常。

5. 膳食习惯等因素 饮酒对血浆甘油三酯的水平有明显影响,酒精可增加体内脂质的合成,降低甘油三酯的分解代谢,一般中等饮酒量可引起高甘油三酯血症。

茶叶中茶多酚和葡萄中的藜芦醇等多酚化学物质,具有抗氧化,促进胆汁酸排泄和减少胆固醇吸收的作用,降低胆固醇在动脉壁的集聚作用。此外,红茶中丰富的咖啡因,具有促进食物中脂肪分解的功效。

大蒜和洋葱含有硫化合物,能抑制 3-羟基-3-甲基戊二酸单酰辅酶 A 还原酶活性,从而抑制体内胆固醇生物合成,具有降低血清胆固醇水平提高 HDL-C 的作用。此外,香菇、木耳等食用菌类也具有降低血清胆固醇的作用。

(五)高脂血症的营养防治

血脂异常,特别是血总胆固醇升高,饮食调整是基础措施。在此基础上,调整生活方式,戒烟、戒酒、适度运动。长期坚持可使血脂降低 10% 甚至 20%,轻度血脂异常者,不用药物治疗也可使血脂减至合理水平。

1. 平衡能量 肥胖是高脂血症的一个重要危险因素,所以体重超过正常标准者,应在医生或营养师的指导下逐步减轻体重,以每月减重 1~2kg 为宜。降低体重的原则是控制饮食和加强体育锻炼相结合,使能量摄入与能量消耗维持平衡,饮食则以低脂肪、低糖、足够的蛋白质为准则。

2. 减少饱和脂肪酸的摄入 血脂正常者脂肪摄入量应控制在总能量的25%,有肥胖、血脂异常及高血脂家族史者,脂肪摄入量应控制在20%。

多不饱和脂肪酸可降低血中胆固醇、甘油三酯、血液黏稠度,改善血液微循环;提高脑细胞的活性,增强记忆力和思维能力,可适量多食。含多不饱和脂肪酸的食物包括深海鱼类(鳕鱼、鲱鱼、鲑鱼等),及各种植物油类(花生油、豆油、菜籽油等)。

饱和脂肪酸可以使人体胆固醇合成增加,尽量少食。含饱和脂肪酸的食物包括动物油类(猪油、羊油、牛油)、肥肉、油煎炸食物以及植物油中的椰子油、棉籽油和可可油等。

胆固醇食用过量会导致高胆固醇血症、动脉粥样硬化等疾病,对机体产生不利影响,所以尽量少食。胆固醇含量较高的食物有蛋黄、动物内脏、鱼籽等;可适当多食胆固醇含量低的食品,如蔬菜、豆制品、瘦肉、海蜇等。

3. 控制单双糖摄入量 糖可在肝脏中转化为内源性甘油三酯,使血浆中甘油三酯的浓度增高,所以应限制甜食、糕点及含糖饮料的摄入。成人每日碳水化合物的摄入量应占总能量的55%~60%,且以复合碳水化合物为主。

增加膳食纤维的摄入量,膳食纤维能够抑制胆固醇的吸收,可预防高脂血症、高血压、癌症、糖尿病等,所以成人每日膳食纤维摄入量应不少于30g。

4. 减少钠盐的摄入量 成人每日食盐用量不得超过6g,应从幼年起就养成吃少盐膳食的习惯,伴有高血压者,应限制食盐的摄入量。

五、饮食与癌症

肿瘤是指机体局部组织细胞在各种内在外在的致癌因素下,逐渐发生持续性、失去控制的异常增生的异生长物或赘生物。根据是否具有浸润性和可转移性,可将肿瘤分为良性肿瘤和恶性肿瘤。一般人们所说的"癌症"习惯上指恶性肿瘤。

有学者指出,女性肿瘤死亡的60%,男性肿瘤死亡的30%~40%与营养有关。世界癌症研究会指出,合理膳食可以预防30%~40%的癌症发生,经常食用新鲜的蔬菜和水果可使总癌症发病率减少20%以上。

(一)营养素与癌症

1. 脂肪与癌症 各类营养素与癌症发生的关系研究中,膳食中脂肪与肿瘤的关系研究较多。虽然关于脂肪致癌的机理尚未完全弄清楚,但从流行病学调查分析,脂肪摄入量与癌症的发生率有明显相关性。从癌发病率来看,低脂肪膳食的日本是高脂肪膳食的欧美等国的1/6~1/2。脂肪本身并不是致癌物,而且保持适宜摄入量对人体是有益的。但高脂肪在代谢过程中能以多种形式促进和诱发致癌的危险,高脂肪影响大肠癌发病,其机理主要因为高脂肪使肝脏胆汁分泌增多,胆汁中初级胆汁酸在肠道厌氧细菌的作用下转变成脱氧胆酸及石胆酸,而脱氧胆酸和石胆酸是促癌物质。

在亚洲和非洲、南美洲的居民肠癌的死亡率很低,而北美、西欧国家中肠癌死亡率高,这种差别主要是由于西方化的饮食中高蛋白质、高脂肪膳食结构的缘故。人群流行病学调查发现,高脂肪摄入与成年女性乳腺癌和结肠癌死亡率呈明显的正相关。以肉食为主的欧美发达国家,以上两种癌症的成年女性死亡率明显高于以素食、谷物为主的亚洲国家。因此,在防癌膳食中应强调减少膳食总脂肪的摄入。

2. 蛋白质与癌症　蛋白质本身不致癌,但过量蛋白质特别是动物蛋白过量与癌症发生、发展有关,具有一定的危险性。动物实验结果表明,蛋白质摄入量低可发现有抑癌作用,反之则有促进不同部位癌的作用,当蛋白质的摄入量增加到正常人的 2~3 倍时,可发现化学物质诱发癌的现象。国外学者进一步研究还发现动物蛋白及膳食总蛋白的摄取量与乳腺癌、结肠癌、胰腺癌及子宫内膜癌呈正相关,认为牛肉、猪肉有增加乳腺癌的危险性。不同种族调查也认为动物蛋白的摄取量与乳腺癌、子宫癌和前列腺癌有关。因此,供给适量的蛋白质,且脂肪与蛋白质比例应适宜。

3. 碳水化合物与癌症　糖是生活细胞的生活能源,主要依靠糖酵解作用而生。血液中的血糖约有 57% 被肿瘤消耗掉,膳食结构中碳水化合物占总能量 85% 以上或 40% 以下都不利于健康。有调查资料分析,食糖(主要是精白糖)过多的癌症发病率比食糖少者高 4~5 倍。高糖膳食经代谢产生丙酮酸、乳酸,使机体体液呈酸性状态,诱发癌症。糖还会对机体免疫系统产生有害的影响,会使白细胞吞噬能力降低。

一些研究认为膳食纤维与肿瘤呈负相关,膳食纤维主要以谷物、蔬菜及水果的摄取量为主。纤维素能缩短食物残渣在肠道停留的时间,从而缩短致癌物在肠道的停留时间,也减少了致癌物质与肠壁接触的机会。许多纤维素有吸水性而增加粪便的体积和促进肠道蠕动。有些实验证明,麸皮能降低某些化学物质的致癌作用,可能是因为纤维素所起的保护作用,防止了化学物质诱发肿瘤。也有研究报告显示,低纤维素高脂肪膳食人群患结肠直肠癌的相对危险性高于低脂肪高纤维素膳食人群。

4. 维生素与癌症　目前研究表明,维生素 A、类胡萝卜素、维生素 C、叶酸和维生素 E 等,具有降低一些肿瘤危险性的功能。

(1)维生素 A:流行病学调查指出,维生素 A 或 β-胡萝卜素的摄入量与肺癌、胃癌、食管癌、膀胱癌、结肠癌呈负相关。我国华北地区食管癌病因研究中进行维生素 A 抑制亚硝胺致癌作用的实验,认为维生素 A 对气管、支气管上皮的作用是抑制基底细胞增生,保持良好的分化状态,并可改变致癌物质的代谢,增强机体的免疫反应及对肿瘤的抵抗力。

(2)维生素 C:国内外学者一致认为维生素 C 有防癌作用,能够有效快速地阻断致癌性亚硝酸基化合物的合成,是一种较好的抗氧化剂,能清除体内的自由基,提高机体的免疫力,能够对抗多种致癌物质。国外研究中心提示,不吃新鲜水果和蔬菜的人患胃癌可能性高,冰岛地区的人们以鱼肉为主,很少吃到新鲜的蔬菜和水果,维生素 C 的摄入量少,而胃癌的发病率比其他地区明显增高。增加维生素 C 的摄入量,可降低喉癌和宫颈癌的患病率。

(3)维生素 E:维生素 E 能够阻断致癌性亚硝基化合物合成的能力,是天然的抗氧化剂,能够限制过氧化物和环氧化物在体内的生成,保持细胞膜的稳定性,防止某些酶和细胞内部成分遭到破坏。维生素 E 在预防乳腺癌方面有一定的作用。

（4）其他维生素：维生素 B 族对化学致癌作用的影响较为复杂。维生素 B_6 缺乏时，可使机体的免疫体系受损，一些肿瘤复发，如乳腺癌。动物实验提示，维生素 B_2 缺乏时可诱发肝癌。近年来，也有学者研究提示，β-胡萝卜素并不能抵抗肿瘤，但在预防肿瘤中可能起一定的作用。

（5）微量元素与肿瘤：锌缺乏时，食管癌发病率高。对比研究发现，食管癌高发地区主要食用小麦，小麦主食中锌元素缺乏，而食管癌低发区主要食用小米、高粱、红薯、木薯、花生等，而这些食物所含的锌元素较丰富。

铁缺乏时，可能引起上消化道肿瘤，瑞典北部地区女性口腔癌和咽下癌发病率高，当该地区铁缺乏得到改善时，咽下肿瘤发病率减少。

硒是强抗氧化剂，硒元素摄入量与白血病、结肠癌、直肠、胰腺、乳腺、前列腺、胆囊、肺和皮肤等部位的肿瘤呈负相关。硒蛋白抗氧化的作用可能比维生素 E 强数百倍，参与调节体内氧化还原反应，降低氧化的速度。硒的生物功能是通过谷胱甘肽过氧化酶发挥其功能。目前来看，硒缺乏可致癌，而补充硒可抗癌的观点，已被广泛接受。

碘缺乏或过多会增加甲状腺肿瘤的危险性，碘缺乏时可以发单纯性甲状腺肿，低碘饮食还可以诱发与激素有关的乳腺癌、子宫内膜癌和卵巢癌；碘过多则会引发乳头状甲状腺癌。

5. 能量与癌症　动物实验表明，限制能量摄入可以抑制肿瘤形成、延长肿瘤潜伏期、减低肿瘤发病率。人群流行病学调查也显示，超重、肥胖者患乳腺癌、胰腺癌、子宫内膜癌和前列腺癌的机会也高于体重正常者。

（二）膳食结构与癌症

日常膳食环节当中，除食物中致癌物质的作用之外，不平衡的膳食结构或不合理的饮食习惯也会诱发癌症。

1. 膳食营养结构与癌症

（1）高脂肪膳食：调查研究显示，高脂肪膳食结构能显著增加结肠、直肠癌的发病率。乳腺癌的发生与脂肪酸组成有关，不饱和脂肪酸摄入过多会增加罹患乳腺癌的风险。另外，脂肪的摄入量可能还与前列腺癌、膀胱癌、卵巢癌的发生有关。

（2）高胆固醇膳食：膳食胆固醇可增加乳腺癌、结肠癌的风险，但胆固醇引发癌症的风险远远低于脂肪的风险，因而多被忽略。研究还发现，膳食胆固醇可增加罹患肺癌，膀胱癌和胰腺癌的危险性。

（3）高能量与高碳水化合物、高蛋白膳食：高能量摄入，可能与癌症危险性增加有关，能量摄入过多导致体重增加，从而增加乳腺癌和子宫内膜癌发生的危险性。所以，能产生大量能量的高碳水化合物膳食结构可能会增加癌症的危险性。总体而言，限制总能量的摄入，可减低癌症发病风险，提高寿命，能量来自植物性食物和鱼类可降低癌症发生率和死亡率。

2. 饮食习惯与癌症　不同的经济社会地区往往形成了特有的饮食模式和习惯，这些饮食习惯与癌症的类型、发病率都存在一定的相关性。如美国、加拿大、澳大利亚等经济发达国家形成了以动物性食物为主的饮食模式，脂肪提供能量占总能量的 36%~37%，而谷物、蔬菜摄入量较低。这使得乳腺癌、前列腺癌、结肠癌发病率较高，而胃癌、食管癌较低。

印度、巴基斯坦及非洲一些国家形成了以谷物摄入高而动物性食物摄入低的东方膳食模式,以消化道为主的胃癌、食管癌发病率高,而乳腺癌、前列腺癌发生率低。

希腊、意大利等国家形成的以蔬菜、水果、豆类摄入过多,小麦是热量的主要来源的地中海饮食模式,该地区富含单不饱和脂肪酸的橄榄油使用量较多,因此,其癌症、心血管病的死亡率比西欧、北美地区都低。

（三）食物中的致/抗癌因素

生活中存在很多致癌因素,但食品中的致癌因素最为重要。据医学专家研究推测,癌症患者有30%～50%是由饮食和营养因素造成的,大约有30%以上的癌症与食物有关。食物中的致癌因素通过饮食、呼吸、皮肤接触等途径侵入人体,引发癌症;同时,食物中也存在一定的抗癌物质,发挥着抗突变、抗癌的作用。致癌物质和抗癌物质共同影响着癌症的发生和发展。

1. 致癌因素　食物中致癌化学物质多达十多种。其中,亚硝胺类化合物、苯并芘和黄曲霉素是公认的三大致癌物质。除此之外,还包括杂环胺类化合物、黄樟素、异黄樟素、二氢黄樟素以及苏铁素等,它们都与饮食有密切关系。

(1)亚硝胺类化合物:亚硝胺类化合物几乎可以引发人体所有脏器肿瘤。其中,以消化道癌最为常见。亚硝胺类化合物普遍存在于谷物、牛奶、干酪、烟酒、熏肉、烤肉、海鱼、罐装食品以及饮水中。不新鲜的食品,尤其是煮过久放的蔬菜内亚硝酸盐的含量较高。

(2)苯并芘:苯并芘主要产生于煤、石油、天然气等物质的燃烧过程中,脂肪、胆固醇等在高温环境下也可形成苯并芘,如香肠、羊肉串等烧、烤、熏制品中,苯并芘含量比普通肉高出 60 倍左右。长期接触苯并芘,除能引起肺癌外,还会引起消化道癌、膀胱癌、乳腺癌等。

(3)黄曲霉素:是已知最强烈的致癌物。现代医学认为,黄曲霉素很可能是肝癌发生的重要原因。在一些肝癌高发区,人们常食用豆腐乳、豆瓣酱等发酵食品,而这类食品在制作过程中如方法不当,容易产生黄曲霉素。

此外,花生、大豆、玉米等食物贮藏中发霉或由于霉菌寄生而产生的致癌物质,食品或饮用水中残留的某些农药、重金属、激素、抗生素、二噁英、氯丙醇、丙烯酰胺,以及食品容器包装材料中残留的某些化学分子物质都具有致癌作用。

2. 抗癌因素　食品中的抗癌因素研究结果表明,具有抑制癌细胞生成的食物营养素,主要有维生素 A、维生素 C、维生素 E、胡萝卜素。其中,维生素 A 和维生素 C 有明显的抗癌作用,而维生素 C 还具有抑制癌细胞繁殖和阻断致癌物质合成的功能;抗癌的微量元素有硒、锌、钼、多不饱和脂肪酸等,微量元素钼可以控制亚硝胺的合成、吸收与蓄积,如果土地施肥时加入少量钼元素,就会使粮食果菜中的亚硝胺含量降低。在大白菜和卷心菜中含有较多的钼,适当摄食可减少机体合成和吸收亚硝胺。

此外,谷物、蔬菜、水果中的粗制膳食纤维具有降低癌症发病危险性的功能,高纤维素食物能维持肠道通畅,使肠道中的胆酸、胆固醇与细菌作用的时间缩短,避免肠道长时间滞留有毒物质,有利于预防肠道癌症。

知识链接

世界癌症研究基金会膳食防治癌症14条建议

1. 合理安排饮食 植物性食物如蔬菜、水果、谷类、豆类应占2/3以上。植物性食物可以帮助预防癌症。

2. 控制体重 避免过轻或过重，在成年后体重增幅不应超过5kg。用体质指数（BMI）来衡量个人的健康体重。BMI控制在20~25的理想体重范围。

3. 坚持体育锻炼 每天应有1小时的快走或类似的运动量，每星期至少还要进行1小时出汗的剧烈运动。

4. 多吃蔬菜水果 每天应吃400~800g的各种蔬菜、水果，可以使你患癌症的危险性降低20%。

5. 淀粉类食物 每天吃600~800g的各种谷物、豆类、植物根茎，加工越少的食物越好，少吃精制糖。

6. 不提倡饮酒 男性一天也不应超过两杯（1杯相当于250ml啤酒、100ml米酒或25ml白酒），女性一天不应超过一杯。

7. 限制肉类食品 每天吃红肉（牛肉、羊肉、猪肉或制品）不应超过90g。最好是吃鱼、家禽以代替红肉。

8. 限制高脂肪饮食 少吃高脂食物，特别是动物性脂肪，选择恰当的植物油并节制用量。

9. 少吃盐 少吃腌制食物，盐的每日消耗量应少于6g（约一茶匙）。

10. 拒绝贮藏时间过长的食物 不要食用在常温下存放时间过长、可能受真菌毒素污染的食物。

11. 食物保持新鲜 食物的保存用冷藏或其他适宜方法保存易腐烂的食物。

12. 食品中的添加剂、污染物及残留物的水平低于国家规定的限量即是安全的，但乱用或使用不当可能影响健康。

13. 注意烹制方法 不吃烧焦的食物，直接在火上烧烤的鱼或肉、腌肉及熏肉只能偶尔食用。

14. 提高对食物补充剂的认识 对于饮食基本遵循以上建议的人来说，一般不必食用营养补充剂。如果身体有特殊需要，需要遵照医生的指导。

（四）癌症患者的饮食原则

1. 选用提高骨髓造血功能的食物 化学治疗往往造成骨髓再生不良，白细胞下降。因此，化学治疗工程中的病人应补充高蛋白质饮食，如牛奶、瘦肉、猪蹄、海参、鱼及红枣、花生、核桃、胡萝卜、赤小豆等。另外，根据中医理论，可在化疗期间也可适量增加动物骨髓，如炖烫牛、羊、猪的骨髓，或用鸡血、鸭血、鹅血、猪血制作的饮食。同时也可多吃一些五黑食品，如黑芝麻、黑米、黑豆、黑枣等。

2. 选择开胃食物 化学治疗往往造成胃、肠道黏膜损伤，使患者出现恶心、呕吐、上腹疼痛等。可选择一些开胃食品，如山楂、山药、白萝卜、香菇等，且少食多餐，避免饱腹感。在三餐之外可增加一些热量高营养丰富的食品，如巧克力，面包干，蛋类制品。

3. 选择维生素丰富的蔬菜水果 为补充化疗的损伤，化疗期间选用香菇、木耳、猴头菇等滋阴生津，清热凉血的食物。多吃富含维生素的水果，如猕猴桃、蜜桃、苹果、葡萄等，多喝绿茶、乌龙茶、蜂蜜水。

技能训练项目 3-3　减肥食谱设计与膳食指导

一、项目目标

1. 了解肥胖人群的膳食原则。

2. 能对肥胖人群进行膳食指导。

二、项目描述

李明是一名大二学生,上大学后养成了贪吃零食,不爱运动,且晚上睡觉前喜欢吃夜宵等不良习惯。目前身高 170cm 的李某,体重已由两年前的 65kg 增加到 82kg,肥胖给他的生活带来诸多不便,李某的父母均不是肥胖者,为此李某非常懊恼。请你为李同学进行膳食指导,并帮他设计一份减肥食谱。

三、项目实施

（一）工作准备

1. 准备《中国居民膳食营养素参考摄入量》、食物成分表等。

2. 准备判定李某的肥胖等级的相关测量器械。如身高计、体重计等。

3. 准备记录体格测量结果可能要用到的表格,如体格测量记录表（技能表 3-3-1）。

技能表 3-3-1　体格测量记录表

姓　　名:_____	性别:_____	个人编号:_____
测量日期:_____年___月___日		
出生日期:_____年___月___日		
目前体重　_____kg	身高:　_____cm	

（二）工作程序

程序 1　询问和膳食调查

询问了解李明个人基本健康状况和资料:有无患病,如高血压、冠心病和各种心脑血管疾病、糖尿病、高脂血症及脂肪肝等。

询问了解李明最近饮食情况,包括最近经常摄入的食物种类和摄入量。

程序 2　相关测量和检查

测量身高、体重等指标,并进行比较分析。

程序 3　减肥食谱设计

1. 计算李明每天所需的营养摄入量

①标准体重 = 170 − 105 = 65kg

②BMI = $82/1.70^2$ = 28.4（kg/m²）,判定为肥胖。

③根据成人每日能量供应量,考虑李明为中等体力劳动者,建议单位标准体重能量供应为 30kcal/kg。

④计算其每日总能量 = 65×30 = 1950kcal

2. 确定三大营养素的供能比值　对于减肥人群来讲,需要提高蛋白质的供能比值,降低脂肪的供能比值。

如本例中,可调整蛋白质、脂肪、碳水化合物的供能比值分别为20%、20%、60%。

3. 计算三大营养素的需要量(g),并按照比例分配到三餐中。

4. 确定食物种类、数量,编制一日食谱。

根据食物成分表,结合肥胖人群食品禁忌情况,确定主副食品种和数量。一般选择两种粮谷类食物,两种以上的动物性原料,一至两种豆制品,多种蔬菜,总食物种类在十种左右。并注意烹调方式。

5. 食谱的评价与调整。

程序4　膳食指导建议

1. 由于控制总能量的摄入,在开始减肥阶段,可能会出现饥饿问题。为解决这一问题,可在午餐或早餐中保留相当于5%能量的食物,在下午加餐。

2. 由于食物摄入量减少,可能会使维生素和矿物质摄入不足。为保证维生素和矿物质的供给,必要时在医生指导下适当服用维生素和矿物质制剂。

3. 改变不良的饮食习惯,戒烟戒酒。

4. 持之以恒,很重要。肥胖不是一下子吃出来的。当然,要从肥胖一下恢复到正常体重也不是一蹴而就的。主动控制体重显得更为重要。

5. 任何肥胖的膳食治疗方案,都应配合运动。

技能训练项目 3-4　糖尿病人的膳食指导

一、项目目标

1. 了解糖尿病人的营养需求、膳食原则。

2. 能对糖尿病人进行膳食指导。

二、项目描述

糖尿病患者可以放心吃鸡蛋吗? 是不是应该多喝酸奶? 糖尿病患者如何科学吃水果? 需要控制加工肉类的摄入吗? 糖尿病患者在日常生活中疑问重重。2017年5月中国营养学会发布了《中国糖尿病膳食指南(2017)》。请你结合指南的宣传要点和核心信息,模拟场景,进行糖尿病防治饮食指导。

三、项目实施

(一)工作准备

准备《中国糖尿病膳食指南(2017)》、食物模型等。

(二)项目实施

程序1　讲解《中国糖尿病膳食指南(2017)》核心要点

推荐一:吃动平衡,合理用药,控制血糖,达到或维持健康体重

成年人BMI应该控制在18.5~23.9之间,要进行规律运动,以有氧运动为主,如每天健步一万步,每周至少3次,每次不少于30分钟。

研究发现,腹型肥胖与胰岛素抵抗密切相关,控制腹型肥胖可以改善胰岛素抵抗问题,从而对2

型糖尿病患者血糖控制非常有利。指南建议,预防糖尿病,需要控制腰围,预防腹型肥胖,男性腰围不超过 90cm,女性不超过 85cm。

推荐二:主食定量,粗细搭配,全谷物、杂豆类占 1/3

主食定量,粗细搭配合理。

选择低 GI 主食,全谷物、杂豆类应占主食摄入量的 1/3。

推荐三:多吃蔬菜、水果适量,种类、颜色要多样

水果不是不能吃,而应该控制好每次摄入的时间和总量。建议在两餐之间吃水果,每次在 150～200g 左右,甚至可以模仿水果拼盘,进行多样化的摄入;每日蔬菜摄入量在 300～500g,深色蔬菜占 1/2 以上,其中绿叶菜不少于 70g。

推荐四:常吃鱼禽,蛋类和畜肉适量,限制加工肉类

常吃鱼虾蟹贝及禽类,畜肉适量,减少肥肉摄入;每周不超过 4 个鸡蛋、或每两天 1 个鸡蛋,不弃蛋黄;限制腌制、烘烤、烟熏等加工肉类制品的摄入。

推荐五:奶类豆类天天有,零食加餐合理选择

保证每日 300g 液态奶或者相当量的奶制品摄入。适当摄入豆类及豆制品,大豆中的大豆异黄酮有助于降低血糖水平。零食加餐可选择少许坚果。

推荐六:清淡饮食,足量饮水,限制饮酒

烹调注意少油少盐,成人每天烹调油 25～30g,食盐用量不超过 6g;

推荐饮用白开水,成人每天饮用量 1500～1700ml;饮料可选淡茶与咖啡;糖尿病患者不应饮酒。

推荐七:定时定量,细嚼慢咽;注意进餐顺序

定时定量进餐,餐次安排视病情而定;控制进餐速度,早晨 15～20 分钟,中晚餐 30 分钟左右;细嚼慢咽,每口饭菜最好咀嚼 25～30 次。

注意进餐顺序,建议平时三餐,先吃蔬菜,再吃肉类,最后吃主食。这样吃的好处是,蔬菜摄入量增加,膳食纤维含量高,胃里觉得非常饱,自然会减少主食的摄入量;肉类中脂肪和蛋白质含量高,降低食物的消化吸收速度,延缓餐后血糖上升速度。

推荐八:注重自我管理,定期接受个体化营养指导

注重包括饮食控制、规律锻炼、遵医嘱用药、监测血糖、足部护理以及高低血糖预防和处理等六方面的自我管理;定期接受营养医师和营养师的个体化专业指导,至少每年 4 次。

程序 2　食物搭配、营养配餐示范

结合膳食指南,为糖尿病人配一日营养食谱,并结合食物模型现场讲解。重点讲解低 GI 食物的选择、主食的粗细搭配与制作要点、合理的进餐顺序等。

程序 3　参与式教育

将受众对象分组,利用现场的食物模型,请各组动手设计一餐营养食谱。

每组请出代表介绍各自的配餐情况,专家点评。

程序 4　结束

解答受众对象的问题,并总结。

点滴积累 ∨

1. 肥胖是指能量摄入超过能量消耗而导致体内脂肪集聚过多或脂肪组织与其他软组织的比例过高而达到危害程度的一种慢性代谢性疾病。当成年男子体脂含量超过 25%；女子超过 30%时，即为肥胖。

2. 高血压是一种以体循环动脉血压增高为主的临床综合征，是人群中最常见的心血管疾病。成人收缩压 ≤ 140mmHg 及（或）舒张压 ≤ 90mmHg，为正常血压。当成人收缩压 ≥ 140mmHg 或舒张压≥90mmHg，即可诊断为高血压。

3. 血脂异常，特别是血总胆固醇升高，在饮食调整基础上，长期坚持戒烟、戒酒和适度运动，可以使血脂降低 10% 甚至 20%。

4. 亚硝胺类化合物、苯并芘和黄曲霉素是公认的三大致癌物质。

5. 维生素 A、类胡萝卜素、维生素 C、叶酸和维生素 E 等维生素，具有降低一些肿瘤危险性的功能。

目标检测

一、单项选择题

1. 当成年男子体脂含量超过（　　）；女子超过 30%时,即为肥胖

   A. 10%　　　　　　B. 25%　　　　　　C. 30%　　　　　　D. 35%

2. 我国采用国际上统一的诊断标准,成人收缩压≥（　　）或舒张压≥90mmHg,即可诊断为高血压

   A. 140mmHg　　　B. 135mmHg　　　C. 130mmHg　　　D. 125mmHg

3. 糖尿病是由于体内（　　）不足或者效应差,葡萄糖不能进入细胞内,结果导致血糖升高症状

   A. 胰岛素　　　　B. 内分泌　　　　C. 血色素　　　　D. 肾上腺激素

4. 配制低胆固醇饮食时,下列哪些食物可以选用（　　）

   A. 面粉、莴笋、蛋糕　　　　　　B. 粳米、腊肉、油菜

   C. 高粱米、猪肝、蘑菇　　　　　D. 苹果、蛋清、芹菜

5. 血浆总胆固醇 TC≥（　　）mmol/L（2240mg/dl）为过高

   A. 3. 14　　　　　B. 4. 42　　　　　C. 6. 22　　　　　D. 4. 48

二、多项选择题

1. 高血压病人的饮食应以（　　）、不饮酒为原则

   A. 低盐　　　　　　B. 低能量　　　　　　C. 低钾

   D. 低脂肪　　　　　E. 有丰富维生素

2. 有助于降低血脂的食物有（　　）

   A. 香菇　　　　　　B. 海带　　　　　　C. 板鸭

   D. 木耳　　　　　　E. 山楂

3. 肥胖患者饮食治疗时应注意严格控制(　　)

　　A. 胆固醇摄入　　　　　　　　B. 总热能的摄入

　　C. 脂肪的摄入　　　　　　　　D. 高糖类食物的摄入

　　E. 蛋白质的摄入

4. 与肥胖发生有关的饮食因素有(　　)

　　A. 摄食过多　　　　　　B. 进食速度较快　　　　C. 进食能量密度较高的食物

　　D. 进食频繁　　　　　　E. 进食速度较慢

综合实践 3　食谱的综合分析和评价

一、学习目标

掌握食谱评价的原则和内容。

二、知识要求

食谱的综合评价内容包括:

1. 食谱的能量和营养素含量评价　以前学习的食谱能量和营养素计算是食谱评价的最基本方法。计算完成后应与参考摄入量或营养目标比较,检查是否达到要求,首先能量是否达到目标要求。

2. 食物种类和比例　另外最常见的评价是食物品种和数量是否足够,食谱中所含五大类食物是否齐全,是否做到了食品种类多样化,各类食物的量是否充足。

3. 三种产能营养素的供能比例是否适宜,动物脂肪是否过量。

4. 蛋白质来源分布或优质蛋白质占总蛋白质的比例是否恰当,其他主要微量营养素来源如何。

5. 三餐能量摄入分配是否合理,早餐是否保证了能量和蛋白质的供应。

6. 烹饪方法是否合适,营养损失和数量损失率较少甚至最少为好。

三、工作准备

1. 准备食物成分表、计算器、膳食营养素计算表等。

2. 以中等体力活动成年男子为例,对以下食谱进行评价(实践表 3-1-1)。同学们也可以对自己的食谱进行评价。

实践表 3-1-1　中等体力活动成年男子一日食谱

餐次	食物名称	用量（g）
早餐	面包	面粉 150
	火腿	25
	牛奶	250
	苹果	100

续表

餐次	食物名称	用量（g）
午餐	青椒肉片	青椒 100
		瘦猪肉 45
		植物油 5
	熏干芹菜	熏干 30
		芹菜 100
		植物油 5
	馒头	面粉 150
晚餐	西红柿炒鸡蛋	西红柿 125
		鸡蛋 60
		植物油 5
	韭菜豆腐汤	韭菜 25
		南豆腐 30
		植物油 3
	米饭	大米 125

四、工作程序

程序 1　食物结构分析

首先按类别将食谱中食物归类排序，并列出每种食物的数量（实践表 3-1-2），看食物种类是否齐全，表中所列食物包含各类食物，与《平衡膳食宝塔》比较分析是否适宜。

实践表 3-1-2　食品中食物种类及数量

食物类别	原料及质量（g）	总计（g）
谷类、薯类		
禽畜肉及鱼类		
豆类及其制品		
奶类		
蛋类		
蔬菜、水果		
纯能量食物		

程序 2　计算食谱中的营养素含量

从食物成分表中查出每 100g 食物所含营养素的量，算出每种食物所含营养素的量。分别累计相加，就得到该食谱提供的能量和营养素。

程序 3　评价营养素含量

将计算结果与中国营养学会制定的《中国居民膳食营养素参考摄入量（2013 版）》RNI 和 AI 中同年龄、同性别人群的水平比较。进行评价，填入实践表 3-1-3。

实践表 3-1-3　膳食营养素摄入量评价表

指标	能量 （kcal）	蛋白质 （g）	脂肪 （%）	维生素 A （μgRAE）	维生素 B₁ （mg）	维生素 C （mg）	钙 （mg）	铁 （mg）
摄入量								
RNI/AI								
%								

程序 4　分析能量的来源

根据蛋白质、脂肪、碳水化合物的能量折算系数，分别计算出蛋白质、脂肪、碳水化合物三种营养素提供的能量及占总能量的比例。

蛋白质、脂肪、碳水化合物适宜的供能比分别为 10%～15%、20%～30%、50%～65%。

程序 5　分析蛋白质的来源

将来自动物性食物及豆类食物的蛋白质累计相加，计算动物性及豆类蛋白质占总蛋白质比例。

优质蛋白质占总蛋白质的比例超过 1/3，接近一半，可认为优质蛋白质的供应比较适宜。

程序 6　计算三餐能量分布

将早、中、晚三餐的所有食物提供的能量分别按餐次累计相加，得到每餐摄入的能量，然后除以全天摄入的总能量得到每餐提供能量占全天总能量的比例。

三餐能量分配接近比较适宜的 30%、30%～40%、30%～40% 之内。

程序 7　评价烹饪方法

烹饪方法可以调整油、盐、糖的用量，也可以对味道和风味进行调整，这里应避免油炸等方法。注意营养素损失因子不同。

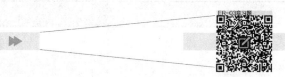

第四章

饮食卫生与健康

常言道:"民以食为天,食以安为先"。饮食中若涉及含有危害人体健康因素的不安全食品则会危害人体健康。在饮食中,这些危害人体健康的因素主要包括三大类。一是生物性危害:包括致病性细菌、病毒、寄生虫、真菌等各种微生物。二是化学性危害:包括食品中本身含有或受到有毒物质污染。食品本身含有有毒物质,如河豚、高组胺鱼、未煮熟的四季豆、生豆浆和部分野蘑菇等;食品受到有毒物质污染,如违禁或超量使用的农药、兽药、使用非法添加物、工业"三废"污染、食品容器和包装材料以及食品加工过程中产生的有害物质等。三是物理性危害:包括杂物污染、掺杂、使假以及放射性污染。

第一节 生物性危害及控制

导学情景

情景描述

　　WHO 估计,全世界每年数以亿计的食源性疾病患者中,70%使用了各种致病微生物污染的食品和饮用水。 在发展中国家,每年约有 170 万 0 ~ 15 岁儿童因食源性微生物污染引起的腹泻而死亡。 不仅如此,食品微生物污染还造成巨大的经济损失。 据统计,全球每年因微生物污染问题带来的经济损失为 65 亿 ~350 亿美元。

学前导语

　　微生物引起的食源性疾病是头号食品安全问题,在全民关注食品安全的当下,控制食品当中微生物风险因素的重要性不言而喻。 除了微生物,饮食中还有哪些生物性危害因素呢? 它们如何污染食品? 我们又该如何预防和控制呢? 带着这些问题,我们一起进入饮食中生物性危害因素的学习。

　　食品在生产、加工、贮存、运输、销售的各个环节都可能受到生物污染,危害人体健康。

　　生物性危害主要是指由于微生物、寄生虫和昆虫等对食品的污染造成的危害。其中微生物引起的食源性疾病是食品安全的主要问题。

食源性疾病

食源性疾病指由摄食进入人体内的各种致病因子引起，通常具有感染性质或中毒性质的一类疾病。食源性疾病的范畴包括了食物中毒、食源性肠道传染病、食源性寄生虫病、人畜共患传染病、食物过敏、暴饮暴食引起的急性肠胃炎、酒精中毒、由食物营养不平衡引起的慢性非传染性疾病等。

一、食品的腐败变质及控制

微生物无处不在,空气、水、土壤和人体表面都有微生物,食品及其原料含有多种多样的微生物,在贮藏和加工过程中会生长繁殖而引起食品的腐败变质。

(一)食品腐败变质的概念

食品的腐败变质,一般是指食品在一定的环境因素影响下,由微生物为主的多种因素作用下所发生的食品失去或降低食用价值的一切变化,包括食品成分和感官性质的各种变化。如鱼肉的腐臭、油脂的酸败、水果蔬菜的腐烂和粮食的霉变等。

食品的腐败变质是食品卫生和安全中经常且普遍遇到的实际问题,因此,我们必须掌握食品腐败变质的规律,以便采取有效的控制措施。

(二)影响食品腐败变质的因素

食品的腐败变质与食品本身的性质、微生物的种类和数量以及当时所处的环境因素都有着密切的关系,它们综合作用的结果决定着食品是否发生变质以及变质的程度。

1. 微生物 在食品的腐败变质过程中,微生物起着决定性的作用。能引起食品发生变质的微生物主要有细菌、酵母和真菌。

(1)细菌:细菌一般生长于潮湿的环境中,并都具有分解蛋白质的能力,从而使食品腐败变质。

(2)酵母:酵母一般喜欢生活在含糖量较高或含一定盐分的食品上,但不能利用淀粉。大多数酵母具有利用有机酸的能力,但是分解利用蛋白质、脂肪的能力很弱,只有少数较强。因此,酵母可使糖浆、蜂蜜和蜜饯等食品腐败变质。

(3)真菌:真菌生长所需要的水分活性较细菌低,所以水分活性较低的食品中真菌比细菌更易引起食品的腐败变质。

2. 环境因素 微生物在适宜的环境(如温度、湿度、阳光和水分等)条件下,会迅速生长繁殖,使食品发生腐败变质。温度 25~40℃、相对湿度超过 70%,是大多数嗜温微生物生长繁殖最适宜的条件。

3. 食品自身因素 动植物食品都含有蛋白质、脂肪、碳水化合物、维生素和矿物质等营养成分,还含有一定的水分,具有一定的酸性并含有分解各种成分的酶等,这些都是微生物在食品中生长繁殖并引起食品成分分解的先决条件。相比于粮谷类,肉、蛋、奶、鱼类就更容易腐败变质,这是因为食品本身所含的营养成分有差异。新鲜蔬菜水果中水分含量大,容易腐烂,但干制后保存期就延长了。

当食品的完整性被破坏后,外界的微生物就更容易侵入,从而更易引起腐败变质。

（三）食品腐败变质的常见类型

1. **变黏** 腐败变质食品变黏主要是由于细菌生长代谢形成的多糖所致,常发生在以碳水化合物为主的食品中。

2. **变酸** 食品变酸常发生在碳水化合物为主的食品和乳制品中,食品变酸主要是由于腐败微生物生长代谢产酸所致。

3. **变臭** 食品变臭主要是由于细菌分解蛋白质为主的食品产生有机胺、氨气、三甲胺、甲硫醇和粪臭素等所致。

4. **发霉和变色** 食品发霉主要发生在碳水化合物为主的食品,细菌可使蛋白质为主的食品和碳水化合物为主的食品产生色变。

5. **变浊** 变浊发生在液体食品。食品变浊是一种复杂的变质现象,发生于各类食品中。

6. **变软** 变软主要发生于水果蔬菜及其制品。变软的原因是水果蔬菜内的果胶质等物质被微生物分解。

（四）食品腐败变质的危害

腐败变质食品对人体健康的影响主要表现在以下三个方面。

1. **食品变质产生的厌恶感** 由于微生物在生长繁殖过程中促进食品中各种成分(分解)变化,改变了食品原有的感官性状,使人对其产生厌恶感。

2. **食品的营养价值的降低** 由于食品中蛋白质、脂肪、碳水化合物腐败变质后结构发生变化,因而丧失了原有的营养价值。

3. **食品变质引起的人体中毒或潜在危害** 食品从生产加工到销售的整个过程中,食品被污染的方式和程度也很复杂。食品腐败变质产生的有毒物质多种多样,对人体健康可造成危害,如慢性食物中毒,甚至可以表现为致癌、致畸、致突变的作用。

（五）防止食品腐败变质的措施

1. **低温保藏** 低温条件可以有效地抑制微生物的生长繁殖和作用,降低酶的活性和食品内化学反应的速度,有利于保证食品质量。但是低温一般只能抑制微生物生长繁殖和酶的活动,使组织自溶和营养素的分解变慢,并不能杀灭微生物,也不能将酶破坏。因此,食品质量变化并未完全停止,保藏时间应有一定的期限。一般情况下,肉类在4℃可存放数日,0℃可存放 7~10 天,-10℃以下可存放数月,-20℃可保存更长时间。但鱼类如需长时间保存,则需在-30~-25℃为宜。

2. **高温灭菌防腐** 高温加热的目的在于杀灭微生物,破坏食品中的酶类,可以有效地防止食品的腐败变质,延长保质期。大部分微生物营养细胞在60℃停留30分钟便死亡。高温灭菌防腐主要有巴氏杀菌和高温灭菌两类。

巴氏杀菌可杀灭一般致病性微生物,如低温长时巴氏杀菌(将食品在60~65℃左右加热30分钟);高温短时巴氏杀菌(80~90℃加热30秒或1分钟)以及超高温瞬时灭菌(130~135℃加热3~4秒)。巴氏杀菌多用于牛奶和酱油、果汁、啤酒及其他饮料,其优点是能最大限度地保持食品原有的性质。

高温灭菌法的目的在于杀灭微生物,如食品在 121℃ 左右的温度,20~30 分钟,可杀灭繁殖型和芽孢型细菌,同时可破坏酶类,获得商业无菌的食品,如罐头的杀菌。

3. 脱水与干燥防腐　将食品水分含量降至一定限度以下(如细菌为 10% 以下,真菌为 13%~16% 以下,酵母为 20% 以下),微生物则不易生长繁殖,酶的活性也受抑制,从而可以防止食品腐败变质。脱水可以采取日晒、阴干、加热蒸发、冷冻干燥等方法。

4. 提高渗透压防腐　通过腌制可提高渗透压,抑制微生物繁殖,常用的有盐腌法和糖渍法。盐腌制品有腌肉、腌鱼等,糖渍食品常见的有甜炼乳、果脯、蜜饯和果酱等。不过此类食品还应在密封和防湿条件下保存,否则容易吸水,降低防腐作用。

5. 提高氢离子浓度防腐　大多数细菌一般不能在 pH 4.5 以下正常生长繁殖,故可利用提高氢离子浓度的办法进行防腐。提高氢离子浓度的方法有醋渍和酸发酵等,多用于各种蔬菜和黄瓜。醋渍法是向食品内加食醋,酸发酵法是利用乳酸菌和醋酸菌等发酵产酸来防止食品腐败。

6. 添加化学防腐剂　在食品中加入某些具抑制微生物生长的化学物质可防止食品腐败。如在面包中添加丙酸来抑制真菌的生长等。由于化学防腐剂中某些成分对人体有害,因此在使用时只能应限于我国规定允许使用的几种防腐剂,例如苯甲酸及其钠盐、山梨酸及其钾盐、亚硫酸及其盐类以及对羟基苯甲酸酯类等,且应严格依据《食品添加剂使用标准(GB 2760—2014)》执行。

7. 辐照保藏　辐照食品保藏是继冷冻、腌渍、脱水等传统保藏方法之后发展起来的新方法。主要利用 ^{60}Co、^{137}Cs 产生的 γ 射线及电子加速器产生的电子束作用于食品进行灭菌、杀虫、抑制发芽,从而达到食品保鲜并延长食品保存期限的目的。

二、食品的细菌污染与细菌性食物中毒

(一) 食品中的常见细菌及危害

根据对人的致病能力,将污染食品的细菌分为致病菌、条件致病菌和非致病菌。

1. 致病菌　可引起人类感染性疾病或食物中毒。致病菌对食品的污染有两种情况。

(1)生前感染:如奶、肉在禽畜生前即潜存着致病菌。主要有引起食物中毒的肠炎沙门菌、猪霍乱沙门菌等;也有能引起人畜共患的结核杆菌、布鲁杆菌、炭疽杆菌。

(2)外界污染:致病菌来自外环境,通过带菌者粪便、病灶分泌物、苍蝇、工器具、水、工作人员的手等途径传播,造成食品的污染,主要有痢疾杆菌、副溶血性弧菌、致病性大肠埃希菌、伤寒杆菌、肉毒梭菌等。

2. 条件致病菌　通常情况下不致病,但在一定的特殊条件下才有致病力的细菌,能在一定条件下引起食物中毒。常见的有葡萄球菌、链球菌、变形杆菌、蜡样芽孢杆菌等。

3. 非致病菌　非致病菌在自然界分布极为广泛。食物中的细菌绝大多数都是非致病菌,有许多都与食品腐败变质有关。能引起食品腐败变质的细菌,称为腐败菌,是非致病菌中最多的一类。

(二) 细菌性食物中毒

细菌性食物中毒指因食入含有细菌或细菌毒素的食品引起的急性或亚急性疾病。细菌性食物中毒在食物中毒中最为多见。根据国内外的统计,在各类食物中毒中,细菌性食物中毒占食物中毒

总人数的 60%~90%。每年的夏秋季由于气温较高,微生物容易生长繁殖,是细菌性食物中毒高发期;其中动物性食品由于富含大量的营养物质,为细菌繁殖提供了必要的条件,是主要的中毒食品;细菌性食物中毒发生也与不同区域人群的饮食习惯有关,如美国人多食牛肉、蛋和糕点,发生葡萄球菌食物中毒最多,而日本人喜食生鱼片,发生副溶血性弧菌食物中毒最多。

知识链接

食物中毒的特点和分类

（1）食物中毒的特点

①潜伏期短,一般由几分钟到几小时,食入"有毒食物"后于短时间内几乎同时出现一批病人,来势凶猛,很快形成高峰,呈爆发流行;②病人临床表现相似,且多以急性胃肠道症状为主;③发病与食入某种食物有关,病人在近期同一段时间内都食用过同一种"有毒食物",发病范围与食物分布呈一致性,不食者不发病,停止食用该种食物后很快不再有新病例;④一般人与人之间不传染;⑤有明显的季节性,夏秋季多发生细菌性和有毒动植物食物中毒,冬春季多发生肉毒中毒和亚硝酸盐中毒等。

（2）按致病因素,食物中毒可分为四种:①细菌性食物中毒;②有毒动植物食物中毒;③化学性食物中毒;④真菌毒素和霉变食物中毒。

1. 细菌性食物中毒的原因及症状　细菌性食物中毒按中毒机理分为三类。

（1）感染型:由摄入含有大量病原活菌的食物引起,病原菌在消化道内生长繁殖,并可通过消化道导致全身感染。其症状多样,常见的是胃肠道疾病症状,如腹部疼痛、恶心、呕吐、发热、腹泻等。有的具有全身症状,如头痛、发热、意识模糊、全身酸痛等,严重者昏迷。引起此类食物中毒的细菌主要是沙门菌、粪链球菌、单核细胞增生李斯特菌、小肠结肠炎耶尔森氏菌等。

（2）毒素型:人体摄入含有微生物毒素的食品后由于毒素的作用而引起的中毒。根据毒素作用的组织器官不同而产生多种症状,大多无发热,也是急性肠胃炎症状。引起此类食物中毒的细菌主要是肉毒梭菌、金黄色葡萄球菌等。

（3）混合型:有些细菌污染食物后,既可以在食物内生长繁殖产生毒素,也可以进入消化道后导致全身性感染,从而引起人体的感染症状和中毒症状。引起此类食物中毒的细菌主要是大肠埃希菌、副溶血性弧菌、变形杆菌、蜡状芽孢杆菌等。

2. 常见的细菌性食物中毒　常见的细菌性食物中毒病原菌有沙门菌、葡萄球菌、肉毒梭菌、副溶血性弧菌、致病性大肠埃希菌、李斯特菌等。各种病原菌引起的食物中毒都有其特有的潜伏期和临床表现。

（1）沙门菌食物中毒:沙门菌所引起的食物中毒在世界各地食物中毒事件中,常居首位。引起食物中毒的主要有鼠伤寒沙门菌、猪霍乱沙门菌、肠炎沙门菌等。沙门菌属在外界生活力极强。

沙门菌食物中毒流行病学特点:①中毒全年可发生,但一般在夏、秋两季高发;②中毒食品主要为动物性食品,如畜禽肉、蛋类、奶制品、水产品、熟肉制品再次污染等,由植物性食品引起者很少;③中毒原因主要是由于加工食品用具、容器或食谱存储场所生熟不分、交叉污染,食用前未加热处理或加热不彻底所引起;④中毒临床表现主要有胃肠炎型、类伤寒型、类霍乱型、类感冒型和败血症型五种类型,以急性胃肠炎型为最多,潜伏期为12~36小时,病程为3~7天,症状有:发热、腹痛、呕吐、腹泻(呈黄绿色水样便)。

预防措施:①防止污染,不食用病死牲畜,加工冷荤熟肉一定要生熟分开,控制感染沙门菌的病畜肉类流入市场等;②控制繁殖,低温储存、避光、隔氧可有效控制细菌繁殖;③杀灭病原菌,食前彻底加热。沙门菌不耐热,60℃加热20分钟即被杀灭。

(2)葡萄球菌食物中毒:葡萄球菌是细菌性食物中毒中极为重要的细菌之一,种类很多,可引起食物中毒的主要是能产生肠毒素的菌。以金黄色葡萄球菌致病力最强,可引起化脓性病灶和败血症,此菌耐热性不强,而其产生的肠毒素耐热性强,一般烹调温度不能将其破坏,100℃、2小时才能被破坏。

葡萄球菌食物中毒流行病学特点有:①夏秋季高发;②引起中毒的食物主要是乳类及乳制品、肉类和剩饭;③属于毒素型食物中毒,中毒原因是被葡萄球菌污染后的食品在较高温度下保存时间过长,形成肠毒素;④中毒表现为潜伏期短一般2~5小时,剧烈呕吐、腹痛、腹泻(多呈水样便),病程较短,1~2天痊愈,儿童发病较多。

预防措施:①防止污染(尤其是要预防化脓性感染);②防止肠毒素的形成。在低温、通风良好条件下储存食物不仅防止葡萄球菌生长繁殖,也是防止毒素形成的重要条件。

(3)副溶血性弧菌食物中毒:副溶血性弧菌又称致病性嗜盐菌。广泛生存于近岸海水和鱼贝类食物中,温热地带较多。引起中毒的食品主要为海产品,以墨鱼、虾、贝类最多见,其次为盐渍食品和肉类、家禽和咸菜。副溶血性弧菌存活能力强,在抹布和砧板上能生存1个月以上;加工海产品的案板上检出率达到90%左右。但它不耐热,对酸敏感,1%食醋处理5分钟或稀释一倍食醋1分钟就可杀灭。

副溶血性弧菌食物中毒的流行病学特点有:①多发于夏秋季的7~9月;②沿海地区多发,人群普遍易感,但以青壮年为主;③中毒原因主要是食物在烹调时未烧熟、煮透或在加工时生熟交叉污染;④中毒机制属于混合型,人体摄入致病活菌株10^6个以上,几小时后即可发生胃肠炎,细菌在胃肠道繁殖,引起组织病变,并可产生耐热溶血性毒素对肠道共同作用;⑤中毒表现为:潜伏期短,10~20小时,发病急,主要表现为上腹部阵发性绞痛、腹泻、呕吐,水样便,有时脓血便,腹泻每日5~6次,伴有发热。重症者可出现脱水、意识不清、血压下降等情况。病程一般为2~4天,恢复期较短,预后多良好。

预防措施:①停止食用可疑中毒食品;②加工海产品,如鱼、虾、蟹、贝类一定要烧熟煮透;③烹调或调制海产品、拼盘时可适量加醋;④防止交叉污染,加工过程中生熟用具要分开。

(4)肉毒梭菌毒素食物中毒:肉毒梭菌食物中毒是由肉毒梭菌产生的外毒素即肉毒毒素所引起。该类毒素是一种强烈的神经毒素,其毒性比氰化钾强1万倍,$1\mu g$即可使人致死。但肉毒毒素的组成是简单的蛋白质分子,不耐热,很容易被碱或加热破坏而失去毒性。

肉毒梭菌食物中毒流行病学特点:①四季均可发生中毒,但多发生在冬春季;②引起肉毒梭菌食物中毒的食品主要为家庭自制的发酵豆、谷类制品(面酱、臭豆腐),其次为肉类和罐头食品;③中毒原因主要是污染了肉毒梭菌毒素的食品在食用前未进行彻底的加热处理;④中毒表现为:潜伏期通常在12~36小时,潜伏期愈短,症状愈严重,表现为运动神经麻痹症状等中毒特征,如头晕、无力、视物模糊、走路不稳、呼吸困难等;⑤死亡率较高。

预防措施:①不吃生酱及可疑含毒食品;②自制发酵酱类,原料应清洁新鲜、盐量达到14%以上,并提高发酵温度,要经常日晒、充分搅拌使供氧充足;③烹饪时应彻底加热。肉毒毒素不耐热,加热80℃经30分钟或100℃经10~20分钟可使毒素完全破坏。所以,对可疑食品进行彻底加热是破坏毒素预防中毒的可靠措施。

其他还有许多能引起中毒的细菌,如志贺菌、致病性大肠埃希菌、霍乱弧菌、李斯特菌及腊样芽孢杆菌(肠毒素)等。

▶▶ 课堂讨论

某年8月13日上午11时,家住某市城南区的李某出现发热、腹痛、腹泻、恶心、呕吐等症状急诊入院。体检发现:体温39.5℃,腹部有压痛,大便为水样便,带有黏液。此后,居住其周围的一些居民因同样的症状体征入院就诊。到16日夜间12时,同辖区内共有59户,117人因相似的症状体征到医院或门诊观察治疗。区疾病控制中心的医师从8月13日到16日深入到医院和病人家庭,了解发病情况,最终确认此次事件发生的原因与发病人员食入陈某自制的酱马肉有关。进一步调查发现,陈某出售的酱马肉来源于自家的一匹濒于死亡的老马,制作时周围卫生条件很差,生熟马肉均使用同一工具和容器,导致沙门氏细菌的污染。

请思考分析:

1. 怀疑是食物中毒的依据是什么?

2. 如何防范此类事件的发生?

三、食品的霉菌污染与霉菌性食物中毒

自然界中的霉菌分布非常广泛,对各类食品污染的机会很多,可以说所有食品上都可能有霉菌生存。如在粮食加工及制作成品的过程中,油料作物的种子、水果、干果、肉类制品、乳制品、发酵食品等均发现过霉菌毒素。

(一) 霉菌与霉菌毒素的污染

霉菌及霉菌毒素污染食品后,引起的危害主要有两个方面:一是霉菌引起的食品变质,降低食品的食用价值,甚至不能食用。每年全世界平均至少有2%的粮食因为霉变而不能食用。二是霉菌如在食品或饲料中产毒可引起人畜霉菌毒素中毒,其中由霉菌毒素引起的中毒是影响食品安全的重要因素。

霉菌毒素的中毒系指霉菌毒素引起的对人体健康的各种损害。目前已知的霉菌毒素有200多种。与食品卫生关系密切的有黄曲霉毒素、赭曲霉毒素、玉米赤霉烯酮、伏马菌素以及展青霉素等。

(二) 黄曲霉毒素的污染及其预防

1. 黄曲霉毒素的理化性质　黄曲霉毒素(AF)是一类结构类似的化合物。目前已经分离鉴

定出 20 多种,分为 B 系、G 系、M 系。在天然污染的食品中以 AFB$_1$ 最多见,而且毒性和致癌性也最强,所以在食品监测中以 AFB$_1$ 为污染指标。黄曲霉毒素不溶于水,溶于三氯甲烷和甲烷;毒素耐热,一般的烹调加工很难将其破坏,在 280℃ 时才发生裂解,毒性破坏;毒素在中性和酸性环境中稳定,在强碱性环境中可迅速分解,形成钠盐。该钠盐溶于水,所以可以通过水洗予以去除,但加碱需足量。

2. 黄曲霉毒素对食品的污染 黄曲霉毒素主要污染的粮食作物为花生、花生油和玉米,大米、小麦、面粉污染较轻,豆类很少受到污染。高温高湿地区食品污染较重。一般来说,国内长江以南地区黄曲霉毒素污染要比北方地区严重。

3. 黄曲霉毒素的毒性 黄曲霉毒素有很强的急性毒性,也有明显的慢性毒性和致癌性。

(1)急性毒性:黄曲霉毒素为剧毒物,其毒性为氰化钾的 10 倍。对鱼、鸡、鸭、大鼠、兔、猫、狗、猪、牛、猴及人均有强烈毒性。最敏感的动物是鸭雏,半数致死量(LD$_{50}$)为 0.24mg/kg 或每只 12μg,引起的急性毒性作用主要为肝脏毒性。

(2)慢性毒性:长期小剂量摄入黄曲霉毒素可造成慢性损害。其主要表现是动物生长障碍,肝脏出现亚急性或慢性损伤。其他症状如食物利用率下降、体重减轻、生长发育迟缓、雌性不育或产仔少。

(3)致癌性:黄曲霉毒素是最强的化学致癌剂,可诱发多种动物发生癌症。

从肝癌流行病学研究发现,凡食物中黄曲霉毒素污染严重和人类实际摄入量比较高的地区,原发性肝癌发病率高。

4. 黄曲霉毒素污染的预防 在自然界中食物要完全避免霉菌污染是比较困难的,但要保证食品安全,就必须将食物中霉菌毒素的含量控制在允许的范围内。主要做法从以下几方面人手:一方面需要减少谷物、饲料在田野、收获前后、贮藏运输和加工过程中霉菌的污染和毒素的产生;另一方面需要在食用前和食用时去除毒素或不吃霉烂变质的谷物和毒素含量超过标准的食物;第三,加强监测,严格执行最高允许量标准。

(1)防霉:利用合理耕作、灌溉和施肥、适时收获来降低霉菌的侵染和毒素的产生;采取减少粮食及饲料的水分含量,降低贮藏温度和改进贮藏、加工方式等措施来减少霉菌毒素的污染;通过抗性育种,培养抗霉菌的作物品种等。

(2)去毒:如挑选霉粒法,国内曾在花生仁及玉米粒上试用,去毒效果好;也可以采用碾轧加工法,一般适用于受污染的大米,精度碾轧加工可降低米中的毒素含量,但从营养学的角度讲,多次碾轧会使维生素、矿物质等营养成分大大损失;加碱水洗法,虽然毒素不溶于水,但加碱形成香豆素钠后溶于水,可水洗除去;物理吸附法,对于植物油,可以采用加入活性白陶土、活性炭等吸附剂,然后搅拌、静置,毒素可被吸附而去毒;近年来还有学者提出生物解毒法,筛选出能破坏黄曲霉毒素的微生物,成本低,收获大,但还需进一步研究。

(3)加强污染物的监测,严格执行食品安全标准:禁止出售和进口霉菌毒素超过含量标准的粮食和饲料。为了最大限度的抑制霉菌毒素对人类健康和安全的威胁,中国对食品及食品加工制品中黄曲霉毒素的允许残留量制定了相关的标准:玉米、花生及花生油<20μg/kg;大米及其他食用油

<10μg/kg;其他粮食、豆类、发酵食品<5μg/kg,婴儿代乳品中不得检出。

（三）其他霉菌性食物中毒的预防与控制

由于食入含有产毒霉菌产生的大量霉菌毒素的食物会引起真菌毒素和霉变食品食物中毒。除了黄曲霉毒素外,主要有赤霉病麦食物中毒、酵(臭)米面食物中毒、霉变甘蔗中毒、麦角食物中毒等。

1. 赤霉病麦中毒　赤霉病麦中毒是因为误食被赤霉菌侵染的麦类等引起的急性中毒。引起麦类赤霉病的真菌主要为镰刀菌属中的禾谷镰刀菌。引起中毒的有毒成分为赤霉病麦毒素,毒素对热稳定,一般烹调加热不会被破坏。

赤霉病麦中毒潜伏期短,一般为 10 分钟至 5 小时。患者出现头昏、恶心、呕吐等症状,颜面潮红;重者出现呼吸、脉搏、血压不稳,步态不稳如醉酒。一般停止食用 1~2 天后,即可恢复。

2. 霉变甘蔗中毒　霉变甘蔗中毒是常见的真菌性食物中毒。霉变甘蔗的发生多由于长期贮存,越冬出售,受冻后化冻,在适宜温度下,真菌繁殖。未成熟甘蔗更易发生霉变。霉变甘蔗含糖量低,具酸霉味、酒糟味,食用后便可引起中毒,多见于儿童。

目前认为引起甘蔗变质的霉菌为节菱孢菌,该菌为世界性分布的一种植物腐生菌,其产生的毒素为 3-硝基丙酸。3-硝基丙酸为一种神经毒素,是引起霉变甘蔗中毒的主要毒性物质,进入人体后迅速吸收,短时间内引起广泛性中枢神经系统损害,干扰细胞内酶的代谢,增强毛细血管的通透性,从而引起脑水肿、脑疝等。严重者导致缺血坏死,出现各种有关的局灶症状,有些损害为不可逆性。

禁止销售和食用霉变甘蔗是预防中毒的有力措施。

3. 霉变甘薯中毒　甘薯在收获、运输和贮藏过程中擦伤摔伤的薯体部分,易于被霉菌污染,贮藏于温度和湿度较高的条件下,霉菌生长繁殖并产生毒素。引起中毒的毒素物质有甘薯宁、1-甘薯醇和 4-甘薯醇等毒性物质。毒素耐热性较强,因此生食或熟食霉变甘薯均可引起中毒。

霉变甘薯中毒的潜伏期较长,一般在食后 24 小时发病。轻度中毒者有头痛、头晕、恶心、呕吐、腹泻等,严重中毒者恶心,多次呕吐、腹泻,并有发热、肌肉颤抖、心悸、呼吸困难、视物模糊、瞳孔扩大,甚至可有休克、昏迷、瘫痪乃至死亡。

目前没有特效药治疗,不买、不食霉变长斑的甘薯是有效的预防措施。

点滴积累 ∨

1. 食品的生物性污染是指微生物（病毒、细菌及其毒素、真菌及其毒素）、寄生虫及虫卵、昆虫对食品的污染,其中以细菌、真菌及其毒素污染最为常见。

2. 食物的生物性污染可以导致食物发生腐败变质、对食用者机体健康造成不同程度的急慢性危害,最常见的急性危害表现为食物中毒。

3. 食品中生物性危害防治措施主要从以下环节入手：首先要注意选用清洁卫生的可食食品原料；其次注意贮存、加工等环节的卫生,防止有害生物滋生、繁殖和产生有害物质；在食用时应尽可能彻底加热。

目标检测

单项选择题

1. 食品中可能出现的有害因素主要包括（　　　）

　　A. 生物性污染、化学性污染、物理性污染

　　B. 有机物污染、化学性污染、物理性污染

　　C. 无机物污染、化学性污染、物理性污染

　　D. 放射性污染、生物性污染、环境污染

2. 肉、蛋等食品腐败变质后有恶臭味，是食物中（　　　）成分分解而致

　　A. 脂肪　　　　　　　B. 碳水化合物　　　　　C. 蛋白质　　　　　　D. 纤维素

3. 最常见的食物中毒是（　　　）

　　A. 毒蕈中毒　　　　　　　　　　　B. 化学性食物中毒

　　C. 砷污染食品而引起食物中毒　　　D. 细菌性食物中毒

4. 下列哪种属食物中毒的范畴（　　　）

　　A. 伤寒　　　　　　　　　　　　　B. 甲型肝炎

　　C. 肉毒中毒　　　　　　　　　　　D. 暴饮暴食性胃肠炎

5. 哪种环境因素与食品腐败变质无关（　　　）

　　A. 温度　　　　　　　B. 湿度　　　　　　　C. 氧气　　　　　　D. 红外线

6. 腌渍保藏的原理是（　　　）

　　A. 降低食品的水分活性　　　　　B. 杀菌

　　C. 改变渗透压　　　　　　　　　D. 不破坏营养素

7. 食物中毒与其他急性疾病最本质的区别是（　　　）

　　A. 潜伏期短　　　　　　　　　　B. 急性胃肠道症状为主

　　C. 很多人同时发病　　　　　　　D. 患者曾进食同一批某种食物

8. 在细菌性食物中毒中对人体健康危害最大的是（　　　）食物中毒

　　A. 蜡样芽孢杆菌　　　　B. 葡萄球菌　　　　C. 肉毒梭菌　　　　D. 沙门菌

9. 葡萄球菌在生长繁殖过程中可产生（　　　）

　　A. 细胞毒素　　　　　　B. 肠毒素　　　　　C. 凝固酶　　　　　D. 脂酶

10. 确诊食物中毒的依据是（　　　）

　　A. 多数人集体突然发病

　　B. 临床表现为急性胃肠炎

　　C. 所吃的食物中检验出有毒有害物质

　　D. 符合该病的流行病学特点，并尽可能从可疑食物中检出有毒有害物质

第二节 化学性危害及控制

情景描述

2016 年 1 月 27 日,中国工程院发布《中国食品安全现状、问题及对策战略研究》。研究结果显示:虽然我国食品安全水平在不断提升,但仍处于食品安全风险隐患凸显和食品安全事件高发期。当前引起食品安全问题的根源主要是由于环境的污染。

学前导语

环境中的污染物质有哪些呢?它们又是如何进入人体,并对人体造成危害的?我们该如何预防和控制呢?

一、重金属污染

环境中的各种金属元素大约有 80 种。在这些金属元素中,有些金属是构成人体组织必需的元素,而有些金属元素对人体却有毒害作用,如汞、镉、砷、铅等,常称为有毒金属。这些金属可以通过消化道,也可以通过呼吸道和皮肤接触等途径进入人体。

重金属污染主要来源于工业的"三废"。这些有害的重金属大多是由矿山开采、工厂加工生产过程,通过废气、残渣等污染土壤、空气和水。土壤、空气中的重金属由作物吸收直接蓄积在作物体内,水体中的重金属则可通过食物链在生物中富集。用被污染的水灌溉农田,也使土壤中的金属含量增多。环境中的重金属通过各种渠道都可对食品造成严重污染,进入人体后可在人体中蓄积,引起人体的急性或慢性毒害作用。

(一)重金属对食品的污染及毒害作用

不同的重金属污染,所造成的危害也不同,下面简要介绍几种重金属污染的危害。

1. 汞的污染 汞是唯一在常温下呈液态的金属,俗称水银,是在自然界中分布广泛而且用途较广的一种有毒重金属。汞及其化合物在皮毛加工、制药、选矿、造纸、电解、电镀等工业领域有广泛的应用。这些医药及化学工业产生的废水是导致环境汞污染的重要因素。

(1)污染途径:未经净化处理的工业"三废"排放后造成河川、海域等水体和土壤的汞污染。水中的汞多吸附在悬浮的固体微粒上而沉降于水底,使底泥中含汞量比水中高 7~25 倍,且可转化为甲基汞。环境中的汞通过食物链的富集作用导致在食品中大量残留。食品中汞的污染以鱼贝类食品的甲基汞污染最为严重。除水产品外,汞也可以通过含汞的农药的使用和废水灌溉农田等途径污染农作物和饲料,造成谷类、蔬菜水果和动物性食品的汞污染。

(2)对人体的危害:元素汞几乎不能被消化道所吸收,大部分随粪便排出。但汞在室温下即可蒸发,因此可以通过呼吸吸入危害人体健康。有机汞消化道吸收率高,如甲基汞的吸收率可达 90% 以上,并具有蓄积作用。甲基汞可通过血脑屏障进入脑内,与大脑皮层的巯基结合,影响脑细胞功能,导致脑和神经系统损伤,还可通过胎盘屏障、血睾屏障,致胎儿和新生儿的汞中毒。

中毒主要表现为神经系统损害:运动失调,语言障碍,听力障碍,视野缩小,感觉障碍等。

我国国家标准规定各类食品中汞含量(以汞计,mg/kg)不得超过以下标准:粮食 0.02,薯类、果蔬、牛奶 0.01,鱼和其他水产品 0.3(甲基汞为 0.2),肉、蛋(去壳)、油 0.05,肉罐头 0.1。

知识链接

水 俣 病

　　震惊世界的"水俣病"就是因长期食用受甲基汞污染的鱼类引起的慢性甲基汞中毒。 1956 年,在日本的水俣湾附近发现了一种奇怪的病。 这种病症最初出现在猫身上,被称为"猫舞蹈症"。 病猫步态不稳,抽搐、麻痹,甚至跳海死去。 随后不久,此地也发现了患这种病症的人。 患者轻者口齿不清、步履蹒跚、感觉障碍、视觉丧失、震颤、手足变形,重者神经失常,或酣睡,或兴奋,身体弯弓高叫,直至死亡。

　　"水俣病"是最早出现的由于工业废水排放污染造成的公害病。 罪魁祸首是一家氮肥厂,排放的工业废水中含有大量的汞。 当汞在水中被水生生物食用后,会转化成甲基汞,水俣湾里的鱼虾类也由此被污染了。 这些被污染的鱼虾通过食物链又进入了动物和人类的体内。

　　据调查,当时至少有 10 万人食用了被甲基汞污染的鱼类。

---

2. 镉的污染

(1)污染途径:镉也是通过工业"三废"进入环境,例如目前丢弃在环境中的废电池已成为重要的污染源。土壤中的溶解态镉能直接被植物吸收,不同作物对镉的吸收能力不同,一般蔬菜含镉量比谷物籽粒高,且叶菜根菜类高于瓜果类蔬菜。水生生物能从水中富集镉,其体内浓度可比水体含镉量高 4500 倍左右。动物体内的镉主要经食物、水摄入,且有明显的生物蓄积倾向。

此外,食品包装材料和容器中镉的溶出也是污染食品的重要途径。因为镉盐有鲜艳的颜色且耐热高,故常用作玻璃、陶瓷类容器的上色颜料、金属合金和镀层的成分及塑料稳定剂等。在使用这些容器时可对食品造成镉污染,尤其在盛装酸性食品时,可致镉大量溶出。

(2)对人体的危害:镉进入人体的主要途径是从食品中摄入。镉也可以在人体内蓄积,主要蓄积于肾和肝脏,在机体内的半衰期达 10~35 年。镉对体内巯基酶具有较强的抑制作用。长期摄入镉后可引起镉中毒,主要损害肾脏、骨骼和消化系统,特别是损害肾近曲小管上皮细胞,使其重吸收功能障碍,临床上出现蛋白尿、氨基酸尿、糖尿和高钙尿,导致体内出现负钙平衡,出现严重的骨质疏松而使骨的脆性大大增加,从而出现病理性骨折,称为"痛痛病"(亦称骨痛病)。

我国国家标准规定各类食品中镉含量(以镉计,mg/kg)不得超过以下标准:大米 0.2,面粉和薯类 0.1,杂粮 0.05,水果 0.03,蔬菜 0.05,肉和鱼 0.1,蛋 0.05。

知识链接

骨 痛 病

日本神通川地区出现的"骨痛病"是环境镉污染通过食物链而引起的人体慢性镉中毒。1955—1977年，日本神通川流域的一些铅锌矿在采矿和冶炼过程中排放出污水，废水在河流中逐渐积累，镉含量就逐渐增加。当地的人群长期饮用这样的水，并用含镉的河水浇灌农作物，发生镉中毒。患者病症表现为腰、手、脚等关节疼痛。病症持续几年后，患者全身各部位会发生神经痛、骨痛现象，行动困难，甚至呼吸都会带来难以忍受的痛苦。

3. 铅的污染

(1)污染途径：铅在自然环境中分布很广，通过排放的工业"三废"使环境中铅含量进一步增加。植物通过根部吸收土壤中溶解状态的铅，农作物含铅量与生长期和部位有关，一般生长期长的高于生长期短的，根部含量高于茎叶和籽实。在食品加工过程中，铅可以通过产生用水、容器、设备、包装等途径进入食品。

(2)对人体的危害：非职业性接触的成年人摄入铅的主要来源是食物。吸收入血的铅90%以上与红细胞结合，随后部分以不溶性磷酸铅的形式沉积于骨骼中，少部分贮留于肝、肾、肌肉和中枢神经系统中。铅在体内的半衰期很长，故可长期在体内蓄积，对造血系统、神经系统和肾功能产生慢性损害，表现为贫血、神经衰弱、神经炎和消化系统症状，如面色苍白、头昏、头痛、乏力、失眠、口有金属味等。慢性铅中毒还可导致凝血过程延长，并可损害免疫系统。

儿童对铅较成人更敏感，过量铅摄入可影响生长发育，导致智力低下。

中国国家标准规定各类食品中铅最大允许含量(以铅计，mg/kg)为：冷饮食品、蒸馏酒、调味品、罐头、火糖、豆制品等 1.0，发酵酒、汽酒、麦乳精、焙烤食品、乳粉、炼乳等 0.5，松花蛋 3.0，色拉油 0.1。

4. 砷的污染

(1)污染途径：砷是一种非金属元素，但由于其许多理化性质类似于金属，故常将其称为"类金属"。砷在自然界广泛存在，砷的化合物种类很多，在天然食品中含有微量的砷。化工冶炼、焦化、染料和砷矿开采后的废水、废气、废渣中的含砷物质污染水源、土壤等环境后再间接污染食品。水生生物特别是海洋甲壳纲动物对砷有很强的富集能力，可浓缩高达 3300 倍。用含砷废水灌溉农田，砷可在植株各部分残留，其残留量与废水中砷浓度成正比。农业上由于广泛使用含砷农药，导致农作物直接吸收和通过土壤吸收的砷大量增加。

(2)对人体的危害：砷是一种原浆毒，它使体内很多重要酶的活性以及细胞呼吸、分裂和繁殖受到严重干扰，如三价砷与巯基有很强的亲和力，尤其对含双巯基结构的酶有很强的抑制力，从而导致体内物质代谢异常。急性中毒主要表现为胃肠炎症状(腹泻、腹痛)，严重者可导致中枢神经系统麻痹而死亡。慢性中毒表现为植物性神经衰弱症、皮肤色素沉着、过度角化、多发性神经炎、肢体血管痉挛、坏疽等症状。我国台湾西南沿海地区的"乌脚病"即是慢性砷中毒所致。

不同价态和化学形态的砷其毒性差异很大：三价砷毒性大于五价砷；无机砷毒性大于有机砷；元素砷几乎无毒，而其氧化物和盐类毒性很大。

中国国家标准规定各类食品中砷最大允许含量标准为（以砷计，mg/kg）：粮食 0.7，果蔬、肉、蛋、淡水鱼、发酵酒、调味品、冷饮食品、豆制品、酱腌菜、焙烤制品、茶叶、糖果、罐头、皮蛋等为 0.5，植物油 0.1，色拉油 0.2。

（二）重金属污染的控制措施

1. 健全法制法规，消除污染源，防止环境污染　建立健全的工业"三废"的管理制度。废水、废气、废渣必须按规定处理后达标排放。采用新技术，控制"三废"污染物的产生。对于生活垃圾，要进行分类回收，集中进行无害化处理。只有消除污染源，才能有效控制有害重金属的来源，使其对食品安全的影响减少到最低限度。

2. 加强化肥、农药的管理　化肥特别是磷、钾、硼肥以矿物为原料，其中含有某些有害元素，如磷矿石中，除含五氧化二磷外，还含有砷、铬、镉、钯、氟等。垃圾、污泥、污水用作肥料施入土壤中，也含某些重金属。要合理安全使用化肥和含重金属的农药，减少残留和污染，并制定和完善农药残留限量的标准。

3. 对农业生态环境进行检测和治理，禁止使用重金属污染的水灌溉农田。

4. 制定各类食品中有毒有害金属的最高允许限量标准，并加强经常性的监督检测工作。

5. 妥善保管有毒有害金属及其化合物，防止误食误用以及人为污染食品。

知识链接

砷化物中毒

日常生活中常因由误食，把砒霜当成面碱、食盐或小苏打使用，或误食拌有含砷农药的种粮或喷洒过含砷农药不久的蔬菜而引起砷化物食物中毒。

砷化物中毒的潜伏期短，十几分钟至数小时，初始表现为口干、流涎、口有金属味、上腹部烧灼感。随后出现恶心、呕吐，腹泻，虚脱，意识消失。重症患者出现狂躁、抽搐、昏迷等。抢救不及时可因呼吸中枢麻痹于发病 1～2 天内死亡。

急性砷中毒有特效解毒药：二巯基丙磺酸钠、二巯基丙醇、二巯基丁二酸钠。

二、食品中农药与兽药的污染及其防控

（一）农药的污染及防控

农药的发明和使用，有效地控制了病、虫、草害，极大提高了农业生产力，被称为农业生产的一次革命。目前，在世界各国注册的农药有 1500 多种，其中常用的有 300 多种。我国农药的产量约占全球农药产量的 30%，居世界第二位。但由于过量和不当使用，对环境和食品造成了严重的污染。残留在环境中的农药通过食物链、空气吸入和皮肤接触等途径对人体造成多方面的危害，如急、慢性中毒，甚至有致癌、致畸和致突变等作用。

1. 农药对食品的污染　农药残留是指农药使用后在农作物、土壤、水体、食品中残存的农药母体、衍生物、代谢物、溶解物等的总称。农药残留的数量称为残留量。残留状况除了与农药的品种及化学性质有关外,还与施药的浓度、剂量、次数、时间以及气象条件等因素有关。农药残留性愈大,在食品中残留量也愈大,对人体的危害也愈大。农药对食品的污染主要在以下几方面:

(1)施用农药对农作物的直接污染:农药一般喷洒在农作物表面,首先在蔬菜、水果等农产品表面残留,随后通过根、茎、叶被农作物吸收并在体内代谢后残留于农作物组织内。农药使用不当,没有在安全间隔期后进行收获,是造成农药急性中毒的主要原因。安全间隔期是指最后一次施药至作物收获时允许的间隔天数。

(2)间接污染:农药的利用率低于 30%,大部分使用的农药都逸散于环境之中。植物可以从环境吸收,动物则通过食物链的富集作用造成在组织中的残留。

(3)农药在运输、贮存中保管不当,也可造成食品的农药污染。

2. 食品中常见的农药残留

(1)有机氯农药:有机氯农药是早期最广泛用于杀灭农业、林业、牧业和卫生害虫的农药,主要有六六六及 DDT 等。有机氯农药在环境中非常稳定,不易降解,在环境和食品中残留期长,如 DDT 在土壤中消失 95% 的时间需 3~30 年,平均达到 10 年。

有机氯农药多数属于中等或低等毒性。由于有机氯农药有较强的蓄积性,因此,对人的危害主要表现为慢性毒性。实验动物长期低剂量摄入有机氯农药所致的慢性毒性可表现为肝脏病变、血液和神经系统损害。部分有机氯农药能诱发细胞染色体畸变,可通过胎盘屏障进入胎儿体内,部分品种及其代谢产物有一定的致癌作用。

由于有机氯农药易于在环境中长期蓄积,并可通过食物链而逐级浓缩,并具有一定的致癌性,因此许多国家已停止生产和使用。我国已于 1983 年停止生产,1984 年停止使用。但到目前为止,其仍对食物造成污染,是食品中重要的残留农药。

(2)有机磷农药:有机磷农药是目前使用量最大的一类杀虫剂,如甲胺磷、乐果、马拉硫磷等。大多数有机磷农药性质不稳定,易迅速分解,残留时间短,在生物体内也较易分解,故在一般情况下少有慢性毒性。有机磷农药对人的危害主要是引起急性中毒,它属于神经毒素。通过与体内胆碱酯酶结合,使其丧失对乙酰胆碱的分解能力,导致乙酰胆碱在体内累积,使胆碱能神经元过度兴奋而出现相应的中毒症状:如头晕、头痛、恶心、呕吐、腹痛、腹泻等,严重者呼吸中枢抑制,甚至窒息而死。

由于有机磷农药的使用量越来越大,而且对农作物往往要反复多次使用。有机磷对食品的污染日趋严重,尤其是蔬菜和水果最易吸收有机磷,残留量高。

(3)氨基甲酸酯类农药:目前使用量较大的有速灭威、西维因、克百威、呋喃丹等,主要用作杀虫剂。此类农药的特点是药效快、选择性高,对温血动物、鱼类、人类的毒性低,易被土壤的微生物分解,在体内不蓄积。中毒机理与有机磷农药相似,也是抑制胆碱酯酶的活性。但这种抑制作用是可逆的,水解后的酶活性可不同程度恢复,故中毒恢复较快。其慢性作用和三致毒性目前尚无定论。但随着使用量和使用范围的扩大,使用时间的延长,残留问题也逐渐突出。

(4)拟除虫菊酯类农药:这是一类模拟天然除虫菊酯的化学结构而合成的杀虫剂和杀螨剂。对人和哺乳动物的毒性均很低,同时也具有低残留和低污染的优势,因此在蔬菜、水果、粮食、棉花、烟草等种植中广泛使用。

▶▶ 课堂讨论

化学性质不稳定、易溶于水的农药,在食品的加工、洗涤、去壳、去皮、浸泡、加热、烹调等处理过程中可部分除去。 你有哪些生活中的小妙招来消除残留于食品中的农药?

(二)兽药的残留

兽药残留是指动物产品的任何可食部分所含兽药的母体化合物及(或)其代谢物,以及与兽药有关的杂质。所以兽药残留既包括原药,也包括药物在动物体内的代谢产物和兽药生产中所伴生的有害杂质。

兽药经各种途径进入动物体后,分布到几乎全身各个器官,也可通过泌乳和产蛋过程而残留在乳和蛋中。动物体内的药物可通过各种代谢途径,随排泄物排出体外,因此进入动物体内兽药的量随着时间推移而逐渐减少,经一定时间内残留量可在安全标准范围内,此时即可屠宰动物或允许动物产品(奶、蛋)上市,这一段时间就称之为休药期。休药期是依据药物在动物体内的消除规律确定的,药物在动物体内的消除规律就是按最大剂量、最长用药周期给药,停药后在不同的时间点屠宰,采集各个组织进行残留量的检测,直至在最后那个时间点采集的所有组织中均检测不出药物为止。

兽药在动物体内的残留量与兽药种类、给药方式、停药时间及器官和组织的种类有很大关系。在一般情况下,对兽药有代谢作用的脏器,如肝脏、肾脏,其兽药残留量较高。另外动物种类不同,兽药代谢的速率也不同。例如,通常所用的药物在鸡体内的半衰期大多数在 12 小时以下,多数鸡用药物的休药期为 7 天。

动物性食品中兽药残留量超标主要有以下几个方面的原因:

(1)对违禁或淘汰药物的使用:对于有些不允许使用的药物当作添加剂使用往往会造成残留量大、残留期长、对人体危害严重。

(2)不遵守休药期的有关规定。

(3)滥用药物:错用、超量使用兽药。例如,把治疗量当作添加量长期使用。

(4)饲料在加工过程受污染:若将盛过抗菌药物的容器贮藏饲料,或使用盛过药物而没有充分清洗干净的贮藏器,都会造成饲料加工过程中兽药污染。

(5)用药无记录或方法错误:在用药剂量、给药途径、用药部位和用药动物的种类等方面不符合用药规定,因此造成药物残留在体内;由于没有用药记录而重复用药等都会造成药物在动物体内大量残留。

(6)屠宰前使用兽药:屠宰前使用兽药用来掩饰有病畜禽临床症状,逃避宰前检验,很可能造成肉用动物的兽药残留。

三、食品生产加工过程中产生的化学致癌物

（一）N-亚硝基化合物污染及预防

1. 种类和来源　N-亚硝基化合物可分为 N-亚硝胺和 N-亚硝酰胺，其前体物是硝酸盐、亚硝酸盐和胺类物质。

硝酸盐和亚硝酸盐广泛存在于人类环境中，是自然界中最普遍含氮化合物。一般蔬菜中的硝酸盐含量较高，而亚硝酸盐含量较低。但腌制不充分的蔬菜、不新鲜的蔬菜中、泡菜中含有较多的亚硝酸盐（其中的硝酸盐在细菌作用下，转变成亚硝酸盐）。另外，硝酸盐作为食品添加剂广泛用于肉制品加工。

含氮的有机胺类化合物也广泛存在于环境中和食物中。胺类化合物是蛋白质、氨基酸、磷脂等生物大分子合成的必需原料，故也是各种天然食品的成分。另外，胺类也是药物、化学农药和一些化工产品的原材料（如大量的二级胺用于药物和工业原料），容易污染环境。

许多天然食品如海产品、肉制品、啤酒及不新鲜的蔬菜等都含有 N-亚硝基化合物。

N-亚硝基化合物在人体内也可合成，合成的主要场所是胃、口腔和膀胱。

知识链接

亚硝酸盐食物中毒

亚硝酸盐是一种强氧化剂，如果一次性大量摄入亚硝酸盐，会引起亚硝酸盐食物中毒。食品中亚硝酸盐来源很多，如不新鲜的蔬菜或煮熟后放置过久会产生大量亚硝酸盐；刚腌制不久的蔬菜中含有大量的亚硝酸盐（亚硝酸盐在蔬菜腌制后 7～8 天达到高峰，20 天后降至最低）；苦井水中含有一定量的亚硝酸盐；腌肉制品中如果加入过量亚硝酸盐以及误将亚硝酸盐当作食盐食用都会引起亚硝酸盐食物中毒。

亚硝酸盐进入人体后，可使血中低铁血红蛋白氧化成高铁血红蛋白，失去运氧的功能，致使组织缺氧，出现青紫而中毒。中毒的潜伏期长短不等，视摄入亚硝酸盐的数量、浓度而定：误食纯亚硝酸盐引起的中毒，约 10 分钟；大量食入蔬菜或未腌透菜类者约 1～3 小时。中毒表现为发绀、胸闷、呼吸困难、呼吸急促、头晕、头痛、心悸等；中毒严重者还可出现恶心、呕吐、心率变慢、心律不齐、烦躁不安、血压降低、肺水肿、休克、惊厥或抽搐、昏迷，最后可因呼吸、循环衰竭而死亡。中毒剂量为 0.3～0.5g，致死剂量为 1.0～3.0g。

亚硝酸盐食物中毒的急救措施：催吐、洗胃、导泻，并使用特效解毒剂-美兰、大剂量维生素 C 和葡萄糖，三者合用，是急救及治疗亚硝酸盐中毒的主要方法。

目前我国虽已禁止酒店、大排档、小吃店等餐饮服务单位使用亚硝酸盐作为食品添加剂，但是在日常中也要防止错把亚硝酸盐当食盐或碱面用。此外，不吃腐烂的蔬菜、勿食大量刚腌的菜，腌菜时盐应多放，至少腌制 15 天以上再食用。

---

2. 对人体的危害作用　动物试验证明，N-亚硝基化合物具有较强的致癌作用。可使多种动物罹患癌肿，通过呼吸道吸入、消化道摄入、皮下肌内注射、皮肤接触均的动物均可引起肿瘤，且具有剂

量效应关系。许多流行病学资料显示 N-亚硝基化合物的摄入量与人类的某些肿瘤的发生呈正相关。如胃癌、食管癌、结直肠癌、膀胱癌等。妊娠期的动物摄入一定量的 N-亚硝基化合物可通过胎盘使子代动物致癌,甚至影响到第三代和第四代。有的实验显示 N-亚硝基化合物还可以通过乳汁使子代发生肿瘤。

除致癌性外,N-亚硝基化合物还具有致畸作用和致突变作用。亚硝酰胺对动物具有致畸作用,并存在剂量效应关系;而亚硝胺的致畸作用很弱。亚硝酰胺是一类直接致突变物。亚硝胺需经哺乳动物的混合功能氧化酶系统代谢活化后才具有致突变性。

3. 预防措施

(1)减少其前体物的摄入量:如限制食品加工过程中的硝酸盐和亚硝酸盐的添加量;尽量食用新鲜蔬菜等。

(2)减少 N-亚硝基化合物的摄入量:人体接触的 N-亚硝基化合物有 70%~90% 是在体内合成的。多食用能阻断其合成的成分和富含的食物,如维生素 C、维生素 E 及一些多酚类的物质。

(3)制定相应的标准与法规:严格监控企业对硝酸盐、亚硝酸盐的使用;制定食品中 N-亚硝基化合物的最高允许限量标准。

(二)多芳族化合物污染及其预防

多环芳族化合物目前已鉴定出数百种,其中苯并(a)芘研究的最早,资料最多。

1. 污染食品的途径 苯并(a)芘等多环芳烃主要由各有机物如煤、柴油、汽油、原油及香烟燃烧不完全而来。如:食品在烘烤或熏制时直接受到污染;食品成分在烹调加工时经高温裂解或热聚形成;植物性食物可吸收土壤、水中污染的多环芳烃;食品包装材料的污染,以及在柏油马路上晾晒粮食可使粮食受到污染等。

2. 对人体的危害 动物实验证实苯并(a)芘对动物具有致癌性,能在大鼠、小鼠、地鼠、豚鼠、蝾螈、兔、鸭及猴等动物成功诱发肿瘤,在小鼠体内可经胎盘使子代发生肿瘤。也可使大鼠胚胎死亡、仔鼠免疫功能下降。许多流行病学研究资料显示人类摄入多环芳族化合物与胃癌发生率具有相关关系。

3. 主要控制措施 改进烹调方法,尽量不要采用油煎、油炸、烘烤或熏制的烹调方法,避免过高温度,不要烧焦食物;食品加工过程中防止受到机油的污染,禁止在柏油马路上晾晒粮食。

(三)杂环胺类化合物的污染及预防

杂环胺类化合物是在食品加工、烹调过程中由于蛋白质、氨基酸热解产生的一类化合物,也是一类致癌性化合物。

1. 污染食品的途径 食品中的杂环胺类化合物主要产生于高温烹调过程中,尤其是蛋白质含量丰富的鱼、肉类食品在高温烹调过程中更易产生。

杂环胺的产生与烹调方式有很大关系:加热温度越高、时间越长、水分含量越少,产生的杂环胺越多。烧、烤、煎、炸等烹调方式产生的杂环胺要远大于炖、焖、煮、煨等烹调方法。

2. 预防措施

(1)改变不良烹调方式和饮食习惯:烹调温度不要过高,避免食用烧焦食物,减少烧、烤、煎、炸等烹调方法。

（2）增加蔬菜水果的摄入量：膳食纤维有吸附杂环胺并降低其活性的作用，蔬菜、水果中的某些成分有抑制杂环胺的致突变性和致癌性的作用。

（3）加强监测：建立和完善杂环胺的检测方法，加强食品中含量监测。

四、动植物中天然的有毒成分及食物中毒

一些动植物本身含有某种天然有毒成分或由于贮存条件不当形成某种有毒物质，被人食用后会引起食物中毒。

（一）河豚中毒

河豚所含的有毒物质为河豚毒素，理化性质稳定，煮沸、盐腌、日晒均不被破坏，在200℃以上加热10分钟才被破坏。因此，一般的烹调加工方法无法去除毒素。

鱼体内含毒量在不同部位和季节有差异，卵巢和肝脏有剧毒，其次为肾脏、血液、眼睛、鳃和皮肤，每年2~5月为产卵期，毒性最强。其中毒机制是典型的钠离子通道阻断剂，它能选择性与肌肉、神经细胞的细胞膜表面的钠离子通道受体结合，抑制神经肌肉间兴奋的传导，导致与之相关的生理机能的障碍，主要造成肌肉和神经的麻痹。但河豚毒素不能越过大脑中血液细胞的屏障，因此受害者就会处于大脑清醒的无助状态之中。

河豚中毒的特点是发病急速而剧烈，早期是唇、舌、手指有轻微的麻痹和刺感；然后麻痹加剧，恶心呕吐，但存在知觉，由于麻痹出现说话困难，运动失调更为严重，并出现肢端瘫痪；最后语言不清，瞳孔散大，血压和体温下降，知觉丧失，呼吸麻痹导致死亡。目前对此尚无特效解毒剂，对患者应尽快排除毒物采取催吐、洗胃、导泻等方法。

预防河豚中毒的措施：①加强对河豚监督管理，禁止出售、食用；②加强科普宣传。

（二）组胺中毒

组胺中毒是由于食用了含有一定数量组胺的鱼类食品所引起的过敏性食物中毒。组胺是组氨酸的分解产物，故组胺的产生与鱼类所含组氨酸的多少直接相关。海产鱼中的青皮红肉鱼，如秋刀鱼、金枪鱼、沙丁鱼等品种的鱼含有较多的组氨酸，当鱼体不新鲜或腐败时，经脱羧酶作用强的细菌作用后，产生大量组胺。

组胺中毒的特点是发病急、症状轻、恢复快。症状是脸红、头晕、头痛、心跳加快、脉快、胸闷和呼吸促迫、血压下降，个别患者出现哮喘。一般经催吐、导泻以排出体内毒物；抗组胺药能使中毒症状迅速消失，可口服苯海拉明、氯苯吡胺，或静脉注射10%葡萄糖酸钙，同时口服维生素C。

预防措施：一是不吃腐败变质的鱼。二是在加工烹调时采取除胺措施：①去内脏，洗净，用水浸泡4~6小时，可使组胺下降44%；②加入适量雪里蕻或红果，组胺可下降65%；③适当加醋有助于减少其中的致敏成分；④青皮红肉鱼不宜油煎或油炸。此外有过敏性疾患者，不宜食用青皮红肉鱼。

（三）毒蕈中毒

蕈类又称蘑菇，在我国资源丰富，已鉴定的蕈类中，可食用的近360种，有毒的约有100种，可致人死亡的至少有10种，毒蕈中毒一般在高温多雨的夏秋季多发，以家庭散发为主。

根据毒素成分,可分为四种中毒类型:胃肠型症状,临床表现是恶心、呕吐、腹泻、腹痛;神经精神型症状,临床表现是精神错乱、精神抑制等;溶血型症状,临床表现是胃肠道症状、溶血性黄疸、肝脾肿大;肝肾损害型,死亡率极高。

发生中毒后应立即催吐,同时送医院抢救。平时加强科普宣传,不吃不认识不熟悉的蘑菇,以防误食。

(四) 四季豆中毒

四季豆又名扁豆、芸豆、刀豆、梅豆等,各地称呼有所不同,形状或相同或不同,或统称为菜豆、豆角,是人们喜食的蔬菜。吃烹调加工不熟的四季豆能使人中毒。

四季豆中毒的病因可能与皂素、植物血球凝集素、胰蛋白酶抑制物有关。主要为胃肠炎症状,有恶心、呕吐、腹泻、腹痛、头痛等,可采用必要的对症治疗,愈后良好。

四季豆中毒的预防措施主要为:四季豆最好红烧,使之充分熟透,以破坏其所含的毒素,要凉拌也需煮透,以失去原有的生绿色,食用时无生味和苦硬感。不能用开水焯一下就凉拌,更不能用盐拌生食;炒食不应过于贪图脆嫩,要充分加热使之彻底熟透。

(五) 生豆浆中毒

生豆浆中有皂素、胰蛋白酶抑制物等有害物质,可抑制体内蛋白酶的正常活性,并对胃肠有刺激作用。饮用后易发生恶心、呕吐、腹泻等中毒症状。所以,豆浆要用大火煮沸腾后,再改用文火熬煮5分钟左右,防止"假沸",彻底煮熟煮透。

(六) 发芽马铃薯中毒

发芽马铃薯其致毒成分为龙葵素,又称马铃薯毒素,是一种弱碱性的生物苷,可溶于水,遇醋酸易分解,高热、煮透可解毒。龙葵素具有腐蚀性、溶血性,并对运动中枢及呼吸中枢产生麻痹作用。

发芽马铃薯中毒通常发生在食用后数十分钟至数小时,先有咽喉及口内刺痒或灼热感,上腹部灼烧感或疼痛,然后出现恶心、呕吐、腹痛、腹泻等胃肠道症状;还可出现头晕、头痛、呼吸困难。重症者因剧烈呕吐、腹泻而导致脱水、电解质紊乱、血压下降;严重中毒者可出现昏迷及抽搐,最终因呼吸中枢麻痹而导致死亡。

预防措施:土豆应贮存在低温、通风、无直射阳光的地方;生芽或大部分变黑、变绿时不得出售或食用;发芽很少的土豆,应彻底挖去芽和芽眼周围的组织,浸泡30分钟,煮透去汤再食用;烹调时加醋。

(七) 其他有毒动植物食物中毒

其他有毒动植物食物中毒的表现和预防措施见表4-2-1。

表4-2-1 其他有毒动植物食物中毒及预防

中毒名称	有毒成分	中毒表现	预防措施
贝类中毒	石房蛤毒素	潜伏期数分钟至数小时,开始唇、舌、指尖麻,运动失调	在贝类生长的水域采取藻类检查、水质监测
有毒蜂蜜中毒	雷公藤碱及其他生物碱	潜伏期1~2天,口干、舌麻、心慌、恶心、呕吐、肝肿大	加强蜂蜜检验

续表

中毒名称	有毒成分	中毒表现	预防措施
鲜黄花菜中毒	类秋水仙碱	潜伏期半小时至数小时,以胃肠炎症状为主	食用鲜黄花菜应用水浸泡或用开水烫后弃水炒煮食用
含氰苷类植物中毒	氰苷,在酶或酸的作用下释放出氢氰酸	潜伏期半小时至数小时,头晕、恶心、呕吐、心慌;继而出现呼吸困难,严重者意识不清、甚至死亡	不生吃各种苦味果仁,也不吃炒过的苦杏仁。若食用果仁,必须用清水充分浸泡,再敞锅蒸煮,使氢氰酸挥发掉

技能训练项目 4-1 食物中毒应急处理

一、项目目标

1. 基本了解食物中毒应急处理的步骤。

2. 能进行食物中毒的综合分析。

二、项目实施(应急处理的步骤)

(一)报告登记

1. 法定报告单位 发生食物中毒的单位和接受治疗食物中毒病人的各级各类医疗卫生机构是法定的食物中毒报告单位,应按照《食物中毒事故处理办法》有关规定及时进行食物中毒的报告。

具体报告程序如下:

(1)发生食物中毒的食品生产经营单位,除立即停止一切食品生产经营活动、封存导致食物中毒或可疑食物中毒的食品,及时抢救中毒病人,保护好现场外,应立即向当地卫生行政部门报告。

(2)接收食物中毒病人或可疑食物中毒病人进行治疗的各级各类医疗卫生机构,应立即向所在地卫生行政部门报告。

(3)卫生行政部门按《食物中毒事故报告登记表》做好记录。

2. 卫生行政部门

(1)紧急报告制度:中毒超过30人,应当于6小时内报告同级人民政府和上级卫生行政部门;中毒人数超过100人或者死亡1人以上的和中毒事故发生在学校、地区性或者全国性重要活动期间,应当于6小时内上报卫健委(由省级卫生行政机构报告)并同时报同级人民政府和上级卫生行政部门。

(2)填报食物中毒报告调查表和专题报告。

(3)汇总报告:各级卫生行政部门在每年的第三季度结束后,及时汇总和分析本地区食物中毒发生的情况,逐级报上级卫生行政部门。

(4)报告工作管理:上级卫生行政部门要定期或不定期检查下级卫生行政部门的食物中毒报告情况;县级卫生行政部门要定期或不定期抽查辖区医疗卫生机构的食物中毒报告情况,检查的结果应作为评价该单位工作质量指标之一。

（二）现场调查与处理

1. 准备工作

（1）调查表和执法文书：调查表一般应包括被调查人的姓名、性别、年龄、工作单位、联系地址、联系电话、进餐时间、食谱、发病时间、临床症状、治疗情况等。调查表应事先设计好，根据中毒的初步诊断临时将调查项目进行调整。食物中毒发生后赴现场时应携带现场检查笔录、询问笔录、卫生行政控制书、卫生监督意见书、保存证据通知书，采样记录、样品标记、封条等卫生监督处罚文书。

（2）采样工具及容器：拟进行微生物检验的样品采样时应带的采样工具及容器有：无菌夹子、铲子、剪刀等切割工具、罐、瓶、棉拭、生理盐水、试管、注射器、保存液以及酒精灯、火柴等。开展理化检验的样品采样时所带采样工具及容器有：洁净的塑料瓶（非聚氯乙烯）、玻璃瓶、剪刀、镊子、铲子等。

2. 食物中毒的现场调查与控制

（1）病人的治疗和抢救：根据已掌握的初步材料，配合指导医务人员对病人进行治疗抢救，控制病情的进一步发展。主要的措施有加速毒物排出，阻止毒物的吸收和减低其毒性，包括催吐、洗胃、导泻等，并给予特殊的解毒药物以及相应的对症治疗。

（2）现场控制：保护现场；加工制作场所停止一切卫生清扫；加工制作人员不得流失。

3. 流行病学调查 卫生监督员进入肇事单位后应首先对食物中毒报告的情况进行核实，以病例之间存在的时间、地点、人群间的相互联系来初步确定是否发生了一起食物中毒。但是，单个病例也可认为是一起食物中毒。

4. 采集样品 样品的采集应根据病人出现的临床症状和检验目的选择样品的种类。一般包括可疑食物、呕吐物、血泡尿液、大便、食品加工用具和容器表面涂抹物以及肛拭、咽拭等。

5. 实验室检验 样品应在适宜的保存温度和条件下以最短的时间送实验室。不能及时送检的，样品在现场应该冷藏。实验室在收到样品后应在最短时间内开始检验，并尽快出具检验报告，如果检验条件不具备时，应尽快请求有条件部门的支持。

6. 食物中毒的综合分析 食物中毒的现场调查、采样和实验室检验工作完成以后，对得到的资料进行综合分析，是判明、推断一起食物中毒的必要步骤，也是一项难度较大的工作，以下作简单介绍：

（1）临床症状和体征的分析：通过对临床症状和体征的分析，可初步断定引起食物中毒的致病因子，中毒症状是急性胃肠道系统的还是神经系统的，可以提示是感染型还是中毒型的。

（2）潜伏期的计算：确定潜伏期的常用方法是将个案表的潜伏期依长短排队，取其中位数，根据潜伏期长短也可初步确定是感染型的还是中毒型的。潜伏期的计算并对实验室检查具有重要的指导意义。

（3）中毒人数的确定：中毒人数的多少不能仅凭患者主诉或医院门诊病历来确定，是否是中毒病人应根据临床症状、流行病学和实验室资料来综合判定。首先应确定几个要素，例如副溶血性弧菌食物中毒,应有腹泻(24 小时 2 次以上)或腹绞痛二个主要症状之一,同时有其他相应症状如恶心、呕吐、发热等。再逐一按几个要素对照以确定中毒人数。

(4)中毒餐次的确定:食物中毒餐次一般可以确定,在群体性多餐次共同进食而发病时确定中毒餐次有时较困难,可以计算不同时间进食者的罹患率来推算,也可以根据不同食物中毒的潜伏期来推算。有时从偶然因素着手用排除法来判断进食时间和餐次,如偶然吃一餐的人是否发病,偶然不吃一餐的人是否不发病。

(5)中毒食物的确定:比较进食者与未进食者在发生食物中毒罹患率的差异可以推断其中毒食物,一般情况下吃这种可疑食物的人中间罹患率应该最高的,否则为最低。

(6)致病因子的确定:致病因子的确定主要依靠实验室鉴定,要取得正确的鉴定结论关键是样品的采集,标本最好在第一时间采集,标本品种并不是越多越好,而在于标本和所做检验项目的准确性,一般可通过对临床症状和体征的分析来确定需采标本的品种和进行检验的项目。

(7)爆发原因分析:根据对食物及原料的来源、加工人员、所采用的加工处理方法、加工过程中可能的污染来源及食物所接触的时间-温度情况,进一步分析爆发的原因。

7. 食物中毒的诊断　食物中毒诊断时,如果致病因子已经查明并符合以下食物中毒特点即可确定。若是因取不到样品或取到的样品已经无法查出致病物质,或者在学术上中毒物质尚不明的食物中毒,其诊断依据应包括流行病学调查资料及病人的潜伏期和特有的中毒表现。必要时,由三名副主任医师以上的食品卫生专家进行评定。

8. 食物中毒的善后处理

(1)中毒食物的处理:对疑似中毒食品采样完毕后,应进行无害化处理或销毁。细菌性食物中毒的食品,如果是固体应煮沸 15 分钟后掩埋或焚烧,如果是液体可与漂白粉混合消毒。真菌性、化学性、动植物性中毒的食品应焚烧或深埋,不得作食品用原料或饲料。对可利用的原料应提出指导性的处理方案。

(2)中毒现场的消毒与处理:根据不同的食物中毒,对中毒现场应采用不同的消毒办法。如果是细菌性食物中毒,所用的餐具、用具、容器等彻底消毒,对已被污染的冰箱、地面、保洁柜、台面等用0.3%左右的漂白粉溶液涂擦或用其他药剂有效消毒。如果是化学性物质污染,应将接触的物品彻底清洗或废弃。

(3)填报《食物中毒调查报告表》,撰写专题总结报告:主题总结报告的内容应包括食物中毒发生经过(中毒食品、致病因素及中毒原因)、临床和流行病学特点、治疗、治愈和结论、控制及预防性措施的建议。

(4)按有关法律、法规和规定对中毒食品和肇事单位作出相应处理。如果对一起食物中毒予以否定,最好由专家组认定。

点滴积累　∨

1. 人类在进行农业和工业生产、食品加工的过程中,因为使用农药、工业原料、食品添加剂等将某些有毒的物质带入食物,造成食物的化学性污染。此外,有些食物本身天然带有对人体健康有害的成分,有的经过加工可以去除,有的则难以消除。以上情况均可能引起人体健康的化学性危害，需予以关注。

2. 不同化学物质引起的健康危害症状不同。因饮食的量、毒物的毒性等不同，表现为急性或慢性危害。在治疗过程中应采用特效解毒药物，并进行对症治疗。对于无特效药物的，以对症治疗为主。

3. 化学性危害的防制措施主要有：保护环境；减少农药的使用；合理使用食品添加剂；正确选用食材，合理烹调等。

目标检测

单项选择题

1. 摄入大量的亚硝酸钠，可使血红蛋白变成高铁血红蛋白，失去输氧能力，引起（　　）

A. 营养不良　　　　　　B. 肠源性青紫症　　　　C. 腹泻　　　　　　D. 腐败变质

2. 骨痛病是由于环境（　　）污染通过食物链而引起的人体慢性中毒

A. 汞　　　　　　　　　B. 镉　　　　　　　　　C. 铅　　　　　　　D. 砷

3. 下列哪一项不是多环芳烃污染食物的原因（　　）

A. 食物在烘烤熏制时被污染

B. 包装材料的污染

C. 农作物吸收被污染的土壤中的多环芳烃

D. 食物存放过久自身物质变质导致污染

4. 下列哪种食品中杂环胺类化合物污染最重（　　）

A. 牛奶　　　　　　　　B. 水果　　　　　　　　C. 酒类　　　　　　D. 烤肉

5. 河豚体内毒素最重的部位（　　）

A. 卵巢　　　　　　　　B. 肌肉　　　　　　　　C. 肝脏　　　　　　D. 眼睛

6. 膳食中哪种食物的有机磷农药残留量往往最高，食用时要注意清洗和处理（　　）

A. 谷薯及杂粮　　　　　B. 水果蔬菜　　　　　　C. 水产品　　　　　D. 畜禽肉

7. 砷的急性中毒多是由于（　　）引起的

A. 污染

B. 误食

C. 食品添加剂

D. "三废"处理不当

8. 亚硝酸盐中毒的一般潜伏期是（　　）

A. 1.0~1.5分钟　　　　B. 10~15分钟　　　　　C. 1.5~5分钟　　　D. 20~45分钟

9. 烧焦的鱼中最可能含有极强的致癌性物质（　　）

A. 苯并芘　　　　　　　B. 亚硝胺　　　　　　　C. 丙烯酰胺　　　　D. 黄曲霉毒素

10. 有机磷农药中毒的主要毒作用机制为（　　）

A. 抑制胆碱酯酶活性　　　　　　　　B. 抑制己糖激酶活性

C. 抑制琥珀酸脱氢酶活性　　　　　　D. 抑制枸橼酸合成酶活性

第三节 物理性危害及控制

导学情景 ∨

情景描述

2011年日本福岛核电站发生泄漏事故。为了保证国内居民的食品安全，我国政府在第一时间内禁止进口来自核污染地区的食品。2017年央视的"3·15"晚会上曝光了来自核污染地区的食品经过非法途径悄然出现了国内食品市场的案例。

学前导语

来自核污染地区的食品可能存在的危害因素是什么呢？它又会对人体健康造成什么危害呢？

根据污染物的性质将物理性污染分为两类，即食品的杂物污染和食品的放射性污染。

在物理性污染中，有些污染严重影响食品的感官性状和营养价值，使食品质量得不到保证；有些污染则严重威胁消费者的健康。近年来，食品的物理性污染事件不断增多，已成为威胁人类健康的重要食品安全问题。

一、放射性污染

（一）食品中放射性物质的来源

1. 食品中的天然放射性物质 天然放射性核素分成两大类，其一为宇宙射线的粒子与大气中的物质相互作用产生，如 ^{14}C、^{3}H 等；其二是地球在形成过程中存在的核素及其衰变产物，如 ^{238}U、^{235}U、^{32}Th 和 ^{40}K、^{87}Rb 等。

天然放射性物质在自然界中的分布很广，存在于矿石、土壤、天然水、大气和动植物的组织中。可以通过食物链进入生物圈，成为动植物组织的成分之一。一般认为，食品中的天然放射性物质基本不会影响食品的安全，除非含量很高。

2. 食品中的人工放射性物质 核试验，使地球表面明显地增加了人工放射性物质。核爆炸时会产生大量的放射性裂变产物，随同高温气流被带到不同的高度，大部分在爆点的附近地区沉降下来，较小的粒子能进入对流层甚至平流层，绕地球运行，经数天、数月或数年缓慢地沉降到地面。因此，核试验的污染带有全球性，且为放射性环境污染的主要来源。

核动力工业中如核电站的建立和运转，也可产生放射性裂变产物。从一座核电站排放出的放射性物质，虽然其极微量的浓度几乎检不出来，但经过水生生物的生物链，被成千上万倍地浓缩，成为水产食品放射性物质污染的一个来源。

（二）放射性物质对食品的污染及危害

一般来说，放射性物质主要经消化道进入人体（其中食物占94%～95%，饮用水占4%～5%），可通过呼吸道和皮肤进入的较少。而在核试验和核工业泄漏事故时,放射性物质经消化道、呼吸道和皮肤这几条途径均可进入人体而造成危害。

环境中的放射性物质,大部分会沉降或直接排放到地面,导致地面土壤和水源的污染,然后通过作物、水产品、饲料、牧草等进入食品,最终进入人体。

进入人体的放射性物质,在人体内继续发射多种射线引起内照射。当放射性物质达到一定浓度时,便能对人体产生损害,主要表现为对免疫系统、生殖系统的损伤和致癌、致畸、致突变作用。其中,对人体危害较大的放射性核素有^{90}Sr、^{131}I、^{137}Cs。^{90}Sr是一种裂变元素,经食物链进入人体,半衰期为28年。主要蓄积在骨骼中,形成内照射,损害骨骼和造血器官。动物实验证明,^{90}Sr可诱发骨骼恶性肿瘤,并能引起生殖机能下降。^{131}I也属于裂变元素,进入消化道可被全部吸收,并聚集于甲状腺内,如摄入量过大可能损伤甲状腺组织或诱发甲状腺癌。^{131}I半衰期短,为6~8天。^{137}Cs也是一种裂变元素,半衰期为30年。进入人体后主要分布于肌肉和软组织中,形成内照射,可引起动物遗传过程障碍和生殖功能下降。

自从人类利用核物质以来,人为(核爆炸)核污染事故已发生不少例。1986年发生在前苏联的切尔诺贝利核电站核泄漏事故以及2011年发生在日本的福岛核电站核泄漏事故并称为最严重的核污染事故,其事故等级被定为核事故的最高分级7级(特大事故),其危害令人触目惊心。

(三)控制食品放射性污染的措施

预防食品放射性污染及其对人体危害的主要措施分为两方面:一方面防止食品受到放射性物质的污染,即加强对放射性污染源的管理;另一方面防止已经污染的食品进入体内,应加强对食品中放射性污染的监督。定期进行食品卫生监测,严格执行国家标准,使食品中放射性物质的含量控制在允许的范围之内。

二、杂物污染

(一)食品在生产、储、运、销中受到杂物污染

1. 生产时的污染 在粮食收割时混入草籽;动物宰杀时血污、毛发、粪便等对畜肉污染;在食品的加工过程中因设备陈旧或故障引起加工管道中的金属颗粒或碎屑对食品的污染。

2. 食品在储存过程中受到污染 如苍蝇、昆虫的尸体和鼠、雀的毛发、粪便等对食品的污染。

3. 食品在运输过程中受到污染 运输车、装运工具、不清洁的铺垫物、遮盖物均可对食品造成污染。

4. 意外污染 包括戒指、饰物、头发、指甲、废纸等杂物的污染。

(二)掺杂掺假

食品掺杂掺假是一种人为故意向食品中加入杂物的过程,其目的是非法获得更大利润。如粮食中掺入沙石,将滑石粉掺入面粉,食用油中掺入矿物油,奶粉中掺入大量糊精,咸蛋中加入苏丹,红肉中注水等。掺杂掺假不仅严重破坏市场经济秩序,还损害人群的健康,甚至造成人员伤亡。近年来,由此引发的食品安全问题较多,必须加强管理。

点滴积累 ∨

1. 食品的物理性危害主要表现为放射性物质的污染和杂物污染。

2. 加强核工业安全生产的管理，加强食品安全的检测，加强对食品加工从业者的安全卫生教育，是减少食品物理性危害发生的主要措施。

目标检测

单项选择题

1. 在出售的大米中发现纸屑,属于( )

 A. 包装材料污染 B. 物理性污染 C. 化学性污染 D. 生物性污染

2. 下列现象不属于杂物污染的是( )

 A. 生产过程中灰尘污染食品

 B. 运输过程中的不清洁的遮盖物对食品的污染

 C. 生产过程中受到农药污染

 D. 不法商人在粮食中掺入沙石牟取暴利

3. 放射性污染属于( )

 A. 物理性污染 B. 化学性污染 C. 生物性污染 D. 杂物污染

4. 放射性污染主要通过( )对人体造成危害

 A. 内照射 B. 外照射 C. 细菌感染 D. 神经系统麻痹

5. 下列说法错误的是( )

 A. 物理性污染分为杂质污染和放射性污染

 B. ^{90}Sr 是一种裂变元素,经食物链进入人体后,对人体危害大

 C. 天然放射线核素广泛存在于自然界中

 D. 在米粉中添加少量的荧光增白剂可以改善其感官指标,对人体没有危害

综合实践 4 餐饮服务食品安全的状况调查与分析

餐饮服务环节是从农田到餐桌整个食品供应链的末端,种植、养殖、生产加工、市场流通等各环节存在的风险都可能在餐饮服务环节爆发,可能酿成食品安全的事件。餐饮服务是公共卫生体系中重要的组成部分,承担着广大消费者的就餐安全。因此,加强餐饮服务食品安全控制,切实把好最后一道关,是保障食品从农田到餐桌全程安全的重点。

一、项目目标

通过对餐饮服务场所的食品安全状况的调查,进一步理解并掌握餐饮服务食品安全操作规范。

二、项目实施

（一）工作准备

1. 了解目标餐饮服务场所的基础信息情况,如餐馆、小吃店、快餐店、饮品店、食堂、集体用餐配送单位和中央厨房等的食品安全操作要求。

2. 组建调查小组,合理分配工作任务。

3. 拟定餐饮服务食品安全的状况调查表。

4. 联系餐饮场所(可以是本校食堂)。

（二）现场调查与分析

程序1 餐饮单位机构及人员管理调查

(1)食品安全管理机构设置和人员配备调查:大型以上餐馆(含大型餐馆)、学校食堂(含托幼机构食堂)、供餐人数 500 人以上的机关及企事业单位食堂、餐饮连锁企业总部、集体用餐配送单位、中央厨房应设置食品安全管理机构并配备专职食品安全管理人员。

(2)食品安全管理机构和人员职责调查:从业人员健康管理制度和培训管理制度,加工经营场所及设施设备清洁、消毒和维修保养制度,食品、食品添加剂、食品相关产品采购索证索票、进货查验和台账记录制度,关键环节操作规程,餐厨废弃物处置管理制度,食品安全突发事件应急处置方案,投诉受理制度以及食品药品监管部门规定的其他制度。

(3)从业人员和食品安全管理人员调查:身体健康并持有有效健康证明,应保持良好个人卫生。

程序2 餐饮单位场所与布局、设备调查

(1)选址调查:符合规划、环保和消防等有关要求。

(2)布局调查:按照原料进入、原料加工、半成品加工、成品供应的流程合理布局,并应能防止在存放、操作中产生交叉污染。

(3)设备调查:食品处理区设施设备应用无毒、无异味、不透水、不易积垢、耐腐蚀和防滑的材料铺设,且平整、无裂缝。食品处理区不得存放与食品加工无关的物品,各项设施设备也不得用作与食品加工无关的用途。

程序3 加工操作规程的制定与执行调查

(1)采购验收:采购食品、食品添加剂及食品相关产品的索证索票、进货查验和采购记录行为应符合《餐饮服务食品采购索证索票管理规定》的要求。

(2)粗加工与切配:切配好的半成品应避免受到污染,与原料分开存放,并应根据性质分类存放;用于盛装食品的容器不得直接放置于地面,以防止食品受到污染。

(3)烹饪:需要熟制加工的食品应烧熟煮透,其加工时食品中心温度应不低于 70℃;加工后的成品应与半成品、原料分开存放。

(4)饮料现榨及水果拼盘制作:用于制作现榨饮料、食用冰等食品的水,应为通过符合相关规定的净水设备处理后或煮沸冷却后的饮用水。

(5)面点制作:未用完的点心馅料、半成品,应冷藏或冷冻,并在规定存放期限内使用。

（6）食品添加剂使用：食品添加剂应专人采购、专人保管、专人领用、专人登记、专柜保存。

（7）餐用具清洗消毒保洁：餐用具使用后应及时洗净，定位存放，保持清洁。消毒后的餐用具应贮存在专用保洁设施内备用，保洁设施应有明显标识。餐用具保洁设施应定期清洗，保持洁净。

（8）食品留样：学校食堂（含托幼机构食堂）、超过 100 人的建筑工地食堂、集体用餐配送单位、中央厨房，重大活动餐饮服务和超过 100 人的一次性聚餐，每餐次的食品成品应留样。留样食品应按品种分别盛放于清洗消毒后的密闭专用容器内，并放置在专用冷藏设施中，在冷藏条件下存放 48 小时以上，每个品种留样量应满足检验需要，不少于 100g，并记录留样食品名称、留样量、留样时间、留样人员、审核人员等。

（9）贮存：贮存场所、设备应保持清洁，无霉斑、鼠迹、苍蝇、蟑螂等，不得存放有毒、有害物品及个人生活用品。食品应当分类、分架存放，距离墙壁、地面均在 10cm 以上。

程序 4　分析调查结果

（1）小组汇总、整理调查报告。

（2）小组讨论分析调查结果。

（3）对被调查餐饮单位给出合理的建议。

附录 中国居民膳食营养素参考摄入量（DRIs）（2013 版）

中国居民膳食能量需要（EER）、宏量营养素可接受范围（AMDR）、蛋白质参考摄入量（RNI）

人群	EER(kcal/d)*		AMDR				RNI	
	男	女	总碳水化合物（%E）	添加糖（%E）	总脂肪（%E）	饱和脂肪酸 U-AMDR(%E)	蛋白质（g/d）	
							男	女
0 岁~	90kcal/（kg·d）	90kcal/（kg·d）	-	-	48（AI）	-	9（AI）	9（AI）
0.5 岁~	80kcal/（kg·d）	80kcal/（kg·d）	-	-	40（AI）	-	20	20
1 岁	900	800	50~65	-	35（AI）	-	25	25
2 岁	1100	1000	50~65	-	35（AI）	-	25	25
3 岁	1250	1200	50~65	-	35（AI）	-	30	30
4 岁	1300	1250	50~65	<10	20~30	<8	30	30
5 岁	1400	1300	50~65	<10	20~30	<8	30	30
6 岁	1400	1250	50~65	<10	20~30	<8	35	35
7 岁	1500	1350	50~65	<10	20~30	<8	40	40
8 岁	1650	1450	50~65	<10	20~30	<8	40	40
9 岁	1750	1550	50~65	<10	20~30	<8	45	45
10 岁	1800	1650	50~65	<10	20~30	<8	50	50
11 岁	2050	1800	50~65	<10	20~30	<8	60	55
14~17 岁	2500	2000	50~65	<10	20~30	<8	75	60
18~49 岁	2250	1800	50~65	<10	20~30	<8	65	55
50~64 岁	2100	1750	50~65	<10	20~30	<8	65	55
65~79 岁	2050	1700	50~65	<10	20~30	<8	65	55

续表

人群	EER(kcal/d)*		AMDR				RNI	
	男	女	总碳水化合物（%E）	添加糖（%E）	总脂肪（%E）	饱和脂肪酸 U-AMDR(%E)	蛋白质（g/d）	
							男	女
80 岁～	1900	1500	50～65	<10	20～30	<8	65	55
孕妇(早)	—	1800	50～65	<10	20～30	<8	—	55
孕妇(中)	—	2100	50～65	<10	20～30	<8	—	70
孕妇(晚)	—	2250	50～65	<10	20～30	<8	—	85
乳母	—	2300	50～65	<10	20～30	<8	—	80

* 6 岁以上是轻体力活动水平

注:①未制定参考值用"—"表示;②%E 为占能量的百分比;③EER:能量需要量;④AMDR:可接受的宏观营养素范围;⑤RNI:推荐摄入量

中国居民膳食矿物质的推荐摄入量（RNI）或适宜摄入量（AI）

人群	钙（mg/d）RNI	磷（mg/d）RNI	钾（mg/d）AI	钠（mg/d）AI	镁（mg/d）RNI	氯（mg/d）AI	铁（mg/d）RNI		碘（μg/d）RNI	锌(mg/d)RNI		硒（μg/d）RNI	铜（mg/d）RNI	氟（mg/d）AI	铬（μg/d）AI	锰（mg/d）AI	钼（μg/d）RNI
							男	女		男	女						
0 岁～	200(AI)	100(AI)	350	170	20(AI)	260	0.3(AI)		85(AI)	2.0(AI)		15(AI)	0.3(AI)	0.01	0.2	0.01	2(AI)
0.5 岁～	250(AI)	180(AI)	550	350	65(AI)	550	10		115(AI)	3.5		20(AI)	0.3(AI)	0.23	4.0	0.7	15(AI)
1 岁～	600	300	900	700	140	1100	9		90	4.0		25	0.3	0.6	15	1.5	40
4 岁～	800	350	1200	900	160	1400	10		90	5.5		30	0.4	0.7	20	2.0	50
7 岁～	1000	470	1500	1200	220	1900	13		90	7.0		40	0.5	1.0	25	3.0	65
11 岁～	1200	640	1900	1400	300	2200	15	18	110	10	9.0	55	0.7	1.3	30	4.0	90
14 岁～	1000	710	2200	1600	320	2500	16	18	120	11.5	8.5	60	0.8	1.5	35	4.5	100
18 岁～	800	720	2000	1500	330	2300	12	20	120	12.5	7.5	60	0.8	1.5	30	4.5	100

续表

人群	钙(mg/d) RNI	磷(mg/d) RNI	钾(mg/d) AI	钠(mg/d) AI	氯(mg/d) AI	镁(mg/d) RNI	铁(mg/d) RNI 男	铁(mg/d) RNI 女	碘(μg/d) RNI	锌(mg/d) RNI 男	锌(mg/d) RNI 女	硒(μg/d) RNI	铜(mg/d) RNI	氟(mg/d) AI	铬(μg/d) AI	锰(mg/d) AI	钼(μg/d) RNI
50岁~	1000	720	2000	1400	2200	330	12	12	120	12.5	7.5	60	0.8	1.5	30	4.5	100
65岁~	1000	700	2000	1400	2200	320	12	12	120	12.5	7.5	60	0.8	1.5	30	4.5	100
80岁~	1000	670	2000	1300	2000	310	12	12	120	12.5	7.5	60	0.8	1.5	30	4.5	100
孕妇(早)	800	720	2000	1500	2300	370	—	20	230	—	9.5	65	0.9	1.5	31	4.9	110
孕妇(中)	1000	720	2000	1500	2300	370	—	24	230	—	9.5	65	0.9	1.5	34	4.9	110
孕妇(晚)	1000	720	2000	1500	2300	370	—	29	230	—	9.5	65	0.9	1.5	36	4.9	110
乳母	1000	720	2400	1500	2300	330	—	24	240	—	12	78	1.4	1.5	37	4.8	103

中国居民膳食维生素推荐摄入量（RNI）或适宜摄入量（AI）

人群	维生素A(μgRAE/d) RNI 男	维生素A(μgRAE/d) RNI 女	维生素D(μg/d) RNI	维生素E(mgα-TE/d) AI	维生素K(μg/d) AI	维生素B₁(mg/d) RNI 男	维生素B₁(mg/d) RNI 女	维生素B₂(mg/d) RNI 男	维生素B₂(mg/d) RNI 女	维生素B₆(mg/d) RNI	维生素B₁₂(μg/d) RNI	泛酸(mg/d) AI	叶酸(μgDFE/d) RNI	烟酸(mgNE/d) RNI 男	烟酸(mgNE/d) RNI 女	胆碱(mg/d) RNI 男	胆碱(mg/d) RNI 女	生物素(μg/d) AI	维生素C(mg/d) RNI
0岁~	300(AI)		10(AI)	3	2	0.1(AI)		0.4(AI)		0.2(AI)	0.3(AI)	1.7	65(AI)	2(AI)		120		5	40(AI)
0.5岁~	350(AI)		10(AI)	4	10	0.3(AI)		0.5(AI)		0.4(AI)	0.6(AI)	1.9	100(AI)	3(AI)		150		9	40(AI)
1岁~	310		10	6	30	0.6		0.6		0.6	1.0	2.1	160	6		200		17	40
4岁~	360		10	7	40	0.8		0.7		0.7	1.2	2.5	190	8		250		20	50
7岁~	500		10	9	50	1.0		1.0		1.0	1.6	3.5	250	11	10	300		25	65
11岁~	670	630	10	13	70	1.3	1.1	1.3	1.1	1.3	2.1	4.5	350	14	12	400		35	90
14岁~	820	630	10	14	75	1.6	1.3	1.5	1.2	1.4	2.4	5.0	400	16	13	500	400	40	100

续表

人群	维生素A (μg RAE/d) RNI 男	女	维生素D (μg/d) RNI	维生素E (mgα-TE/d) AI	维生素K (μg/d) AI	维生素B₁ (mg/d) RNI 男	女	维生素B₂ (mg/d) RNI 男	女	维生素B₆ (mg/d) RNI	维生素B₁₂ (μg/d) RNI	泛酸 (mg/d) AI	叶酸 (μg DFE/d) RNI	烟酸 (mg NE/d) RNI 男	女	胆碱 (mg/d) RNI 男	女	生物素 (μg/d) AI	维生素C (mg/d) RNI
18岁~	800	700	10	14	80	1.4	1.2	1.4	1.2	1.4	2.4	5.0	400	15	12	500	400	40	100
50岁~	800	700	10	14	80	1.4	1.2	1.4	1.2	1.6	2.4	5.0	400	14	12	500	400	40	100
65岁~	800	700	15	14	80	1.4	1.2	1.4	1.2	1.6	2.4	5.0	400	14	11	500	400	40	100
80岁~	800	700	15	14	80	1.4	1.2	1.4	1.2	1.6	2.4	5.0	400	13	10	500	400	40	100
孕妇（早）	-	700	10	14	80	-	1.2	-	1.2	2.2	2.9	6.0	600	-	12	-	420	40	100
孕妇（中）	-	770	10	14	80	-	1.4	-	1.4	2.2	2.9	6.0	600	-	12	-	420	40	115
孕妇（晚）	-	770	10	14	80	-	1.5	-	1.5	2.2	2.9	6.0	600	-	12	-	420	40	115
乳母	-	1300	10	17	85	-	1.5	-	1.5	1.7	3.2	7.0	550	-	15	-	520	50	150

参考文献

[1] 中国营养学会.中国居民膳食营养素参考摄入量(2013 版).北京:科学出版社,2014

[2] 中国营养学会.中国居民膳食指南 2016.北京:人民卫生出版社,2016

[3] 中国营养学会.食物与健康——科学证据共识.北京:人民卫生出版社,2016

[4] 孙长颢.营养与食品卫生学.7 版.北京:人民卫生出版社,2007

[5] 吴坤.营养与食品卫生学.5 版.北京:人民卫生出版社,2005

[6] 高永清,吴小南,蔡美琴.营养与食品卫生学:案例版.北京:科学出版社,2008

[7] 杨月欣,王光亚,潘兴晶.中国食物成分表.2 版.北京:北京大学医学出版社,2009

[8] 李勇.营养与食品卫生学.北京:北京大学医学出版社,2005

[9] 焦广宇,蒋卓勤.临床营养学.3 版.北京:人民卫生出版社,2010

[10] 蔡美琴.医学营养学.2 版.上海:上海科学技术文献出版社,2007

[11] 中国就业培训技术指导中心.公共营养师.基础知识.2 版.北京:中国劳动社会保障出版社,2012

[12] 中国就业培训技术指导中心.公共营养师.国家职业资格三级.2 版.北京:中国劳动社会保障出版社,2012

[13] 中国就业培训技术指导中心.公共营养师.国家职业资格二级.2 版.北京:中国劳动社会保障出版社,2014

[14] 杨月欣.国家职业资格培训教程配套辅导练习(公共营养师:国家职业资格三级).北京:中国劳动社会保
障出版社,2009

[15] 王丽琼.食品营养与卫生.2 版.北京:化学工业出版社,2012

[16] 王宇鸿.食品营养与健康.2 版.北京:化学工业出版社,2016

目标检测参考答案

绪　论

单项选择题

1~5. ACAAD

第一章　人体的营养需要

第一节　食物的消化与吸收

单项选择题

1~5. BCCCD

第二节　人体对蛋白质的需要

一、单项选择题

1~5. BBACD　6~10. ADDDB

二、多项选择题

1. BCDE　2. BD　3. ABCDE　4. ABCE　5. BD

第三节　人体对脂类的需要

一、单项选择题

1~5. AACAC　6~10. DDDCB

二、多项选择题

1. ABCDE　2. AB　3. BCDE　4. CDE　5. BD

第四节　人体对碳水化合物的需要

一、单项选择题

1~5. BCBDC　6~10. DBDAA

二、多项选择题

1. ACD　2. AD　3. ABCDE　4. ABCD　5. ACDE

第五节　人体对能量的需要

一、单项选择题

1~5. BBACA　6~10. DDBCD

二、多项选择题

1. BDE　2. ADE　3. ABCDE　4. ABCDE　5. ABCE

第六节　人体对矿物质的需要

一、单项选择题

1～5. CDACD　6～10. ABAAA

二、多项选择题

1. BCE　2. ACD　3. ACD　4. ABCDE　5. ABC

第七节　人体对维生素的需要

一、单项选择题

1～5. ACABD　6～10. DABCB

二、多项选择题

1. ABC　2. BC　3. CDE　4. ADE　5. ACE

第八节　人体对水的需要

单项选择题

1～5. DDAAC

第二章　食物营养与合理利用

第一节　膳食结构与膳食指南

一、单项选择题

1～5. DBBCC

二、多项选择题

1. AE　2. ABE　3. BDE　4. ABDE　5. ABCDE

第二节　谷薯类的营养与合理利用

单项选择题

1～5. BBDBA

第三节　蔬菜水果的营养与合理利用

单项选择题

1～5. BACCB

第四节　鱼、禽、肉、蛋的营养与合理利用

单项选择题

1～5. ABADB

第五节　乳类、大豆及坚果的营养与合理利用

单项选择题

1～5. CBABA

第六节　烹调油和调味品的营养与合理利用

单项选择题

1～3. BAA

第七节　其他营养相关食品的合理利用

单项选择题

1~5. DDCCB

第三章　各类人群的营养及合理膳食

第一节　合理营养与配餐

一、单项选择题

1~5. DDDAD

二、多项选择题

1. BDE　2. ABDE　3. ABCDE　4. ABE　5. ABCDE

第二节　孕妇、哺乳期妇女的营养与膳食

一、单项选择题

1~5. DCCDC　6~10. ABBDD

二、多项选择题

1. ABCDE　2. ADE　3. ABD　4. ABCDE　5. ABCDE

第三节　特殊年龄人群的营养与膳食

一、单项选择题

1~5. CBCBA

二、多项选择题

1. ABCDE　2. ABCDE　3. ABD　4. ABE　5. ABCDE

第四节　膳食营养与疾病

一、单项选择题

1~5. BAADC

二、多项选择题

1. ABDE　2. ABDE　3. ABCD　4. ABCD

第四章　饮食卫生与健康

第一节　生物性危害及控制

单项选择题

1~5. ACDCD　6~10. CDCBD

第二节　化学性危害及控制

单项选择题

1~5. BBDDA　6~10. BBBAA

第三节　物理性危害及控制

单项选择题

1~5. BCAAD

食品营养与健康课程标准

（供食品类专业用）

ER-课程标准